U0876891

公共卫生与预防医学、社区工作类专业
本科通用教材

基层公共卫生应急理论与实践

张永忠　杜　汋　主编
樊毫军　主审

化学工业出版社
·北京·

内容简介

本书将突发公共卫生事件应急与准备、防范及处置技术科普化，以理论为辅、适宜技术为主，重在突发公共卫生事件适宜技术循证示范。全书内容共计十章，第一至三章主要是基本概念和宏观背景介绍，第四、五章总体概述社区网格员应对突发公共卫生事件的基本内容、流程和风险管理，第六至十章从不同角度分论各项适宜技术，同时附有突发公共卫生事件处置相关条例和预案等。

本书适合作为高等学校公共卫生与预防医学等相关专业教材，同时也可作为基层社区工作者在职培训教材。

图书在版编目（CIP）数据

基层公共卫生应急理论与实践 / 张永忠，杜沩主编. 北京：化学工业出版社，2025. 5. --（公共卫生与预防医学、社区工作类专业本科通用教材）. -- ISBN 978-7-122-48204-4

Ⅰ. R199.2

中国国家版本馆 CIP 数据核字第 2025954T9T 号

责任编辑：廉　静　　　　装帧设计：王晓宇
责任校对：李雨函

出版发行：化学工业出版社
（北京市东城区青年湖南街 13 号　邮政编码 100011）
印　　装：河北延风印务有限公司
787mm×1092mm　1/16　印张 14¼　字数 303 千字
2025 年 10 月北京第 1 版第 1 次印刷

购书咨询：010-64518888　　售后服务：010-64518899
网　　址：http://www.cip.com.cn
凡购买本书，如有缺损质量问题，本社销售中心负责调换。

定　　价：59.00 元

编审委员会名单

编写人员名单

主　编　张永忠　杜　汋

副主编　白　松

编　者　王念航　卢　鲁　白　松　任少通

杜　汋　李　宁　李甜甜　李锐琳

陈思源　邵美满　钟　瑞　孙晓文

张永忠　孟　欣　郭宏霞　曹春霞

谯焱文

主　审　樊毫军

前言 PREFACE

2003 年“非典”以来，我国加快了应对突发公共卫生事件的能力建设，初步明确建立了全国突发公共卫生事件组织体系构成、框架结构构成等。2003 年 5 月 9 日，国务院令第 376 号颁布的《突发公共卫生事件应急条例》中明确规定：突发公共卫生事件是指突然发生，造成或者可能造成社会公众健康严重损害的重大传染病疫情、群体性不明原因疾病、重大食物和职业中毒以及其他严重影响公众健康的事件。2005 年底中国疾病防控体系基本建成。

2020 年开始肆虐的新型冠状病毒感染深刻影响和改变了全球发展的格局，对我国和世界各国公众健康和经济发展都造成巨大威胁。2020 年 2 月 10 日，习近平总书记在北京市调研指导新型冠状病毒疫情防控工作时强调，社区是疫情联防联控的第一线，也是外防输入、内防扩散最有效的防线。把社区这道防线守住，就能有效切断疫情扩散蔓延的渠道。全国都要充分发挥社区在疫情防控中的阻击作用，把防控力量向社区下沉，加强社区各项防控措施的落实，使所有社区成为疫情防控的坚强堡垒。

社区在各种突发公共卫生事件防治中发挥着“兜底”功能。党的二十大报告强调“创新医防协同、医防融合机制，健全公共卫生体系”，为新时代公共卫生治理指明方向。基层社区作为防控网络的末梢与基石，是国家“平急两用”公共基础设施建设的关键载体。新阶段要求社区立足党建引领，深化网格化、数字化治理，落实“预防为主、防治结合”方针，完善分级分类应急处置机制。通过整合家庭医生、志愿者等资源，强化重点人群健康监测与动态管理，推动基本医疗服务与风险防控向社区下沉。同时，践行“共建共治共享”理念，统筹物资保供、心理疏导等民生服务，筑牢群防群控韧性防线。本书立足国家治理现代化视角，剖析基层社区在突发公共卫生事件中“监测预警—快速响应—资源调配—政策落地”的全链条功能，为完善中国式现代化基层治理体系提供理论与实践参考。在我国，由于基层社区工作人员少、力量有限，遇到的具体问题复杂多样，缺乏防疫专业指导，应对能力相对薄弱。为了提升基层社区应对突发公共卫生事件的基本能力和专业素养，规范基本适宜技术，有效应对不同类型突发公共卫生事件，编者组织了长期从事卫生应急、健康教育、卫生管理、流行病学等专业的教学、科研专家，走访调研了多个一线社区，反复调整和设定核心内容，其间得到了中国疾病预防控制中心卫生应急中心王锐老师、中国疾病预防控制中心传染病预防控制所姜海研究员、美国休斯敦大学社会工作研究生学院马颖老师的大力指导。

本书参照国家最新政策和相关技术方案，针对公共卫生与预防医学、社区工作等大专院校本专科专业学历教育，也可面向基层社区工作者在职教育，从适宜技术出发，既有政策和理论阐述，又介绍了具体实践操作流程。全书共计十章，第一至三章主要是基本概念和宏观背景介绍，第四、五章总体概述社区网格员应对突发公共卫生事件的基本内容、流程和风险管理，第六至十章从不同角度分论各项适宜技术，同时附有突发公共卫生事件处置相关条例和预案等。

全体编写人员在编写过程中，参阅了一些同行的文献、专著，在此致谢。中国医师协会急救复苏和灾难医学分会主任委员、中华医学会灾难医学分会候任主委、中国医学救援协会生命支持技术分会会长樊毫军教授，国家重点研发计划“社区风险监测与防范关键技术”首席专家天津大学王文俊教授对本书的框架及内容也给予精心指导，在此一并深表感谢。由于编写时间比较紧张，书中难免存在不足和疏漏之处，恳请专家和读者批评指正。

编者

2025 年 3 月

目录

CONTENTS

第一章
社区网格化与突发事件相关概念

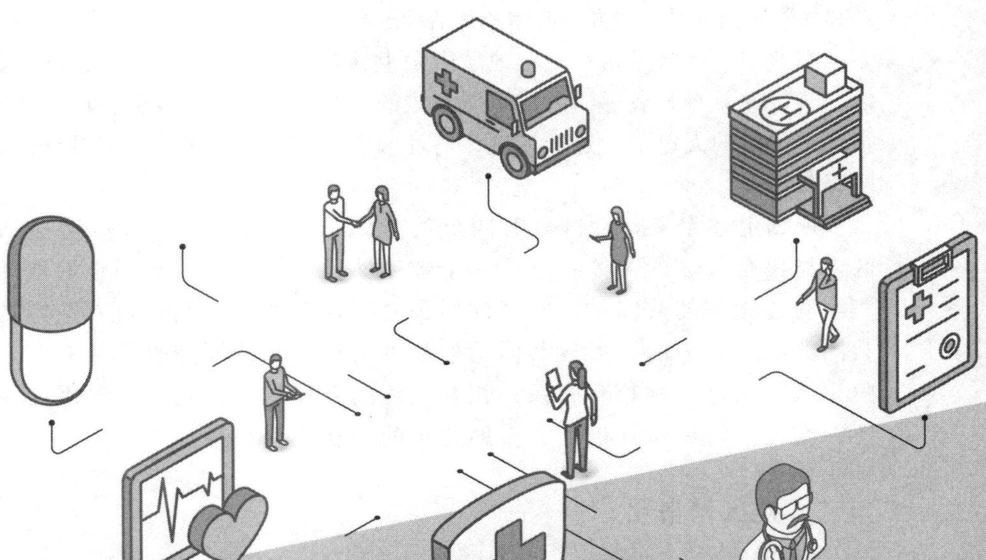

突发事件及其引发的次生、衍生事件对居民的生命健康造成极大威胁。社区是社会管理的基本单元，也是突发事件应对工作的重要防线和薄弱点。社区网格化服务管理制度的实施，有利于突发事件卫生应急响应关口前移、精准控制事态蔓延，充分发挥社区阵地作用。社区网格化将城乡行政区域划分成一个个的“网格”。社区网格员能在网格辖区内实现统一指挥，高效整合资源，做到突发事件事前准备和事后快速响应。

本章深入解析社区、社区网格化、社区网格化服务管理和社区网格员的基本概念、内涵、特点等内容；阐述突发事件和卫生应急的相关概念、分期，突发事件应对工作的基本原则等内容。旨在帮助社区网格员整体掌握突发事件和卫生应急的基础知识，明确社区和社区网格员在突发事件应对工作中的特征优势和功能职责。

第一节 社区与社区网格化服务管理

一、社区和社区网格化

（一）社区

“社区”源于拉丁文，意思是共同的东西和亲密伙伴的关系。首次将社区一词用于社会学研究的，是德国社会学家滕尼斯。国内外学者从不同角度定义了“社区”。有些社会学家认为，社区指在一个地域内，其主要社会活动或者生活方式基本属于同一类型的、相对独立的地区性社会。另有社会学家认为，社区是进行一定的社会活动，具有某种互动关系和共同文化维系力的人类群体及其活动区域。

在这里，社区是指在一定地域内发生的各种社会关系和社会活动，具有特定的生活方式，并具有归属感的人群，所组成的一个相对独立的社会实体。基本构成要素包括一定数量的人口、一定的地域、与社区生活相适应的规范、满足社区基本生活需要的服务设施。

依据上述定义，社区具有四个基本特征：它是一个居民社会生活共同体，辖区内居民是社区的主体；它是一个地域性社会实体，具有一定的地理边界；它是一个利益相关的共同体，辖区内居民之间拥有共同的利益，有共同的需要，面临共同的问题，因而会形成共同的生活方式、心理认同和价值取向，产生认同感和归属感；它是一种相互联系、相互制约的有机体，辖区内居民因居住于此而产生社会交往，形成相互依存、互助互惠的内在互动关系。

（二）社区网格化

1. 网格化的概念

“网格”的概念最早来源于电力网格的划分，后来被应用于计算机等领域。本书中的“网格”是地理上的概念，具体指在城乡社区、行政村及其他特定空间区域之内划分的基层综合服务管理单元。网格化是指将城乡行政区域划分成一个个的“网格”，使这些网格成为政府管理基层社会的单元。

2. 社区网格化的概念

社区网格化将社区重划、归并、整合成若干网格单元后，整合各方面资源，组建工作责任体系，推动传统城市管理模式向预警及时、反应快速、处理科学转化，实现实时反馈信息、降低沟通成本、提升管理效能的目的。

3. 社区网格化划分原则

根据《社会公共服务网格化　第1部分：网格划分》(DB42/T 1324.1—2017)，网格化的划分遵循一定的原则，包括如下几点。

① 属地管理原则。应将建制式小区、独立院落整体划分成网格单元或其一部分，不宜拆分。每个社区内网格的最大边界为社区的边界，不宜跨社区分割。

② 地理布局原则。对于地理布局，按照自然地域的街巷、院落、公共绿地、广场、桥梁、空地、河流、山丘、湖泊等自然地理布局进行划分，同时兼顾建筑物、管理部件的完整性，网格的边界不穿越建筑物、管理对象。

③ 整体性原则。网格之间不宜有漏洞或重叠，网格划分后要保持相对稳定，每年根据需要动态调整。

④ 规模适当原则。以居民人口规模为基础，考虑社情复杂程度，适当控制网格规模。

根据《城乡社区网格化服务管理规范》(GB/T 34300—2017)，社会网格化的划分规范坚持“以人为本”，按照“街巷定界、规模适度、无缝覆盖、动态调整”的原则，将人、房、事、物、组织全部纳入网格管理范畴，构建成社会服务管理的基本单元、居民生活的基本空间，达到对人口进行全程、便捷、精准有效服务的目标，更好地满足居民的需求。

4. 社区网格化划分要求

社区网格化的划分有以下要求：①应按照边界清晰、因地制宜、便于服务、全面均衡的原则，将辖区逐级划分成若干个合理规模的社会管理网格单元；②应全面梳理本辖区内地域面积、人口数量、小区数量、驻区企事业单位、商业街区等基本要素，将社区（村）、单位等人的活动空间作为服务管理的末端领域；③各级网格的范围、大小、规模应根据实际情况灵活设置，服务管理难易程度应与服务管理疏密程度成正比。

城区网格划分结合行政区域和自然地理布局，原则上按照常住300～500户或1000人左右为单元划分网格，根据实际情况可适当扩大或缩小规模，组织所在独立区域或居民区就近纳入居民区网格。对城乡社区内较大的商务楼宇、各类园区、商圈市场、学校、医院及有关企事业单位，可以结合实际划分为专属网格。

农村网格划分考虑自然地域、人口规模、经济状况、生活习惯等多种因素，行政村可以将村民小组（自然村）划分为一个或多个网格。网格的划分有助于明确管理对象，进行精确定位。

每个网格应有唯一的编码，以实现网格地理信息数字化。网格编码由省（自治区、直辖市）统一编制并确定。

5. 社区网格化的调整

根据《社会公共服务网格化　第1部分：网格划分》(DB42/T 1324.1—2017)，现有网格调整分为以下三类：网格拆分、网格合并和网格撤销。根据城区和农村网格建设变化实际情况，网格调整采取单独调整或两两结合调整、三者共同调整的方法。网格调整的原则为总体稳定、适度调整，各级人民政府每年可提出网格调整建议方案。网格调整方案提交后，由地市级相关部门进行审查论证批准后实施。

二、社区网格化服务管理

社区网格化服务是针对传统社区管理问题提出的新型社会管理技术。在社区大格局不变的基础上，将辖区划分为若干网格，对网格中的成员实施服务，对社会事务进行管理。社区网格化服务管理通过在技术、资源及公共服务间建构嵌合关系，依靠“纵到底，横到边”的无缝隙管理模式实现管理目标，是政府管理和技术创新相结合的管理流程体系。

社区网格化管理作为网格化管理的重要组成部分，与城市网格化管理的差别主要体现在划分标准上，社区网格的划分主要根据楼宇和房屋的分布，涵盖的内容更广更细，基本覆盖生活的方方面面。

（一）社区网格化服务管理基本原则

1. 全域覆盖

设置网格体系，应覆盖行政管辖区域内的全部服务管理对象，落实各项管理服务职能。

2. 服务为先

工作人员应主动接近居民，全面了解社情民意，在落实各项管理服务职能的基础上，应着重改善面向居民、企事业单位的政务和社会服务。

3. 职能整合

应改变街道条块分割的工作机制，以责任区域的形式保障工作职责落实到位，有效解决问题；突破人员分工限制，整合多项工作职能，提高工作效率。

4. 规范透明

应制定完善的工作制度和规范，公开职能权限的配置、流程以及责任人员信息，接受居民监督。

5. 社会协同

应改进社会服务管理方式方法，注重与服务管理对象沟通交流。发挥网格所在区域内社会组织、志愿者队伍、企事业单位的作用，参与社会服务管理，在政社协同中推进社会共同治理。

网格化服务管理中心应当支持相关社会组织参与网格化服务管理工作，充分发动城乡社区退休的老党员、老干部、热心社区事务的居民党员、楼栋长、巷道长、物业人员、业主委员会成员或其他志愿者，积极协助开展网格化服务管理相关工作，充分发挥村（居）委会和居民调解委员会等依法律法规成立的基层居民组织在网格化服务管理工作中的作用。

（二）社区网格化服务管理工作机构与运行方式

各省（自治区、直辖市）、市（地、州、盟）、县（市、区、旗）、乡镇（街道）、社区（村）应设立网格化服务管理中心，在同级党组织领导下开展工作，与同级综治中心一体运行，负责组织实施本辖区内网格化服务管理相关工作，并与同级政务服务平台联网。开展网格化服务管理，综治中心应充分发挥职能作用，并运用综治信息系统，实现信息、资源和力量联动融合，增强基层社会治理合力。将网格作为综治中心的基本单元，增强基层社会治理的精细和精准。

辖区内网格化服务管理工作由各级网格化服务管理中心负责组织、协调、指导。各网格连接成为一个大的网络，实现社区信息共享，有利于为社区居民提供优质的社区管理和公共服务。

人员构成包括领导人员、工作人员和社区网格员。领导人员：网格化服务管理中心主任可由同级综治中心主任兼任，负责组织网格化服务管理中心的管理工作，并可以结合实际设一名或若干名副主任。工作人员：网格化服务管理中心的工作人员与同级综治中心的工作人员应统筹管理和使用。社区（村）网格化服务管理中心应当为辖区内的每个网格配备社区网格员。每个网格可以配置一名或多名社区网格员。配置多名社区网格员的网格可配置网格长（图 1-1）。

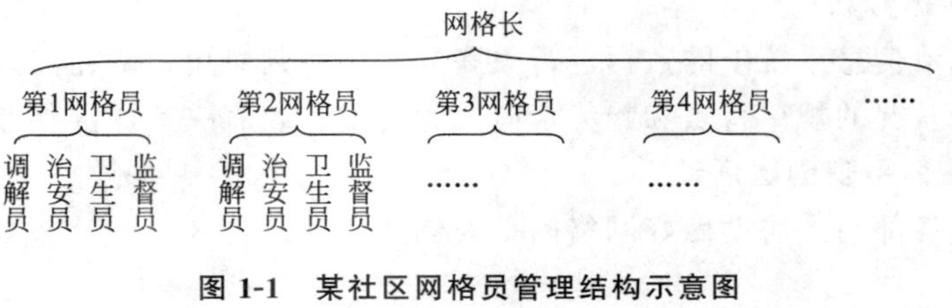

图 1-1　某社区网格员管理结构示意图

（三）社区网格化服务管理功能定位

各级网格化服务管理中心负责组织、协调、指导本辖区内网格化服务管理工作，加强相关工作队伍建设与管理。

1. 基本信息采集

全面采集辖区内人、地、物、事、组织等基本治安要素的信息，录入综治信息系统并及时做好数据更新。

2. 社情民意收集

通过定期或不定期到网格走访巡查等办法，及时从居民中了解社情民意，排查、梳理、处理各种不安定因素，并按照要求，及时将相关情况录入综治信息系统。

3. 安全隐患排查整治

配合相关职能部门对网格内社会治安、生产安全、交通安全、铁路运营安全、环境安全、消防安全、食品药品安全，以及传销、非法集资、劳动关系矛盾纠纷、邪教活动等隐患开展排查，对网格内流动人口和特殊人群服务管理、扫黄打非、预防青少年违法犯罪、反恐等方面政策法律法规执行情况进行检查，督促有关方面对存在问题抓好整改，并按照要求及时将相关情况录入综治信息系统。

4. 矛盾纠纷排查化解

通过定期排查、街面巡查、入户走访等，全面排查网格内各类矛盾纠纷，第一时间予以化解和处置，积极协调有关调解组织和职能部门开展调处，并按照要求，及时将相关情况录入综治信息系统。

5. 社会心理服务、疏导和危机干预

及时掌握网格内居民的心理健康状况，对矛盾突出、生活失意、心态失衡、行为失常人群及性格偏执人员加强人文关怀和跟踪帮扶，并协同有关部门依靠专业力量开展心理辅导、心理危机干预等。

6. 政策法律、法规宣传

向居民宣传国家有关政策法律、法规及村规民约，宣传普及安全防范知识，组织发动居民积极参与基层平安创建，引导居民自觉遵纪守法，倡导文明社会风尚。

7. 公共服务代办

可以结合实际，协同省、市、县三级政务服务中心以及乡镇（街道）便民服务中心、城乡社区综合服务中心（站）等政务服务平台，在劳动就业、社会保险、社会救助、社会福利、计划生育等方面，为网格内的居民提供高效、便捷的综合服务。

8. 开展数据分析

通过对综治信息系统中的数据进行关联分析、研判应用，研究把握本地区矛盾纠纷和社会治安状况的规律特点和趋势走向，为党委、政府决策提供参考。

9. 参与系列平安创建活动

主动衔接各部门，协助做好网格内平安创建活动。

10. 其他

落实党委、政府或者上级网格化服务管理中心交办的其他事项。

（四）社区网格化服务管理特征

当前，我国城市社区网格化管理主要体现出标准化、民主化、信息化和动态化的特征。

① 标准化是指按照统一的标准划分网格单元。

② 民主化是指以人为本，真正了解和满足居民的所想所愿，得到居民的认同。

③ 信息化是应用基于互联网、地理信息技术、大数据等先进科技，尽可能整合

和调度社会方方面面的资源信息，让这些资源为社区居民所用。通过提高信息传播的速率，实现社区管理的高效运转。

④ 动态化则表现在依托数字化的移动终端或信息平台，实现对社区大小事务的移动管理和动态追踪，以便随时跟踪进度，及时向居民反馈。

社区网格化管理将管理融合于服务当中，以其科学高效、多角度、全方位的服务不断满足新形势下居民们多样化的需求，合理有效地解决了目前社区管理存在的难点、热点问题。社区网格化管理的优点在于其应用的范围实用性强，具有包容性、多样性和较强的参与感。一方面充分发挥非政府组织的作用，引导组织社会团体减轻政府工作压力；另一方面充分发挥公民的主体作用，发挥居民参与社区管理的积极性，不断增强公民的集体荣誉感。重视社区居民的意见并认真听取采纳，将居民意愿传达至政府相关部门。

第二节 突发事件相关概念

我国《中华人民共和国突发事件应对法》(2024 年修订）指出，突发事件是指突然发生，造成或者可能造成严重社会危害，需要采取应急处置措施予以应对的自然灾害、事故灾难、公共卫生事件和社会安全事件。

一、突发事件的分类

根据《国家突发事件总体应急预案》(2025 年)，依据发生过程、性质和机理为标准，将突发事件分为：自然灾害、事故灾难、公共卫生事件、社会安全事件（表 1-1)，该种分类方式是我国突发事件最常用的分类方式之一。

表 1-1　根据《国家突发事件总体应急预案》(2025 年）的突发事件分类

类型	分类依据
自然灾害	主要包括水旱、气象、地震、地质、海洋、生物灾害和森林草原火灾等
事故灾难	主要包括工矿商贸等生产经营单位的各类生产安全事故，交通运输、海上溢油、公共设施和设备、核事故，火灾和生态环境、网络安全、网络数据安全、信息安全事件等
公共卫生事件	主要包括传染病疫情、群体性不明原因疾病、群体性中毒，食品安全事故、药品安全事件、动物疫情，以及其他严重影响公众生命安全和身体健康的事件
社会安全事件	主要包括刑事案件和恐怖、群体性、民族宗教事件，金融、涉外和其他影响市场、社会稳定的突发事件

根据事件发生领域将突发事件为五类：政治类、经济类、社会类、生产类和自然类（表 1-2)。

表 1-2 按照发生领域的突发事件分类

类型	分类依据
政治类	指涉及国家政权以及政府合法性的突发事件，主要表现在战争、国际冲突、政变、恐怖主义和国内外敌对势力的破坏活动等
经济类	指涉及突然发生且波动较大的经济事件，主要表现在国际汇率的巨大浮动、股票市场利率的重大变化、恶性通货膨胀或紧缩等
社会类	指涉及对社会造成较大伤害的突发事件，主要表现在暴动、骚乱、群体性械斗、冲击政府机关、抢劫国家银行等
生产类	指由于安全意识不足、技术欠缺、防护性措施不足、管理不到位以及其他偶然因素造成的突发事件，主要体现在煤矿瓦斯爆炸、透水、垮塌等存在于工矿企业中的事故，火车颠覆、轮船沉没、空难等交通安全事故，火灾、危化品事故等
自然类	指因自然因素而引发的对人民财产安全生产比较大的影响的突然性灾害，主要体现在大地震、海啸、台风等

根据事件发生的直接原因，将突发事件分为两类：自然类和人为类（表 1-3）。区分两者的标准是导致事件发生的直接原因。自然类是由不可抗力造成的人们难以预料的天灾人祸；人为类是指在社会生活中突然发生、严重危及社会秩序、给社会造成重大损失的事件。

表 1-3 依据事件发生的直接原因是否为人为因素的突发事件分类

类型	分类依据
自然类	主要包括地震、洪水、台风、海啸等自然灾害
人为类	主要有战争、交通碰撞事故、矿难、危险品泄漏、恐怖事件等

根据事件产生危机的影响范围，将突发事件分为两类：国际性和国内性（表 1-4）。

表 1-4 依据事件产生危机的影响范围的突发事件分类

类型	分类依据
国际性	指一个国家的内部或外部环境产生的使决策者感觉到国家受到威胁、回应时间有限以及卷入军事敌对可能性的情境的，如 2001 年美国“9·11”恐怖袭击事件等
国内性	上至国家、下至地方组织所产生的系统性危机，如 2019 年新型冠状病毒肺炎疫情

二、突发事件的分级

根据《国家突发事件总体应急预案》(2025 年)，各类突发公共事件按照其性质、严重程度、可控性和影响范围等因素，一般分为四级。

(一) Ⅰ 级（特别重大）

Ⅰ级（特别重大），即指对国家政权合法性的威胁、对社会核心价值体系的破坏以及对民众生命财产安全的冲击需要全社会乃至国际力量来救助的突发事件。

(二) Ⅱ 级（重大）

Ⅱ级（重大），即指对社会的财富和民众的人身安全、生活造成的严重损失需要动员社会的力量来处置的突发事件。

（三）Ⅲ级（较大）

Ⅲ级（较大），即指在局部地区对社会造成的突发事件。

（四）Ⅳ级（一般）

Ⅳ级（一般），即指小范围内对社会造成较少损失的突发事件。

Ⅰ级由国务院负责组织处置，Ⅱ级由省级政府负责组织处置，Ⅲ级由市级政府负责组织处置，Ⅳ级由县级政府负责组织处置。

不同类型的突发事件有其详细分级。例如，《国家地震应急预案》（2012 年修订）对地震灾害分级如下：地震灾害分为特别重大、重大、较大、一般四级。特别重大地震灾害，是指造成 300 人以上死亡（含失踪），或者直接经济损失占地震发生地省（区、市）上年国内生产总值 1%以上的地震灾害。当人口较密集地区发生 7.0 级以上地震，人口密集地区发生 6.0 级以上地震，初判为特别重大地震灾害。重大地震灾害是指，造成 50 人以上、300 人以下死亡（含失踪）或者造成严重经济损失的地震灾害。当人口较密集地区发生 6.0 级以上、7.0 级以下地震，人口密集地区发生 5.0 级以上、6.0 级以下地震，初判为重大地震灾害。较大地震灾害是指，造成 10 人以上、50 人以下死亡（含失踪）或者造成较重经济损失的地震灾害。当人口较密集地区发生 5.0 级以上、6.0 级以下地震，人口密集地区发生 4.0 级以上、5.0 级以下地震，初判为较大地震灾害。一般地震灾害是指，造成 10 人以下死亡（含失踪）或者造成一定经济损失的地震灾害。

突发公共卫生事件的分级详见本书第二章。

三、突发事件的分期

突发事件从发生到结束通常遵循一个特定的周期。每一个级别的突发事件都有发生、发展和减缓的阶段，不同阶段需要采取不同的应急措施。分期就是按照突发事件的发生过程将每一个等级的突发事件进行阶段性划分，作为政府采取应急措施的重要依据。根据可能造成危害和威胁、实际危害已经发生、危害逐步减弱和恢复四个阶段，可将突发事件总体上划分为预警期、爆发期、缓解期和善后期四个阶段（表 1-5）。

表 1-5　突发事件的四个阶段

分期	发生阶段	能力要求	主要任务
预警期	事前	预警预备	防范事件的发生，尽可能控制事态发展
爆发期	事中	快速反应	及时控制突发事件并防止其蔓延
缓解期	事中	恢复重建	降低应急措施的强度并尽快恢复正常秩序
善后期	事后	评估学习	对事件处理过程进行调查评估并总结经验

四、突发事件的特点

（一）突发性和紧急性

突发事件是突然发生的，突发事件的处理要求管理者迅速做出决策，统筹和调度一切可用可得的资源，尽快控制事态，消除对人类、社会和环境的不良影响。当然，突发事件的突发性也是相对的，它往往是量变达到质变，风险积累到一定阈值而突然爆发，具有紧急性。因此，突发事件的应急处置原则强调预防为主。

（二）严重性

突发事件造成的损害包括直接损害和间接损害。突发事件无论从社会角度还是个人角度都不可避免地会带来一系列的负面影响。有些影响不仅作用在突发事件发生过程中，而且还具有长久性，表现为突发事件处理结束后，破坏还会延续很长一段时间，如一些特大自然灾害不仅会给民众造成重大的人身伤害和财产损失，还会加深受害者的心理负担，渗透到社会生活的各个层面上。

（三）不确定性

从纵向上看，突发事件的发生、发展和后果难以预测；从横向上看，由于风险的系统性和突发事件的“涟漪效应”，一种类型的突发事件可能相继引发多种类型的次生、衍生突发事件，或成为各类突发事件的耦合，造成复合性灾难。例如，在2008年“5·12”汶川特大地震中，形成了多处堰塞湖，其中最大的唐家山堰塞湖积水量高达2亿立方米以上。堰塞湖有溃决的危险，对下游居民的生命及财产安全造成严重威胁。

（四）社会性

由于突发事件在时间、地点、危害程度、危害对象的不确定性，并受到经济、文化、宗教、科技等方面的相互影响。因此突发事件所威胁和影响的不单单是特定的人群的生命、财产安全和地域的社会生活与秩序，而且是涉及一定规模的不特定群体，涉及社会系统的核心价值与运行功能。统筹应对突发事件，维护公共安全，确保人民生命财产安全和社会安全稳定是一个复杂、开放、巨大的系统工程。

五、突发事件预警制度

根据《中华人民共和国突发事件应对法》（2024年修订），可以预警的自然灾害、事故灾难和公共卫生事件的预警级别，按照突发事件发生的紧急程度、发展势态和可能造成的危害程度分为一级、二级、三级和四级，分别用红色、橙色、黄色和蓝色标示，一级为最高级别。预警级别的划分标准由国务院或者国务院确定的部门制定。

可以预警的自然灾害、事故灾难或者公共卫生事件，即将发生或者发生的可能性增大时，县级以上地方各级人民政府应当根据有关法律、行政法规和国务院规定的权限和程序，发布相应级别的警报，决定并宣布有关地区进入预警期，同时向上一级人民政府报告，必要时可以越级上报；具备条件的应当进行网络直报或者自动速报，同时向当地驻军和可能受到危害的毗邻或者相关地区的人民政府通报。

发布三级、四级警报，宣布进入预警期后，县级以上地方各级人民政府应当根据即将发生的突发事件的特点和可能造成的危害，采取下列措施。

① 启动应急预案；

② 责令有关部门、专业机构、监测网点和负有特定职责的人员及时收集、报告有关信息，向社会公布反映突发事件信息的渠道，加强对突发事件发生、发展情况的监测、预报和预警工作；

③ 组织有关部门和机构、专业技术人员、有关学者随时对突发事件信息进行分析评估，预测发生突发事件可能性的大小、影响范围和强度以及可能发生的突发事件的级别；

④ 定时向社会发布与公众有关的突发事件预测信息和分析评估结果，并对相关信息的报道工作进行管理；

⑤ 及时按照有关规定向社会发布可能受到突发事件危害的警告，宣传避免、减轻危害的常识，公布咨询电话或者求助电话等联络方式和渠道。

发布一级、二级警报，宣布进入预警期后，县级以上地方各级人民政府除采取三级、四级的措施外，还应当针对即将发生的突发事件的特点和可能造成的危害，采取下列一项或者多项措施。

① 责令应急救援队伍、负有特定职责的人员进入待命状态，并动员后备人员做好参加应急救援和处置工作的准备；

② 调集应急救援所需物资、设备、工具，准备应急设施和应急避难、封闭隔离、紧急医疗救护等场所，并确保其处于良好状态、随时可以投入正常使用；

③ 加强对重点单位、重要部位和重要基础设施的安全保卫，维护社会治安秩序；

④ 采取必要措施，确保交通、通信、供水、排水、供电、供气、供热、医疗卫生、广播电视、气象等公共设施的安全和正常运行；

⑤ 及时向社会发布有关采取特定措施避免或者减轻危害的建议、劝告；

⑥ 转移、疏散或者撤离易受突发事件危害的人员并予以妥善安置，转移重要财产；

⑦ 关闭或者限制使用易受突发事件危害的场所，控制或者限制容易导致危害扩大的公共场所的活动；

⑧ 法律、法规、规章规定的其他必要的防范性、保护性措施。

对即将发生或者已经发生的社会安全事件，县级以上地方各级人民政府及其有关主管部门应当按照规定向上一级人民政府及其有关主管部门报告，必要时可以越级上报，具备条件的应当进行网络直报或自动速报。发布突发事件警报的人民政府应当根据事态的发展，按照有关规定适时调整预警级别并重新发布。有事实证明不可能发生突发事件或者危险已经解除的，发布警报的人民政府应当立即宣布解除警报，终止预警期，并解除已经采取的有关措施。

六、我国突发事件应对工作原则

根据《国家突发事件总体应急预案》(2025 年)，我国突发事件应对工作遵循以下原则。

（一）以人为本，减少危害

切实履行政府的社会管理和公共服务职能，把保障公众健康和生命财产安全作为首要任务，最大限度地减少突发公共事件及其造成的人员伤亡和危害。

（二）居安思危，预防为主

高度重视公共安全工作，常抓不懈，防患于未然。增强忧患意识，坚持预防与应急相结合，常态与非常态相结合，做好应对突发公共事件的各项准备工作。

（三）统一领导，分级负责

在党中央、国务院的统一领导下，建立健全分类管理、分级负责、条块结合、属地管理为主的应急管理体制，在各级党委领导下，实行行政领导责任制，充分发挥专业应急指挥机构的作用。

（四）依法规范，加强管理

依据有关法律和行政法规，加强应急管理，维护公众的合法权益，使应对突发公共事件的工作规范化、制度化、法制化。

（五）快速反应，协同应对

加强以属地管理为主的应急处置队伍建设，建立联动协调制度，充分动员和发挥乡镇社区、企事业单位、社会团体和志愿者队伍的作用，依靠公众力量，形成统一指挥、反应灵敏、功能齐全、协调有序、运转高效的应急管理机制。

（六）依靠科技，提高素质

加强公共安全科学研究和技术开发，采用先进的监测、预测、预警、预防和应急处置技术及设施，充分发挥专家队伍和专业人员的作用，提高应对突发公共事件的科技水平和指挥能力，避免发生次生、衍生事件；加强宣传和培训教育工作，提高公众自救、互救和应对各类突发公共事件的综合素质。

七、社区在突发事件应对中的职责

（一）贴近居民

这是社区最主要的职责。社区是居民生活活动的场所，它能够及时了解社区中发生的各种情况，了解社区居民的状况，尤其能够了解困难群体、弱势群体的所需，从而给予相应的帮助。在突发公共卫生事件中，社区需要及时了解居民的身体、心理状况，特别是深入到受害者亲属中以及有困难的居民中，进而帮助他们进行解决，渡过危机。

（二）资源动员与整合

社区资源是只能够为特定的社区所掌握、支配、动员的特定的社会资源，是社会资源的有机组成部分。社区资源绝不仅限于设施，它包括社区内一切有利于推进社区发展的硬件、软件。当前，我国的社区资源主要有四类：一是人力资源，社区居民是社区的主体，在城市，居民所受的教育较高，是社区资源中最丰富、最具活力的部分；二是社区内机关、企事业单位、民间组织；三是政府转变职能后转移下来的工作，如人口统计、计划生育管理、失业管理等；四是单位改革后，原属单位内部的学校、食堂等脱离原单位转移到社区。

（三）社会沟通

社区是社会的基层组织，不言而喻它能深入基层民众，同时它又能与政府保持较密切的关系，这使得它具有社会沟通的职责。一方面它能够宣传和普及国家的法律和政策，教育和动员民众，使他们认识自己的权利和义务，另一方面它又可作为传达民情的渠道，反映民众的愿望和意见，去影响政府政策和计划，以使其更适合民众的需要。社区作为一条重要的纽带，还需要在其所服务的社区居民同企业、学术界、新闻媒体以及其他社会公众之间发挥着沟通作用。

案例分析——新型冠状病毒感染疫情防控中的社区网格化管理

党的十九届四中全会指出，要健全党组织领导的自治、法治、德治相结合的城乡基层治理体系，健全社区管理和服务机制，推行网格化管理和服务，发挥群团组织、社会组织作用，发挥行业协会商会自律功能，实现政府治理和社会调节、居民自治良性互动，夯实基层社会治理基础。

本次新型冠状病毒感染疫情防控中，面对给基层社区治理带来的空前挑战。国务院发布的《关于做好新冠肺炎疫情常态化防控工作的指导意见（2020 年 14 号）》中提道：在防控工作中，加强基层社区网格化管理，发挥社区志愿者作用。社区是疫情联防联控的第一线，也是外防输入、内防输出最有效的防线。

各级党委、政府充分发挥了社区在疫情防控中的阻击作用，积极推动科学精准的防控手段向城乡社区下沉。网格化管理在防疫过程中发挥了既定功能优势，实现了高效化、精细化、信息化、社会化的疫情防控目标。在疫情防控工作中不断实践完善，基层社区网格化管理已然发展成为基层社会治理的重要抓手。

（一）社区网格化管理让疫情防控更高效化

疫情中社区网格化服务管理包括健康教育、环境卫生治理、出租房屋和集体宿舍管理、外来人员管理、密切接触者排查和隔离管理等工作。在网格化管理体系中，社区网格员在单元内部即时处理日常问题，并实时更新处理情况，以及时清除存在诱发危机风险的潜藏隐患。

（二）社区网格化管理让疫情防控更精准化

疫情防控工作中，各地区强化社区防控网格化管理，构建横向到边，纵向到底防线。采取了周密精准的措施。社区网格员入户登记排查，了解掌握辖区网格内人员变动情况。社区防控坚持关口前移、源头把控，开展拉网式筛查甄别，做到了排查全覆盖、全记录、全追溯。

（三）社区网格化管理让疫情防控更数字化

运用现代化的互联网技术对每一个网格实施数字化管理。在抗击冠状病毒传播的过程中，《关于进一步发挥基层综治中心和网格员作用筑牢疫情防控第一道防线的通知》要求充分运用“综治中心＋网格化＋信息化”体系，服务疫情防控整体工作。大数据技术为社区疫情防控工作的顺利开展提供了技术保障。疫情防控扬弃了传统的信息登记方式，在“无接触”状况下通过扫描二维码、小程序等方式进行登记，最大限度避免因接触、聚集等产生的交叉感染风险。使社区网格员实时动态化、信息化管理辖区内疫情防控。有助于对全国疫情风险进行动态评估及风险研判，动态化调整疫情风险等级。

（四）社区网格化管理让疫情防控更人性化

服务和管理是社会治理的基本任务。在当前社区疫情网格化管理中，管理和服务二者相辅相成、互相促进。社区在疫情网格化管理过程中，强化网格化服务。网格员做到了紧密联系重点人员，做到每天电话谈话、督促测量体温、提供心理抚慰。此外，网格员坚持每天对社区进行消毒和卫生防疫服务工作，阻断病毒传播渠道，有效促进社区疫情的管理。

（五）社区网格化管理让疫情防控更社会化

疫情暴发时期和常态化防控时期都需充分调动网格化管理机制中网格员的作用，特别是发挥群团组织、社会组织作用，可吸收社会组织、志愿者充实网格化服务和管理，以推进“建设人人有责、人人尽责、人人享有的社会治理共同体”，激发社会治理的活力。

社区是中国社会管理的基本单元，更是防控下沉的重要环节，在“外防输入、内防扩散”方面起到了重要的作用。党中央就“社区疫情防控”、就“网格化管理”接连紧急部署，多次指出要充分发挥社区的战斗堡垒作用，不断指明疫情防控工作开展的根本进路。面对传播速度快、感染范围广、防控难度大的新冠感染疫情，社区作为疫情防控“最后一道防线”的保障作用不断凸显。社区网格员作为社区常态化防控管理工作的主体和主要实施者，在疫情防控网格化工作中发挥了不可替代的作用。

第三节 卫生应急

卫生应急是指及时对产生突发公共事件的可能因素进行预防和对已出现的突发公共事件进行控制，包括突发公共事件发生前或出现后，采取相应的应急准备以及紧急医疗卫生救援等应急响应，以减少其对人民生命安全的危害。应急响应贯穿预防和准备、应急响应、恢复与重建全过程。

一、卫生应急工作的目标和任务

卫生应急工作的首要目标是预防突发事件的发生，尽可能地将突发事件控制在事件发生的萌芽状态或初期，减少其对公众和社会的影响。

卫生应急任务包括对原发和继发的各类突发事件的应急响应，特别是灾难事件的紧急医学救援工作。比如对突发传染病疫情的应对与防控，对重大灾害、恐怖事件、中毒事件及核辐射事故的紧急处置和医学救援行动以及大型活动的医疗卫生保障等。

二、卫生应急工作的原则

（一）预防为主，常备不懈

要提高全社会防范突发公共事件的意识，落实各项防范措施，做好人员、技术、物资和设备的应急储备工作。对各类可能引发突发事件并需要卫生应急的情况，要及时进行分析、预警，做到早发现、早报告、早处理。

（二）统一领导，分级负责

根据突发公共事件的范围、性质和对公众健康的危害程度，实行分级管理。各级人民政府负责突发公共事件应急处理的统一领导和指挥，各有关部门按照预案规定，在各自的职责范围内做好卫生应急处理的有关工作。各级各类医疗卫生机构要在卫生行政部门的统一协调下，根据职责和预案规定，做好物资技术储备人员培训演练、监测预警等工作，快速有序地对突发公共事件做出反应。

（三）全面响应，保障健康

突发公共事件卫生应急工作的重要目标是避免或减少公众在事件中受到的伤害。突发公共事件涉及人数众多，常常遇到的不单是某一类疾病，而是生理和心理等复合危害，加之还有迅速蔓延的特点，所以在突发公共事件处理中，疾病控制、医疗救治等医疗卫生机构需要在卫生行政部门的协调下，在其他部门的支持配合下，协同开展工作，其目标是最大限度减少事件带来的直接伤亡和对公众健康的其他影响。

（四）依法规范，措施果断

各级人民政府和卫生行政部门要按照相关法律、法规和规章的规定，完善突发公共事件卫生应急体系，建立系统、规范的突发公共事件卫生应急处理工作制度，对突发公共卫生事件和需要开展卫生应急的其他突发公共事件做出快速反应，及时有效开展监测、报告和处理工作。

（五）科学处理，动员居民

突发公共事件卫生应急工作要充分尊重和依靠科学，要重视开展突发公共事件防范和卫生应急处理的科研和培训，为突发公共事件卫生应急处理提供先进、完备的科技保障。各单位，包括卫生、科技、教育等各行业和机构要通力合作、资源共享，有效开展突发公共事件卫生应急工作。要组织、动员公众广泛参与突发公共事件卫生应急处理工作。

卫生应急工作须符合我国国情，同时充分借鉴国外卫生应急的理论和实践。在突发事件发生时，及时有效地调动相关卫生资源，整合各种社会资源，动员全社会参与，才能有效做好突发事件的应急工作。卫生应急机制和体系的建设与完善是一个长期的过程，要依靠科学，以人为本，依法开展。《突发公共卫生事件应急条例》(2011年修订本）和《中华人民共和国传染病防治法》(2025年修订）等法律法规的出台，为卫生应急机制的建设和卫生应急工作的开展提供了有力的法律保障。

三、卫生应急工作的分期

在突发事件预警期、爆发期、缓解期和善后期的不同阶段，卫生应急管理的具体任务和内容亦有所不同。

（一）预警期

卫生应急组织构建与规划制定是首要的工作任务，此外还需要开展一系列核心活动：①风险管理：查找各种风险苗头，建立针对各种可能风险的识别、衡量、控制机制，完善风险管理制度和程序，确保从源头解决问题；②灾害减缓和应急准备管理：通过制定卫生应急战略规划具体行动和实施方案，提升应急准备和管理能力；③应急能力储备管理：通过建立人、财、物等资源储备系统及应急培训和演练制度，不断强化物资和人才等方面的应急准备能力。

（二）暴发期

事件一旦暴发，卫生应急管理的主要工作是通过有效的指挥和管理、资源协调与调动，实现对危机态势的有效控制，最大限度地减少危机事件造成的生命和健康危害，降低死亡率和残疾率，维护身心健康。在突发公共卫生事件的处理中，关键任务之一是通过快速的现场流行病学调查和评估，找出突发事件原因并对事件未来发展态势作出预测和判断，通过科学的决策和指挥以及对各种医疗救援行动的快速组织和现场处置，有效控制和管理危机事件。

（三）缓解期和善后期

事后通过对受损地区、组织和单位的恢复和重建工作，帮助组织逐步恢复自我修复能力。通过对突发事件应对经验和教训的系统评估和总结，汲取成功经验和失败教训，将应对过程中积累的知识、经验进行系统的总结和传播。

第二章
突发公共卫生事件

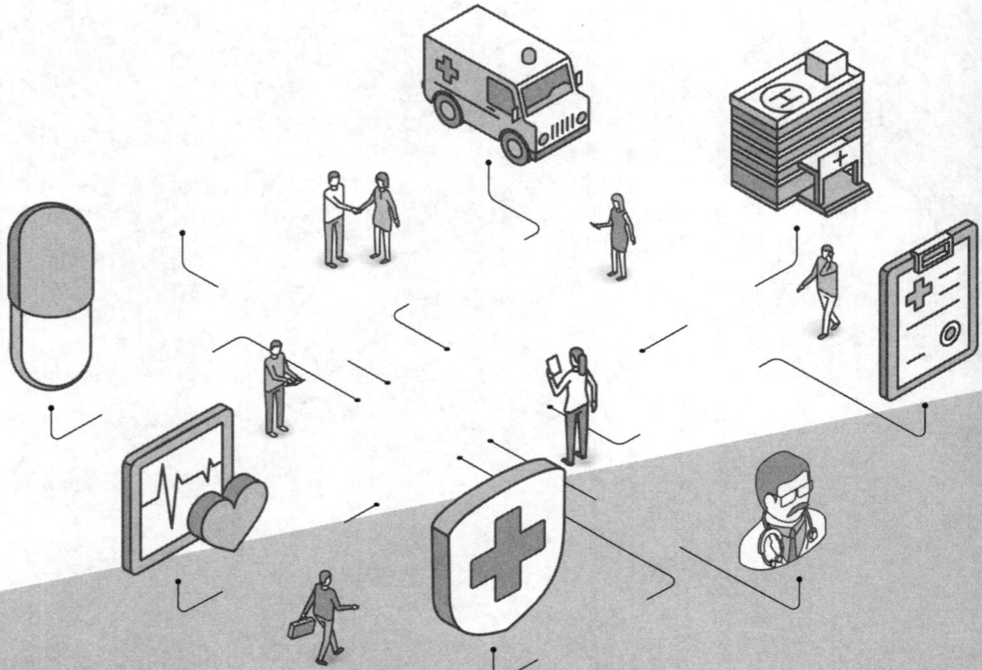

突发公共卫生事件是威胁人类健康、社会安全和造成重大社会经济负担的重要公共卫生问题。2003 年的“非典”、2008 年三鹿奶粉事件、2013 年 H7N9 型禽流感和目前在全世界范围内蔓延的 COVID-19 疫情，这些突发公共卫生事件均给我国人民的生命健康和财产安全、国家及全球经济带来了巨大的影响。社区是社会治理的基本单元，是人民生活的集聚点和基础点，也是突发公共卫生事件防控治理的重难点和薄弱点。所以社会安定有序、国家长治久安离不开社区的有效治理和服务。社区网格员作为居民生活与社区管理的联系纽带，其职责是帮助政府完成好社区的管理与服务，了解、转达和解决民情。因此社区网格员能够认识、了解和处置突发公共卫生事件已成为有效应对如 COVID-19 疫情等突发公共卫生事件的关键与当务之急。突发公共卫生事件的突发性、紧迫性、危害性和不确定性等属性，决定了我们在处理突发公共卫生事件时必须沉着冷静、抓住瞬息万变的局势，只有这样，才能最终获得全面胜利。

第一节 突发公共卫生事件的概念

一、公共卫生的概念

1952 年世界卫生组织接受了美国公共卫生领袖人物温思络（Charles Edward A. Winslow）于 1920 年提出的公共卫生的定义，并延续至今。温思络提出，公共卫生是指通过有组织的社会活动来改善环境、预防疾病，延长生命和促进心理和躯体健康，并能发挥个人最大潜能的科学和艺术。针对我国情况，国务院原副总理吴仪在 2003 年 7 月 28 日的全国卫生工作会议上对公共卫生给出了明确定义：“公共卫生是指组织社会全体成员共同努力，改善环境卫生条件，预防控制传染病和其他疾病流行，培养良好的卫生习惯和文明生活方式，提供医疗服务，达到预防疾病，促进人民身体健康的目的。”

公共卫生概念的提出对我国公共卫生领域的建设、发展和完善做出了重要贡献，对民众认识公共卫生，增强意识具有指导作用。

二、突发公共卫生事件的概念

国务院令第 588 号颁布的《突发公共卫生事件应急条例》(2011 年修订本）中明确规定：突发公共卫生事件是指突然发生，造成或者可能造成社会公众健康严重损害的重大传染病疫情、群体性不明原因疾病、重大食物和职业中毒以及其他严重影响公众健康的事件。

符合下列情况时即可界定为突发公共卫生事件：①范围为一个社区（城市的居委会、农村的自然村）或以上；②伤亡人数较多或可能危及居民生命安全和财产损失；

③如不采取有效控制措施，事态可能进一步扩大；④需要政府协调多个部门参与，统一调配社会整体资源；⑤必须动员公众群测、群防、群控；⑥需要启动应急措施预案。

第二节 突发公共卫生事件分类

突发公共卫生事件的分类有多种方法，归纳起来可以分为按事件的发生原因和性质、按事件的表现形式以及按引起紧急状态的原因 3 种。下面详细介绍各种分类方式的具体内容。

一、按事件的发生原因和性质分类

根据事件的成因和性质分类，我国将突发公共卫生事件分为重大传染病疫情、群体性不明原因疾病、重大食物中毒或职业中毒和其他严重影响公众健康的事件四大类。

（一）重大传染病疫情

重大传染病疫情指传染病的暴发（在一个局部地区短期内突然出现多例同一种传染病患者）和流行（一个地区某种传染病发病率显著超过该病历年的一般发病率水平）在短时间内发生、波及范围广泛，出现大量的病人和死亡病例，其发病率远远超过常年的发病率水平。如 2009 年 H1N1 流感病毒疫情、2011 年新疆境外输入的脊髓灰质炎疫情、2019 年世界大流行的 COVID-19 疫情、2020 年内蒙古巴彦淖尔市乌拉特中旗鼠疫疫情等。值得注意的是，H1N1 流感、非典、埃博拉、新型冠状病毒感染都属于一类共同的疾病——新发传染病。新发传染病是指近 20 年来在人类中发生明显增多，或它们的发生在不久的将来会增加对人类威胁的、新发现的、重新肆虐的或药物抗性所致的传染病。新出现的传染病对人类健康构成的潜在威胁十分严重，处理的难度及复杂程度大。

① 常见的传染病暴发。在局部地区短期内突然发生多例同一种传染病。

② 常见的传染病流行。一个地区某种传染病发病率显著超过该病历年的发病率水平。

③ 罕见的传染病或已消灭的传染病再度发生。

④ 新发传染病的疑似病例或确诊病例出现。

（二）群体性不明原因疾病

群体性不明原因疾病指一定时间内（通常是指 2 周内），在某个相对集中的区域

（如同一个医疗机构、自然村、社区、建筑工地、学校等集体单位）内同时或者相继出现3例及以上相同临床表现，且病例不断增加，范围不断扩大，经县级及以上医院组织专家会诊，不能诊断或解释病因，有重症病例或死亡病例产生的疾病。如发生在2003年的具有传染性的非典型肺炎，开始时对病原方面了解不清楚，虽然知道这是同一种症状的疾病，但对发病的原因、治病机制、诊断标准和流行病学途径等认识不清，这便是群体性不明原因疾病的典型代表。随着后期科学研究的深入，才逐渐认识到这是由冠状病毒引起的疾病。

（三）重大食物中毒或职业中毒

重大食物中毒或职业中毒指由于食品污染或者职业危害，造成众多人数受到影响或者伤亡较重的中毒事件。具体指一次中毒人数超过30人，或发生1例以上死亡的饮用水或食物中毒；短期内发生3人以上或出现1例以上死亡的职业中毒。重大食物中毒事件如2005年阜阳“7·14”食物投毒案造成12人中毒，4人死亡；2011年4月7日，甘肃平凉的特大投毒案，导致35人中毒，3名婴幼儿死亡；2008年三鹿奶粉三聚氰胺污染事件影响3万多名婴幼儿的健康；2011年瘦肉精事件引起2000余人中毒住院等。职业中毒事件如2002年河北白沟苯中毒事件导致6人死亡；2011年甘肃古浪尘肺病事件导致300多名农民集体患上硅肺病；2012年甘肃省白银市硫化氢中毒事故造成3人死亡。

（四）其他严重影响公众健康的事件

（1）医源性感染暴发　指药品或免疫接种引起的群体性反应或死亡事件。预防接种群体性反应和群体性药物反应属于此类，是指在实施疾病预防措施时，免疫接种人群或预防性服药人群出现的异常反应。这类反应原因较为复杂，可以是心因性的，也可以是其他异常反应。如2018年长春长生生物科技有限公司狂犬病疫苗事件。

（2）严重威胁或危害公众健康的水、环境、食品污染　指化学品在生产、运输、储存、使用和废弃处置过程中，由于各种原因引起化学品从其包装容器、运送管道、生产和使用环节中泄漏，造成空气、水源和土壤等周围环境的污染，严重危害或影响公众健康。2005年3月29日，京沪高速公路发生的氯槽车事故，导致28人死亡，近万人疏散。

（3）有毒有害化学品、生物毒素等引起的集体急性中毒事件　群体性急性有毒有害化学品、生物毒素等中毒的事故时有发生。特别是急性化学物中毒，具有累及人数多、病情重、危及范围广、社会影响大等特点，如1985年3月30日广西灵川氮肥厂合成工段液氨储槽排油罐阀门被见习的广西某大学学生踩断，大量高浓度液氨喷射而出导致28位师生氨中毒。2003年5月9日，广东惠州当地一间生产陶瓷工厂19人有机锡中毒。

（4）有毒有害化学品丢失、泄漏等事件　随着经济的发展，危险化学品已经越来越多地应用于人们的日常生活中，这些危险化学品自身具有危险毒害、易燃易爆等特性。2003 年 12 月 23 日，重庆开县高桥镇罗家 16 号井发生的特大井喷事故，剧毒气体硫化氢的扩散，致 234 人死亡，数百人受伤，波及范围 80 万平方公里，疏散群众 40000 余人。2005 年 11 月 13 日，吉林市的中石油吉林石化公司 101 厂发生连续爆炸，造成 5 人死亡、1 人下落不明、2 人重伤、21 人轻伤。2010 年 7 月 29 日东莞含氯有机体泄漏事件，给当地居民带来了恐慌及不良影响。

（5）核事故和放射性事故　核事故是指大型核设施发生的意外事件，可能造成厂内人员受到放射损伤和放射性污染。放射性事故包括放射源丢失，工业源过量照射，过量医学照射，运输中出现事故，实验性事故，涉及放射性物质的蓄意行为，空气、水、食品的放射性污染等。如果发生核事故和放射事故，会造成公众心理恐慌，从而破坏国家和谐安定，妨碍经济的发展，影响巨大。1986 年 4 月 26 日切尔诺贝利核电站 4 号机组反应堆爆炸，造成 6 万多平方公里的土地遭到直接污染，320 多万人遭受不同程度的核辐射侵害。1992 年，山西忻州钴-60 放射源丢失，造成了百余人受到过量辐射照射，3 人死亡的惨痛结局。2005 年哈尔滨 731 核辐射事件造成 1 人死亡，周边多位居民受核辐射影响，造成了严重的身体损伤。

（6）有潜在威胁的传染病动物宿主、媒介生物发生异常　据调查，我国现有鼠类 180 种，蚊类约 350 种，蝇类 1386 种，室内蟑螂 19 种，蚤类 520 多种，螨类 534 种，蜱类 110 种，这其中有很多为媒介生物，由它们引发的鼠源性疾病和虫媒病给人类的生命财产安全造成了严重威胁。2002 年 6 月，媒介生物蚊虫肆虐，美国暴发西尼罗河病毒病。

（7）生物恐怖袭击事件　生物恐怖袭击是以在意识形态、宗教或政治信仰的鼓舞下造成社会混乱或经济损失为目的，故意释放病毒、细菌或其他生物化学制剂用于在人、动物或植物身上引起疾病或死亡的袭击。基因编辑学等技术高速发展，烈性病原体或毒素制品的制造成本越来越低，2001 年，美国发生炭疽邮件事件，2003 年至 2018 年不断发生蓖麻毒素邮件事件。截至 2008 年，广州、北京、深圳、厦门、西安等口岸城市已经先后发生 64 起可疑白色粉末事件，2013 年天津出现的白色粉末快件，致 12 人中毒。

由此可见，在我国出现传播危险生物制剂和烈性传染病的风险在显著增强。

（8）突发灾害/伤害事件

① 造成群死群伤或对居民生命财产和心理造成巨大威胁的天灾；

② 严重的火灾或爆炸事件；

③ 重大交通伤害：如空难、海难、机车事故、地铁事故或特大道路交通伤害（包括桥梁断塌）；

④ 工程（矿山、建筑、工厂、仓库等）事故；

⑤ 公共场所、娱乐场所或居民区的骚乱、暴动；

⑥ 恐怖活动，有组织的暴力活动，如暗杀、枪杀、袭击、劫持人质和邪教集体自杀等；

⑦ 国内或国际恐怖分子的恐怖袭击。

（9）上级卫生行政部门临时认定的其他重大公共卫生事件。

二、按事件的表现形式分类

根据事件的表现形式，我国将突发公共卫生事件分为以下两类。

① 在一定时间、一定范围、一定人群中，当病例数累计达到规定预警值时所形成的事件。例如：传染病、不明原因疾病、中毒（食物中毒、职业中毒）、预防接种反应、菌种和毒株丢失等，以及县级以上卫生行政部门认定的其他突发公共卫生事件。

② 在一定时间、一定范围，当环境危害因素达到规定预警值时形成的事件，病例为事后发生，也可能无病例。例如，生物、化学、核和辐射事件（发生事件时尚未出现病例），包括：传染病菌种、毒株丢失；病媒、生物、宿主相关事件；化学物泄漏事件、放射源丢失、受照、核污染辐射及其他严重影响公众健康事件（尚未出现病例或病例事后发生）。

三、按引起紧急状态的原因分类

根据引起紧急状态的原因，我国将突发公共卫生事件分为以下两类：一类是由自然灾害引发的突发公共卫生事件；另一类是由人为因素或社会动乱引起的突发公共卫生事件。

第三节 突发公共卫生事件分级

一、突发公共卫生事件分级的重要性

科学合理地将突发公共卫生事件划分为不同的级别，是应急管理部门合理科学地配备人员、装备器材和资源的基础依据，是各国应急管理的共同经验，也是突发公共卫生事件应急管理的关键技术。突发公共卫生事件分级的重要性体现在，事件的级别将直接决定了预警信息的发布水平、预案的启动级别、响应级别、处置规模与手段的抉择等诸多问题。因此，突发公共卫生事件的分级是应急处置的基础，也是我国“统一领导、综合协调、分类管理、分级负责、属地管理为主”原则的重要内容。

二、突发公共卫生事件分级的影响因素

影响突发公共卫生事件等级的要素主要包括突发事件的客观属性、突发事件作用

对象的承受能力（脆弱性）和社会整体对突发事件的控制能力这 3 个方面。其中突发事件的客观属性包括事件性质、产生原因、损失后果、影响范围等，比如重大传染病疫情、群体性不明原因疾病、重大食物中毒或职业中毒和其他严重影响公众健康的事件等。突发事件作用对象指人群、设施、系统、环境等，其承受能力（脆弱性）包括物理属性、心理属性、能力属性、影响程度、严重程度等。社会整体的控制能力即政府、社会、公共部门、私人部门等的组织体系、应急预案、应急处置、恢复重建、应急机制、政策保障等方面。因此对突发公共卫生事件的等级进行评估时，需要综合考虑这些因素。

三、突发公共卫生事件的四级分级

突发公共卫生事件作为突发事件中的一种，其分级方式遵循突发事件分级标准。2025 年颁布的《国家突发公共事件总体应急预案》及 2024 年 6 月 28 日第十四届全国人民代表大会常务委员会第十次会议修订通过的《中华人民共和国突发事件应对法》按照事件的性质、严重程度、可控性和涉及范围等因素，根据突发公共事件导致人员伤亡和健康危害情况，将突发公共卫生事件分为四级：Ⅰ级（特别重大）、Ⅱ级（重大）、Ⅲ级（较大）和Ⅳ级（一般），分别对应红色、橙色、黄色和蓝色预警。对突发公共卫生事件进行分级的目的是落实应急管理的责任和提高应急处置的效能。Ⅰ级由国务院负责组织处置，Ⅱ级由省级政府负责组织处置，Ⅲ级由市级政府负责组织处置，Ⅳ级由县级政府负责组织处置。

（一）特别重大事件（Ⅰ级）

① 出现特别重大人员伤亡，且危重人员多，或者核事故和突发放射事件、化学品泄漏事故导致大量人员伤亡，事件发生地省级人民政府或有关部门请求国家在医疗卫生救援工作上给予支持的突发公共卫生事件。

② 跨省（区、市）的有特别严重人员伤亡的突发公共卫生事件。

③ 国务院及其有关部门确定的其他需要开展医疗卫生救援工作的特别重大突发公共卫生事件。

（二）重大事件（Ⅱ级）

① 出现重大人员伤亡，其中，死亡和危重病例超过 5 例的突发公共卫生事件。

② 跨市（地）的有严重人员伤亡的突发公共卫生事件。

③ 省级人民政府及其有关部门确定的其他需要开展医疗卫生救援工作的重大突发公共卫生事件。

（三）较大事件（Ⅲ级）

① 出现较大人员伤亡，其中，死亡和危重病例超过 3 例的突发公共卫生事件。

② 市（地）级人民政府及其有关部门确定的其他需要开展医疗卫生救援工作的较大突发公共卫生事件。

（四）一般事件（Ⅳ级）

① 出现一定数量人员伤亡，其中，死亡和危重病例超过 1 例的突发公共卫生事件。

② 县级人民政府及其有关部门确定的其他需要开展医疗卫生救援工作的一般突发公共卫生事件。

第四节 突发公共卫生事件的特点

突发公共卫生事件是由物理、化学、生物等因素造成的群体性急性发病事件，具有突发性和紧迫性、危害性、不确定性、群体性和公共属性、快速散播性和全球性以及常与责任性不强有直接关系等特点。

一、突发性和紧迫性

突发公共卫生事件往往是突如其来、不易预测的，处于一种迫在眉睫的危险状态。事件常在较短的时间内突然暴发，影响的范围和导致的后果常常出乎意料，给公民以及整个社会的正常生活造成极大影响和威胁，因此需要人们进行各种能力准备和物资储备。同时，一旦发生突发公共卫生事件，解决问题的机会经常稍纵即逝，若不能及时采取有效的措施，经常会导致更大的灾难和损失。突发公共卫生事件，虽然说是一种非正常的状态，但也是社会生活的一种常态，是社会生活中必然出现的事件。突发公共卫生事件的发生，经常会有先兆和征象，但由于人们认识上的局限性，不能预测其到来。公共卫生工作中的各种各样的检测，有助于我们在突发公共卫生事件暴发之前或发生初期及时察觉。

突发公共卫生事件的紧迫性首先体现在对事件本身的要求，其发展变化的不确定性和瞬息万变的特点，迫切要求应对的及时性。其次，紧迫性还体现在应对者所面临的巨大时间和心理压力。一方面是快速决策的压力，要求其在有限的时间、信息及决策支持条件下，必须快速决策。无论突发公共卫生事件本身还是其造成的结果，都会因为时间、地点、原因、场景及变化趋势的不同，而导致表现形式和后果千差万别，更增加了紧迫性。另一方面突发公共卫生事件还可能衍生出次生事件、二次事件和再燃，使得已经平息的事件再次风起云涌、急转直下，出现另一种意想不到的紧急状态。由于事发突然、情况紧急、危害严重，如果不能在充满不确定性的条件下尽快决策，可能导致最有效的应对契机稍纵即逝。再次，突发事件的紧迫性还体现在能否在各种制度、体制、机制束缚下，迅速调动人、财、物、信息资源，实现对各种资源的有效协调和整合。这种资源调动的紧迫性会给应对者带来巨大的压力。

二、危害性

突发公共卫生事件关系到人民的生命健康以及人类的生存与发展，与民众及整个社会的健康安危密切相关。不论什么性质和规模的突发公共卫生事件，处理不当都会危及社会公众健康，带来生命财产损失，进而引起社会恐慌。若控制不当，还可能扰乱正常生活和工作秩序、影响社会稳定、破坏经济建设、诱发一系列继发的危机事件，带来不可估量的损失和社会危害。随着突发公共卫生事件扩散力和传染力的增强，波及的范围不断扩大，给社会带来的危害也越来越大。回顾历史，突发公共卫生事件，特别是传染病疫情事件的出现和暴发，对人类造成了直接生命健康威胁，历史上几次瘟疫的暴发还曾造成区域人口的骤然减少，如 19 世纪的霍乱，20 世纪初的“西班牙大流感”，21 世纪的严重急性呼吸系统综合征（SARS）、甲型 H1N1 大流行性流感（甲型 H1N1 大流感）和新型冠状病毒感染（COVID-19）夺走了成千上万人的性命，其危害性远远超过其他“天灾人祸”，不只影响到公众健康，导致疾病、损伤、残疾或死亡，而且也引发人群恐慌，破坏正常生产、生活秩序，产生社会的动乱和不稳定等，直接或间接地对政治、经济、社会稳定和国家安全造成威胁，甚至会对人类文明进程产生不同程度的影响。

三、不确定性

突发公共卫生事件的产生原因、发展过程、波及范围、发展趋势、危害程度和事态结局往往充满了不确定性，事件瞬息万变，难以准确预测和把握其态势。其不确定性受制于多重因素影响，主要包括 3 个方面：首先是突发公共卫生事件本身的不确定性，其产生、发展和演变轨迹往往会因为疫情的传染性大小、致死率的高低、暴露人群的多少以及传播途径的易实现程度等多重因素的影响而呈现不同的流行态势；其次，信息本身的不确定性，信息缺乏会增加决策的不确定性，同时混乱而嘈杂的信息充斥于各种信息载体，使得信息过量，在缺乏有效的信息过滤手段的情况下，导致决策者无所适从，增加了决策难度及不确定性；最后，借助于媒体产生的危机放大效应、公众迫切的诉求和压力以及应急管理者对危机的认知、管理、决策、应对策略选择以及应急组织处置能力的差异，也会展现出不同的发展演变轨迹，成为导致危机不确定演变轨迹和结局的重要原因。正是由于突发公共卫生事件具有这种高度的不确定性，在暴发前可能会被认为是不可能发生的，甚至在事件刚开始出现时也没有引起必要的注意，但会导致意想不到的结局。因此，针对突发公共卫生事件的预警、预报和应急准备等工作，需要应急管理者在日常工作中锻炼和提升应急能力，变被动为主动，化消极为积极，在突发事件应对过程中能够随机应变，科学动态管理。

四、群体性和公共属性

在公共卫生领域发生，所危及的对象不是特定的人，发生时常常同时波及多人甚至整个工作或生活的群体和社区，在事件影响范围内的人都有可能受到伤害，具有公共属性。虽然有些事件所直接涉及的范围不一定是公众领域，但因为事件的迅速传播而引起公众的关注，成为公共热点并造成公共损失、公众心理恐慌和社会秩序混乱。随着世界全球化的进展，一些突发公共卫生事件在空间上的波及范围越来越广。如2003年发生的SARS疫情、2009年的甲型H1N1流感、2014年的埃博拉和2020年的COVID-19疫情的传播，所造成的影响是广泛的、全球的。

无论是传染病疫情暴发、食品安全事件的发生，还是自然灾害、事故灾难和所有社会安全事件演变而来的突发公共卫生事件，都会给公众的生命和健康安全带来威胁，并引发一系列连锁危机。突发公共卫生事件的群体性和公共性往往会通过其造成的群体性危害、群体行为、群体事件、群体社会压力等方式表现出来，如劳企关系紧张，纠纷、冲突和职业伤害上升；破坏社会秩序，出现暴力犯罪行为。同时事件所引发的媒体和公众的聚焦，又会进一步将其推向政府和公众的议事日程，使之成为整个社会关注的重大公共问题。特别是在全球化的背景下，由于各种因素间的相互依赖、交织和互动效应的存在，突发公共卫生事件往往会借助于人类社会，即由各种关联机制引发多米诺骨牌效应，导致更为复杂的事件演变过程和后果。2019年开始在全球肆虐的COVID-19疫情严重威胁着人类的生命和健康，同时给疫情相关国家的政治、经济和社会秩序带来严重影响，这场需要全球携手合作才能战胜病毒的战役中，定会促使整个国际社会对现有全球突发公共卫生事件治理体系和机制进行深刻反思与完善。突发公共卫生事件影响和危害的广泛性和复杂性，使得事件发展和演变过程以及处置过程具有明显的群体性和公共性特征。

五、快速散播性和全球性

当今世界是一个复杂、充满不确定性、高度依存的社会系统，该社会系统具有聚集性、关联性和相互依存性等特征。突发公共卫生事件所具有的公共危机特性使其在现代高度信息化的社会中具备了极快的散播能力，主要体现在两个方面：首先是事件信息和影响的快速传播性；其次是传染病疫情本身的快速传播性。媒体在信息化时代发生的突发公共卫生事件中扮演着重要的角色。媒体声音的缺失以及媒体对危机事件的过度报道，在很大程度上影响和左右人们对危机事实的判断。再加上互联网以及全球网络的无缝连接，在一定程度上加剧突发事件诱导的心理危机的跨国、跨疆界的传播。

此外，目前日益现代化的海、陆、空立体交通网络也加剧了传染病在世界范围内快速传播的可能性。2019 年在全世界范围内暴发的 COVID-19 就是最好的佐证。在几个月的时间内，全球约 200 个国家受到影响，截止到 2020 年 8 月 10 日，造成超过 72.9 万人死亡，给全世界人民的生命财产健康和全球经济带来重创。在过去的几个世纪里，传染病在全球范围内的传播可能需要数十年甚至更长的时间，而现在，借助于大城市之间密集的航线，疫情的全球传播在较短时间就有可能实现。

六、常与责任性不强有直接关系

突发公共卫生事件的发生和发展进程经常变幻莫测。一般情况下，所有人员坚持原则、履行各自的职责，遵守相关的规定和法律，认真负责，不会轻易发生。但反之，如果松懈渎职、责任心不强、违反相关规定和法律，则可能导致其发生。面对在全世界范围内肆虐的 COVID-19 疫情，我国人民群众积极响应落实各级政府关于社会隔离的部署安排，除按各地不同要求，实行规定时间的居家隔离、在家办公学习等，还普遍严格执行跨地区旅行后的 14 天居家隔离政策，隔离期结束后仍减少一切不必要的外出，为斩断病毒传染链做出了重要贡献。

基于突发公共卫生事件的特点，尤其是面对全球肆虐的 COVID-19 疫情，社区网格员作为社区网格化管理和服务的具体执行者，直接面对面接触群众，是突发公共卫生事件防控的重要力量、关键节点和“社区共防”的联系纽带。社区网格员冲锋在抗击疫情的“第一线”，用心守护小网格，维护大家园，在维护社会稳定中发挥了不可替代的作用。因此，社区网格员的工作完成程度、工作态度、工作方法对疫情防控、社会治理至关重要。

第三章
突发公共卫生事件应急体系

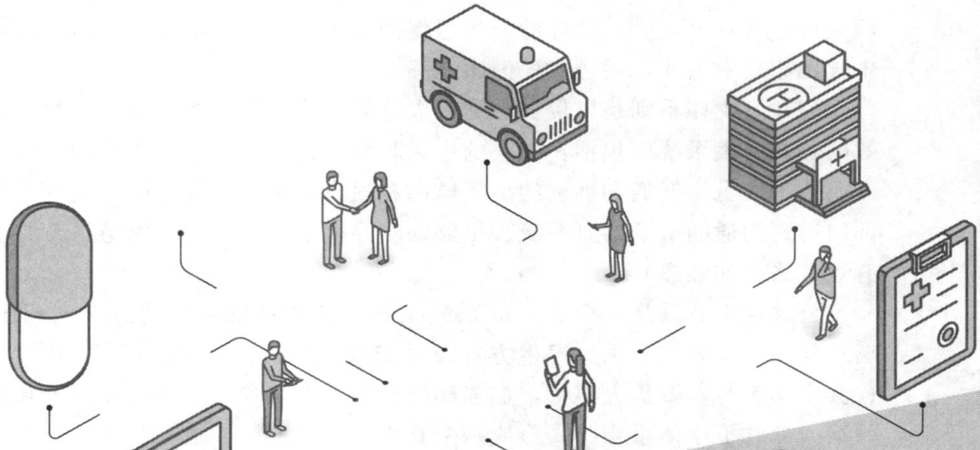

社区作为社会治理金字塔的底座，是应急管理的第一线、最前方，也是公共卫生第一道防线。只有构建起强大的公共卫生体系，健全卫生应急机制，全面提升防控和救治能力，织密防护网、筑牢筑实隔离墙，才能为维护人民健康提供有力保障。我国卫生应急体系历经发展，已构建了能有效应对一般突发公共卫生事件的体系，但基层社区卫生应急体系比较薄弱，面对重大新发传染病等事件，还需结合各地区特点加强建设。

第一节 我国公共卫生应急体系现状

面对不同时期、不同形势和任务，我国的公共卫生应急体系经历了不同的发展阶段，每个阶段都具有当时的时代特征。

一、公共卫生体系的内涵

公共卫生就是组织社会全体成员共同努力，改善环境卫生条件，预防控制传染病和其他疾病流行，培养良好卫生习惯和文明生活方式，提供医疗服务，达到预防疾病、保障人民身体健康的目的。因此，公共卫生建设需要政府、社会、团体和民众的广泛参与、共同努力。其中，政府主要通过制定相关法律、法规和政策，促进公共卫生事业发展；对社会、民众和医疗卫生机构公共卫生法律法规实施情况进行监督检查，维护公共卫生秩序；组织社会各界和广大民众共同应对突发公共卫生事件和传染病流行；教育民众养成良好的卫生习惯和健康文明的生活方式；培养高素质的公共卫生管理和技术人才，促进人民健康服务。

公共卫生体系则是以保护和增进人群健康为主要目的的全部要素的集合。一个有效的公共卫生系统应包括：强大的中央和地方行政机构和卫生机构、训练有素的卫生专业技术人员、畅通和准确的疾病监测和报告系统、现代化的实验室、能与政府其他部门迅速沟通的电子信息系统、足够的物品储备（如药品和疫苗）、预防疫情扩大的有效方法（如隔离）。

公共卫生体系是一个庞大的系统工程，其本身所具有的意义已超出了医学的范畴。新的医学模式、国家卫生方针及“健康中国 2030”都明确提出，卫生工作要求社会广泛参与，要搞大卫生，加强部门间的合作与参与，即将社区等基层单位相关部门纳入公共卫生体系当中，形成一个有机的整体。

二、关于公共卫生体系的构成

公共卫生体系常常被描述为具有不同作用、相互关联和相互作用的网络，是为整个社区公众健康服务的各种组织机构。公共卫生体系中的各部分应当能够各自独立行动，而当为了某一个健康目标需要共同努力时，才是作为一个体系运行。

美国医科院提出公共卫生体系包括六个部门：政府行政机构和公共卫生机构；医疗保健服务提供体系；企业和员工；媒体；社区；学术机构。社区被当作非常重要的构成部分被提出来。

在我国，专家提出公共卫生体系的组织和部门一般包括：①国家、省（区、市）和地方公共卫生机构；②卫生保健提供者；③公共安全组织，如警察、消防、医疗急救中心；④环境保护、劳动保护和食品安全机构；⑤教育、体育促进机构和组织；⑥娱乐和文艺组织：主要是为社区和在那里居住、工作和娱乐的人们提供物质和精神生活的环境；⑦民政组织、慈善组织、与健康有关的部门和组织、志愿者组织以及企业等。也有研究者认为，中国公共卫生体系建设的重点是预防和应对，该体系至少有6个子系统：①突发性公共卫生事件应急指挥中心；②公共卫生信息系统；③疾病预防保健网；④医疗救治网；⑤医药器械应急用品储备系统；⑥突发公共卫生事件危机监测和评价系统。

上海市公共卫生体系建设规划中提出公共卫生体系的主体框架包括：①应急控制系统；②信息系统；③预防控制系统；④医疗救治系统；⑤人才培养和科学研究系统；⑥卫生监督系统；⑦社会支持系统。

从以上对公共卫生体系的描述可以看出，多数界定实质上是从社会学角度对公共卫生体系进行描述，更加强调部门间的协作和社会参与。从这个方面说，公共卫生体系不仅仅是指卫生部门，更是疾病预防和控制机构及卫生监督机构，而通常人们所说的公共卫生体系是从医学角度而言的，小于社会学意义上的公共卫生体系。

三、我国公共卫生体系发展历程

（一）中华人民共和国成立初期，公共卫生防疫初见成效（1949—1959年）

在这个时期，党和政府积极采取有力措施应对疫病的流行。首先，在“预防为主”卫生工作方针指引下，卫生部成立中央防疫总队，在全国共组织了6000余名卫生工作者深入灾区、疫区。此外，全国还设立了多个黑热病防治所及寄生虫病防治所。1952年，第二届全国卫生会议提出“面向工农兵，预防为主，团结中西医，卫生工作与群众运动相结合”的卫生工作方针，要求发动群众、宣传群众，让群众自己起来同疾病和不卫生的习惯作斗争。1953年，以原卫生部召开第一届卫生防疫站工作会议为标志，全国各地自上而下地建起了省、市、县各级卫生防疫站和专业防治所、站，卫生防疫队伍初步成型。此后，以1959年消灭天花为标志，公共卫生防疫工作取得阶段性成效。

（二）三年灾害、“文革”时期，公共卫生治理受到严重冲击（1960—1977年）

1960—1962年三年自然灾害时期，受当时经济、政策环境影响，初步建立的公共卫生防疫体系经受了第一次挫折。“文革”时期又使得公共卫生防疫体系受到冲击。直到 1972 年，国务院及时发布《健全卫生防疫工作的通知》，使遭受破坏的公共卫生防疫体系逐渐开始恢复，这保证了 1976 年唐山大地震后无重大疫情发生，灾区卫生防疫工作取得显著成绩。

（三）改革开放初期，公共卫生治理体系全面恢复发展（1978—1996 年）

党的十一届三中全会以来，中国进入改革开放新时期，全国工作重点转移，公共卫生治理体系开始全面恢复。在此期间，国务院及各部委陆续颁布公共卫生相关的法规条例，其中，国务院颁布的《中华人民共和国急性传染病管理条例》明确，各级卫生防疫站对甲类（3 种）、乙类（22 种）急性传染病的预防、报告、处理等具有业务指导的责任和监督的权力；此后，卫生部等部委先后出台《全国卫生防疫站工作条例》《关于卫生防疫人员实行卫生防疫津贴的通知》《各级卫生防疫站组织编制规定》《关于加强县卫生防疫站工作的几点意见》，这些文件的贯彻实施，极大促进了卫生防疫工作的恢复与发展。1989 年，全国人大常委会颁布《中华人民共和国传染病防治法》，随着公共卫生领域各类法规相继公布实施，中国传染病管理和公共卫生监督工作进入一个崭新的时期。

（四）卫生体制改革初期（1997—2002 年）

1997 年，中共中央、国务院作出《关于卫生改革与发展的决定》，标志着中国卫生体制改革全面启动。2001 年，卫生部下发了《关于疾病预防控制体制改革的指导意见》，明确了各级疾病预防控制机构的职能与任务。同年，经国务院批准，国家整合中国预防医学科学院、卫生部工业卫生实验所、中国健康教育研究所、中国农村改水技术中心，组建成立中国疾病预防控制中心。自此，国家、省、地（市）、县四级疾病预防控制中心为主体的疾病预防控制体系初步形成。

（五）突发公共卫生事件下的应急管理建章建制期（2003 年至今）

2003 年“非典”疫情的暴发，对我国公共卫生体系是一次前所未有的考验。同年，以国务院常务会议审议通过《突发公共卫生事件应急条例》为标志，我国在公共卫生领域立法层面首次引入了应急管理的法律概念。2005 年 7 月，国务院召开全国应急管理工作会议，要求各级政府成立应急管理机构；2006 年，国务院应急管理办公室正式成立。2007 年 8 月，全国人大常委会通过《中华人民共和国突发事件应对法》，该法是我国积极主动地预防、及时有效地处置和最大限度地减少各类突发事件发生的重要立法，在突发事件的预防与应急准备、监测与预警、应急处置与救援、事后恢复与重建等方面进行了明确的规定，其中，突发公共卫生事件作为突发事件重要分类在该法中予以明确规定。2009 年，中共中央、国务院《关于深化医药卫生体制改革的意见》指出，深化医药卫生体制改革以来，公共卫生服务体系建设得到大力推进，公共卫生服务和突发事件卫生应急处置能力不断增强，公共卫生服务体系建设取得明显效果。

2013 年，国务院办公厅《关于印发突发事件应急预案管理办法的通知》，对预案应急响应是否分级、如何分级、如何界定分级响应措施等问题做出了明确规定。2016 年，国务院《关于印发“十三五”卫生与健康规划的通知》指出加强突发公共卫生事件尤其是突发急性传染病综合监测、快速检测、风险评估和及时预警能力建设，提升突发事件卫生应急监测预警水平、应对能力和指挥效力，突发公共卫生事件预警信息响应率达到 95%以上。2018 年两会期间，国务院出台改革开放以来第 8 次政府机构改革方案，首次设立应急管理部。

四、我国突发公共卫生事件应急管理体系现状

（一）我国突发公共卫生事件应急管理法律体系概况

我国突发公共卫生事件应急管理法律体系顶层设计上包含 5 部法律。其中，《基本医疗卫生与健康促进法》作为我国医疗卫生和健康领域的母法，为各细分领域提供法律基础与原则框架。该法首次以法律形式明确了国家建立基本医疗卫生制度，保护和实现公民获得基本医疗卫生服务的权利，规定国家建立健全突发事件卫生应急体系、传染病防控制度。《突发事件应对法》是我国第一部应对各类突发公共事件的综合性法律规范，被视为突发事件的基本法。该法将突发事件分为自然灾害、事故灾难、公共卫生事件和社会安全事件四类，并且按照社会危害程度、影响范围等因素，将自然灾害、事故灾难、公共卫生事件分为特别重大、重大、较大和一般四级（新冠疫情属于公共卫生事件中的特别重大级别）。在前述基础上，我国还有 3 部专门针对突发疫病应急的单行法律，即《传染病防治法》《国境卫生检疫法》《动物防疫法》。

在部门工作文件层面，主要为原卫生部和国家卫生与计划生育委员会颁布的相关工作规范。需要说明的是，在中央一级的突发公共卫生事件应急管理法律体系之下，各地结合实际情况均颁布了数量不等的相关管理办法与实施细则，作为落实法律法规的主要执行依据。

（二）我国突发公共卫生事件应急管理组织体系概况

在中国特色社会主义法制的大背景下，整个应急管理组织体系实质上只能由中共中央从宏观层面统一领导，并通过成立中央应对疫情工作领导小组这一临时性最高决策指挥机构的方式予以落实，该领导小组将分别从党、政、军三线对疫情防控进行全面部署。

具体而言，在党中央领导下，国务院、中央军委将分别由卫健委、军委后勤保障部牵头，成立政府、军队层面的协调平台，实行多部门间疫情联防联控工作机制。在此期间，不同协调平台、部门间将会分工协作，处理疫情防控、医疗救治、科研攻关、新闻宣传、外事联络、后勤保障等具体工作。

从管理体系来看，我国对于突发公共卫生事件应急管理属于垂直管理体系，分为“中央—省—市—县”四级，同时省级及以下行政主管部门实行同级人民政府与上一级主管部门双重领导。

第二节 我国突发公共卫生事件应急管理体系的发展

我国面对突发公共卫生事件的应急管理机制建设逐步优化完善，SARS 的应急管理经验为我国在应对新冠感染中精准施策奠定了坚实基础，逐步实现由分散协调、临时响应的应急管理模式向综合应急管理模式转变。

一、我国突发公共卫生事件法律保障优化

自 2003 年抗击“非典”至今，我国应对突发公共卫生事件相关法律制度不断健全，实现了从应急化、单一化向专业化、体系化转变。2003 年一季度我国抗击非典的法律援助体系较为单一，多为缺乏针对性和适应性的早期传统型法律条例。抗击非典后期，我国紧急颁布并实施了《突发公共卫生事件应急条例》，其关于应急启动机制、信息报告制度、物资调拨等方面的规定，标志着我国突发公共卫生事件应急管理迈入有法可依的新阶段。据不完全统计，截至 2003 年 5 月 28 日卫生部单独或联合发布紧急通知、决定、原则及办法等共计 49 例，全国 31 省（区、市）于 2003 年 8 月前纷纷颁布《突发公共卫生事件应急办法》。抗击 SARS 阻击战胜利后，国家聚焦于完善我国应对突发公共卫生事件的法律保障。2004 年修订并颁布实施了《中华人民共和国传染病防治法》，将传染病分类管理，并明确传染病的疫情上报、疫情防控及疫情监督等责任主体相关义务。此后还依次发布《国家突发公共卫生事件应急预案》等，以提高我国突发公共卫生事件应急能力，并于 2007 年 11 月 1 日实施了《中华人民共和国突发事件应对法》，将突发公共卫生事件划分为四个响应等级。2016 年国家卫生健康委员会首次提出兼顾卫生应急能力建设、传染病防治、紧急医学救援的“一体两翼”发展思路，并据此出台了“两个规划”和“指导意见”。相关制度的不断完善推动应急管理水平和事件处置能力的持续提升。

2020 年 1 月 20 日，国家卫生健康委员会将新冠感染归为乙类传染病，但采取更为严格的甲类防控措施。截至 2020 年 1 月 29 日全国 31 省（区、市）启动重大突发公共卫生事件一级响应，随后云南、山东等地依次发布关于依法惩治拒不履行疫情信息登记等通告。前期法律法规条例的制定与完善，为我国高效应对新冠感染危机奠定坚实基础。

二、我国突发公共卫生事件应急管理机构优化

我国应急管理机构实现由单项应对向综合协调，再到综合应急管理模式的转变，由被动应对向主动应对的转变，由应急救援向应急管理的转变。新中国成立初期，政府应急力量较为分散，处置各类突发事件的部门分类较多，应对综合性突发事件机构少、能力弱。改革开放后我国将多种灾害应对部门纳入应急指挥统一调度系统中，分散协调、临时响应。2003 年 SARS 暴发引起政府对国家应急管理工作的高度重视，国务院大力推进“一案三制”，并设置国务院应急管理办公室，各部门及各级政府下设应急管理领导机构和办事机构，形成了国家指挥统筹、分类管理、分级负责的应急管理体制格局。

2018 年，我国整合 13 个部门职能组建了全新的应急管理部，各省设应急管理厅，按照“边组建，边应急”的原则，统一指挥、反应灵敏、上下联动、平战结合、专常兼备的中国特色应急管理体制建成，并不断实现由单一灾种逐渐向全灾种应急管理转型优化。

三、我国突发公共卫生事件联防联控机制优化

对比我国联防联控机制发展趋势，抗击 SARS 多方联动的防控机制为我国 2020 年各省市有效防控及物资输送等环节有序运转提供了实践经验，并实现向迅捷化、精准化、有序化、具体化的提升。

2003 年 4 月 SARS 疫情攻坚战全面进入政府统一指挥阶段，全方位把控防治资源的调度与协调，地方政府相继成立防治非典指挥部统筹非典防控工作，并实行疫情首诊负责制和属地管理制，明确防治工作领导负责制。2003 年 5 月全国组成华北六省和南方五省联防联控队伍，以加强各省份间信息沟通，强化医疗资源共享，充分发挥联动效应。此后，我国联防联控机制在抗击甲流 H1N1、埃博拉病毒等战役中再添新功，我国已初步建立起社区、学校、企业和农村责任制“纵向到底、横向到边”的联防联控体系。

2020 年 1 月我国紧急成立了由政府统一指挥、国家卫生健康委员会牵头、32 个部门组成的应对新冠感染联防联控工作机制，召开多场联防联控机制新闻发布会，并做出制度性安排。实行医院分诊“两张网”以及 CDC、传染病医院和综合医院三位一体防控网络相结合，把好“入口关”和“出口关”，启动诸如取消大型公共活动、关闭娱乐场所、开启应急运输绿色通道、暂停使用空调系统、推动企业有序复产复工等近百条措施。与此同时，全国 190 支医疗队累计 23103 名医护人员支援湖北疫情防控，军队共派出 3 批次累计 4000 余名医护人员打好疫情攻坚战，并实行省-市对口医疗救助（数据截至 2020 年 2 月 13 日）。此外，各地积极采用公共场所扫码网格化管理，以提高追踪寻访工作的精确性和时效性，为抗击疫情提供数据支撑。

对照 2003 年国家联防联控机制，2020 年决策愈加迅速化、施策愈加精准化、措

施愈加具体化，省际、政府间、部门间联防联控工作不断向有序化演进，效率不断提高，联动效应和动员能力不断加强。

四、信息沟通及披露机制优化

2003～2007年，我国信息获取实现从零次信息向公开信息转变，信息沟通机制实现从非正式沟通向常态化信息报告制度转变。SARS疫情暴发初期谣言四起，人们无法从政府渠道获得真实权威的信息，58.2%的广州居民在官方信息披露前已从非正式渠道得知疫情相关信息。2003年4月20日国务院新闻办公室举行新闻发布会，并首次公布北京确诊病例及疑似病例数量，民众获取的疫情信息首次实现由未公开信息向公开披露信息的转变。此后中国卫生部实行疫情一日一报制度，自2003年4月初至6月24日，原卫生部连续举办了67次新闻发布会，是我国全面建立新闻发言人制度的重要标志。2008年5月1日我国颁布实施了《中华人民共和国政府信息公开条例》，以立法形式充分保障公民知情权和监督权，中国政府信息公开制度日益向公开化、透明化演进。

自新冠感染疫情以来，2020年1月20日全国确诊病例共291例，首次引起媒体高度关注，其关于新冠感染的相关报道累计9000余条。2020年1月27日广东省毒株分离成功，全国累计确诊病例4515例，当日各大互联网媒体报道的新闻中与关键词“新型冠状病毒”和“新型肺炎”（当时普遍使用的称谓，2022年12月26日，国家卫生健康委员会发布公告，将“新型冠状病毒肺炎”更名为“新型冠状病毒感染”）相关且被百度新闻频道收录的头条新闻累计9.5万余条并抵达顶峰。此后国家疫情信息发布机制愈加健全，除全国疫情一日一报制度外，非疫地区及时公布家庭住址及活动轨迹，各大网络平台针对当日流传于网络的疫情零次信息进行辟谣并每日汇总，减少了民众因信息不对称引起的恐慌，遏制了非正式渠道信息的传播。

在国际信息沟通机制方面，我国及时向世界卫生组织有关国家和地区通报疫情信息，并积极释放关于疫情防控的权威消息。此外，在接到有关国家相关病例的通报后，我国高度重视通过多边渠道与各方保持密切沟通，共同做好在华外籍病患救治和外籍人员疫情防控工作，并为确诊的外籍患者进行全额补贴，中国疫情应对处置工作获得世界卫生组织的充分肯定。

第三节 我国突发公共卫生事件应急管理体系的演化

在全球公共卫生风险加剧的背景下，我国始终将人民生命安全和身体健康置于首位，持续推进突发公共卫生事件应急管理体系的现代化转型。经过近年来的系统性改革与创新实践，我国已构建起覆盖预防、监测、处置、恢复全链条的应急管理体系，并在新冠感染疫情防控等重大实践中得到充分检验。

一、法律体系与制度框架的持续完善

我国突发公共卫生事件应急管理法律体系呈现“多层联动、动态优化”特征。2024 年修订的《中华人民共和国突发事件应对法》新增生物安全、数据安全等新兴领域的管理条款，明确规定应急响应中个人信息使用的法律边界，强化了基层政府的法定职责。配套出台的《突发公共卫生事件应急条例实施细则》细化 24 项操作规范，包括疫情信息发布流程、应急物资征用补偿标准等，有效解决了以往法律适用中的模糊地带。

在预案体系建设方面，2025 年发布了《国家突发事件总体预案》首次引入“情景—应对”模型，针对不明原因肺炎、新发传染病、生物恐怖袭击等 7 类高风险场景制定差异化处置方案。以长三角地区为例，区域联防联控预案明确建立三省一市应急物资 72 小时互济机制，在 2024 年应对 H7N9 禽流感疫情中实现 2.3 万件防护服跨省调配零延误。

二、组织架构与运行机制的优化升级

我国已形成“统一指挥、专常兼备、平战结合”的应急管理组织体系。在纵向架构上，国务院联防联控机制常态化运行，31 个省（自治区、直辖市）全部设立公共卫生应急指挥部，85％以上的地级市建立多部门联合指挥中心。在横向协同方面，卫生健康、交通运输、工信等部门建立“应急任务清单”制度，明确不同类型突发事件的跨部门协作流程。2024 年京津冀核辐射医学应急联合演练显示，跨部门指令响应时间较 2020 年平均缩短 58％。

基层能力建设取得显著突破。全国累计建成 4.2 万个标准化社区公共卫生应急服务站，配备 AED 除颤仪、应急通信设备等基础装备。深圳、成都等 21 个城市试点“网格化应急管理专员”制度，要求每 5000 名常住人口配备 1 名持证应急管理人员。在 2024 年登革热疫情防控中，广州市天河区社区专员实现疑似病例 2 小时内上报，较传统模式效率提升 3 倍。

三、监测预警与应急响应能力的提升

我国建成全球规模最大的传染病监测预警网络。国家传染病直报系统已覆盖 98.6％的医疗卫生机构，2024 年新增病原体宏基因组检测数据实时上传功能，使得不明原因肺炎病例的病原识别时间从 72 小时压缩至 8 小时。在空间监测领域，“天眼”公共卫生遥感监测系统整合 36 颗卫星数据，成功预警 2024 年南方洪涝灾害后的血吸虫病扩散趋势。

应急响应标准体系实现科学化重构。根据2025年发布的《国家突发事件总体应急预案》，响应级别分为四级，对小概率、高风险、超常规的极端事件要果断提级响应。例如，当某县区3日内出现5例聚集性不明原因发热病例时，自动触发橙色预警，立即启动定点医院20%应急床位储备。在数字化赋能方面，“应急指挥大脑”平台实现全国31个省会城市全覆盖，2024年西安市疫情防控中，该平台支撑完成1200万人口核酸筛查的48小时全流程模拟推演。

四、资源配置与支撑保障的强化

医疗救治体系建设迈上新台阶。全国布局建设58个国家级重大疫情救治基地，每家基地均配置至少3个负压手术室和200张可转换ICU床位。核酸检测能力达到每日1.8亿管，移动P3实验室数量较2021年增长4倍。在2024年应对新型布尼亚病毒疫情时，江苏省依托区域检测中心网络，实现6小时内完成200万人份样本检测。

物资储备模式实现创新突破。建立“国家—区域—城市”三级储备体系，在武汉、沈阳、成都布局3个区域性应急物资储备中心，战略物资储备量可满足千万人口城市30天需求。创新实施“产能储备”制度，与126家重点企业签订协议，确保防护服、呼吸机等关键物资能在7日内提升至平日的5倍产能。

五、现存挑战与发展瓶颈

我国突发公共卫生事件应急管理体系已从“被动应对”转向“主动防控”，在制度创新、科技赋能、资源整合等方面形成显著优势。尽管取得显著成效，我国公共卫生应急管理体系仍面临部门协同效能待提升、基层韧性存在短板、科技自主创新不足等多重挑战。面对新型病原体、气候变化、跨境传播等非传统安全挑战，需以总体国家安全观为引领，持续完善体制机制，强化科技支撑，夯实基层基础，为构建人类卫生健康共同体贡献中国智慧。未来五年，我国应急管理体系建设将进入“质量提升”关键期，通过法治化、智能化、国际化三维发力，必将建成更具韧性的公共卫生安全屏障。

第四节 我国突发公共卫生事件应急组织架构及工作职责

每个国家由于政治体制不同，面对的突发事件类型不同，且具有不同的应急组织架构及工作职责。根据实际情况，我国在应对不同突发公共卫生事件中进行了体制机制改革，形成了具有鲜明特色的应急组织架构。

一、突发公共卫生事件应急指挥机构

在国务院统一领导下，卫健委负责组织、协调全国突发公共卫生事件应急处理工作，并根据突发公共卫生事件应急处理工作的实际需要，向国务院提出成立全国突发公共卫生事件应急指挥部的建议。

地方各级人民政府卫生行政部门，要在本级人民政府统一领导下，负责组织、协调本行政区域内突发公共卫生事件应急处理工作，并根据突发公共卫生事件应急处理工作的实际需要，向本级人民政府提出成立地方突发公共卫生事件应急指挥部的建议。

国务院和地方各级人民政府根据本级人民政府卫生行政部门的建议和实际工作需要，决定是否成立国家和地方应急指挥部。国家层面实行“双线指挥”机制：国务院联防联控机制常态化运行。新设立的国家疾病预防控制局（2021 年）负责传染病监测预警与应急处置核心职能。

地方各级人民政府及有关部门和单位要按照属地管理的原则，切实做好本行政区域内突发公共卫生事件应急处理工作。推行“四级专员制”：省级设首席公共卫生应急官，市、县、乡三级配备专职应急协调员。建立长三角、粤港澳等六大区域联防联控平台，实现跨省应急资源统筹调度。

二、突发公共卫生事件应急指挥部的组成和职责

国务院负责对特别重大突发公共卫生事件的统一领导、统一指挥，作出处理突发公共卫生事件的重大决策。特别重大突发公共卫生事件应急指挥部成员单位根据突发公共卫生事件的性质和应急处理的需要确定，主要有卫健委（全国爱卫会）、应急管理部、中宣部、新闻办、外交部、发展改革委、教育部、科技部、公安部、民政部、财政部、劳动保障部、铁道部、交通部、信息产业部、农业部、商务部、质检总局、环保总局、中国民航局、林业局、食品药品监管局、旅游局、红十字会总会、全国总工会、军队卫生部门等。

省级突发公共卫生事件应急指挥部由省级人民政府有关部门组成，实行属地管理的原则，省级人民政府统一负责对本行政区域内突发公共卫生事件应急处理的协调和指挥，作出处理本行政区域内突发公共卫生事件的决策，决定要采取的措施。

卫生部门（全国爱卫会）负责组织制定突发公共卫生事件防治技术方案；统一组织实施应急医疗救治工作和各项预防控制措施，并进行检查、督导；根据预防控制工作需要，依法提出隔离、封锁有关地区，将有关疾病列入法定管理传染病等建议；制定突发公共卫生事件信息发布标准，授权对外及时发布突发公共卫生事件信息；负责组织全社会开展爱国卫生运动。

三、其他突发公共事件应急工作的主要负责部门

国务院有关部门依据有关法律、行政法规和各自的职责，负责相关类别突发公共事件的应急管理工作。地方各级人民政府是本行政区域突发公共事件应急管理工作的行政领导机构，负责本行政区域各类突发公共事件的应对工作。各级人民政府或突发公共事件应急指挥机构统一领导、指挥各类突发公共事件的应急处置，根据行政管理职能的不同，各类突发公共事件的应急处置均有主要的负责部门。例如：核和放射事故由环境保护行政部门负责，主要参与部门包括卫生行政部门、公安部门等；职业危害事故由安全生产监督管理部门负责；地震由地震局负责；重大铁路交通事故、水路和公路交通事故，分别由铁道部门和交通部门负责；动物疫病由农业部门负责；恐怖事件由公安部门负责。

四、其他突发公共事件医疗卫生救援应急组织机构

各级卫生行政部门要在同级人民政府或突发公共事件应急指挥机构的统一领导、指挥下，与有关部门密切配合、协调一致，共同应对突发公共事件，做好突发公共事件的应急医疗卫生救援工作。

医疗卫生救援应急组织机构包括：各级卫生行政部门成立的医疗卫生救援领导小组、专案组和医疗卫生救援机构［指各级各类医疗卫生机构，包括医疗急救中心(站)、综合医院、专科医院、化学中毒和核辐射事故专业医疗救治机构、疾病预防控制机构和卫生监督机构］、现场医疗卫生救援指挥部。

五、卫生行政部门在卫生应急工作中的职责

① 组织医疗机构、疾病预防控制机构和卫生监督机构开展突发公共卫生事件的调查与处理和其他突发公共事件的应急医疗卫生救援工作。

② 组织突发公共卫生事件专家咨询委员会对突发公共卫生事件进行评估，提出启动突发公共卫生事件应急处理的级别。

③ 应急控制措施　根据需要组织开展应急疫苗接种、预防服药。

④ 督导检查　国务院卫生行政部门组织对全国或重点地区的突发公共卫生事件应急处理工作进行督导和检查。省、市（地）级以及县级卫生行政部门负责对本行政区域内的应急处理工作进行督察和指导。

⑤ 发布信息　国务院卫生行政部门或经授权的省、自治区、直辖市人民政府卫生行政部门及时向社会发布突发公共卫生事件的信息或公告。国务院卫生行政部门及时向国务院各有关部门和各省、自治区、直辖市卫生行政部门以及军队有关部门通报突发公共卫生事件情况。对涉及跨境的疫情线索，由国务院卫生行政部门向有关国家

和地区通报情况。

⑥ 制定技术标准和规范　国务院卫生行政部门对新发现的传染病、不明原因的群体性疾病、重大中毒事件，组织力量制定技术标准和规定，及时组织全国培训。地方各级卫生行政部门开展相应的培训工作。

⑦ 普及卫生知识　针对事件性质，有针对性地开展卫生知识宣教，提高公众健康意识和自我防护能力，消除公众心理障碍，开展心理危机干预工作。

⑧ 进行事件评估　组织专家对突发公共卫生事件的处理情况进行综合评估，包括事件概况、现场调查处理概况、病人救治情况、所采取的措施、效果评价等。

六、卫生应急日常管理机构

国务院卫生行政部门设立卫生应急办公室（突发公共卫生事件应急指挥中心），负责全国突发公共卫生事件应急处理的日常管理工作。

各省、自治区、直辖市人民政府卫生行政部门及军队、武警系统要参照国务院卫生行政部门突发公共卫生事件日常管理机构的设置及职责，结合各自实际情况，指定突发公共卫生事件的日常管理机构，负责本行政区域或本系统内突发公共卫生事件应急的协调、管理工作。

各市（地）级、县级卫生行政部门要指定机构负责本行政区域内突发公共卫生事件应急的日常管理工作。

七、卫生应急日常管理机构的主要职能

不同层级的卫生应急日常管理机构，根据其承担的任务，其职能有所不同，主要如下：

① 依法组织协调有关突发公共卫生事件应急处理工作；

② 负责突发公共卫生事件应急处理相关法律法规的起草、修订和实施工作；

③ 按照同级政府的要求，组织拟订有关突发公共卫生事件应急处理的方针、政策和措施；

④ 组织制定/修订重大传染病疫情、群体性不明原因疾病、重大食物和职业中毒以及其他严重影响公众健康的突发公共卫生事件的应急预案，报同级政府批准，并按照规定向社会公布；

⑤ 组织和指导突发公共卫生事件应急预案的培训和实施；

⑥ 建立并完善突发公共卫生事件监测和预警系统，组织指导各级各类医疗卫生机构开展突发公共卫生事件的监测，并及时分析，做出预警；

⑦ 组织公共卫生和医疗救助专业人员进行有关突发公共卫生事件应急知识和处理技术的培训，组织和指导医疗机构、疾病预防控制机构和卫生监督机构开展突发公共卫生事件应急演练；

⑧ 提出卫生应急物资储备目录，与有关部门协调建立卫生应急物资储备的管理

制度；

⑨ 承办救灾、反恐、中毒、放射事故等重大安全事件中涉及公共卫生问题的组织协调工作，组织开展突发重大人员伤亡事件的紧急医疗救护工作。

八、突发公共卫生事件专家咨询委员会的主要职能

专家咨询委员会由临床医学、预防医学、卫生管理、卫生经济、城市灾害管理、社会学、法学等相关领域的专家组成，其主要职能如下：

① 对突发公共卫生事件应急准备提出咨询建议；

② 对突发公共卫生事件相应的级别以及采取的重要措施提出咨询建议；

③ 对突发公共卫生事件及其趋势进行评估和预测；

④ 对突发公共卫生事件应急反应的终止、后期评估提出咨询意见；

⑤ 参与制定、修订和评估突发公共卫生事件应急预案和技术方案；

⑥ 参与突发公共卫生事件应急处理专业技术人员的技术指导和培训；

⑦ 指导对社会公众开展突发公共卫生事件应急知识的教育和应急技能的培训；

⑧ 承担突发公共卫生事件应急指挥机构和日常管理机构交办的其他工作。

市（地）级和县级卫生行政部门可根据本行政区域内突发公共卫生事件应急工作需要，组建突发公共卫生事件应急处理专家咨询委员会。

九、应急处理专业机构的职能

各级各类医疗卫生机构是突发公共卫生事件应急处理的专业技术机构，要结合本单位职责开展专业技术人员处理突发公共卫生事件能力培训，提高快速应对能力和技术水平。发生突发事件后，医疗卫生机构要服从卫生行政部门的统一指挥和安排，开展应急处理工作。

（一）疾病预防控制局

国家疾控局作为国家公共卫生体系核心机构，主要承担传染病与慢性病综合防控、突发公共卫生事件应急管理、健康风险监测预警等职责，具体包括：统筹制定国家公共卫生技术方案，运行传染病网络直报系统实现疫情实时监测；牵头重大疫情（如跨省传播的新发传染病）Ⅰ级响应处置，建立医疗物资、检测能力、专家团队三级应急储备体系；推动疾病预测模型研发及消毒产品技术评审，组织实施公共卫生专业教育及基层能力培训；协调卫健、应急等多部门构建“平急结合”协作机制，履行《国际卫生条例》参与全球疫情防控；完善《传染病防治法》配套细则，强化疾控职责法治化建设，对瞒报疫情等行为实施失信联合惩戒，形成覆盖预防、处置、保障、创新的全链条公共卫生治理体系。

（二）疾病预防控制机构

疾病预防控制机构是实施政府卫生防病职能的专业机构，是在政府卫生行政部门领导下，组织实施卫生防病工作的技术保障部门。在预防和处置突发公共卫生事件中，依照法律法规的规定，主要负责突发公共卫生事件信息报告，现场流行病学调查处理（包括对有关人员采取观察和隔离措施，采集病人和环境标本，环境和物品的卫生学处理等），开展病因现场快速检测和实验室检测，加强疾病和健康监测，履行公共卫生技术服务职责。

1. 突发公共卫生事件信息报告

国、省、市（地）、县级疾病预防控制机构做好突发事件的信息收集、报告与分析工作。按照属地化管理原则，地方疾病预防控制机构负责对行政辖区内的突发事件进行监测、信息报告与管理；设置专门的举报、咨询热线电话，接受突发事件的报告、咨询和监督；健全和完善应急报告网络和制度。

2. 现场流行病学调查处理

疾病预防控制机构负责突发事件的现场流行病学调查。专业人员到达现场后，须尽快制定流行病学调查计划和方案，对突发公共卫生事件的发生原因、受累人群的发病情况、分布特点进行调查分析，提出并实施有针对性的现场预防控制措施。

3. 现场和实验室检测

开展病因现场快速检测和实验室检测。按有关技术规格采集适量的病人和环境标本，送实验室检测，查找致病原因。

4. 医学观察

各级疾病预防控制机构应当根据突发公共卫生事件应急处理的需要，提出对重点受累人群采取医学观察等预防控制措施的意见或建议。

5. 公共卫生信息网建设与维护

按照突发公共卫生事件监测和预警系统设置的要求，配置必需的设施和设备，建立和完善信息的报告、存储、分析、利用和反馈系统；确保日常监测和预警工作的正常运行。

6. 科研与国际交流

开展与突发公共卫生事件相关的诊断试剂、疫苗、消毒方法、医疗卫生防护用品等方面的研究。开展国际合作，加快病源查寻和病因诊断。

7. 技术标准和规范制定

协助卫生行政部门制定新发现的突发传染病、不明原因的群体性疾病、重大中毒事件的技术标准和规范。

8. 应急预案

参与起草制定重大传染病疫情、群体性不明原因疾病、重大食物和职业中毒以及其他严重影响公众健康的突发事件的应急预案。

9. 技术和业务培训

中国疾病预防控制机构具体负责全国省级疾病预防控制机构突发事件应急处理专

业技术人员的应急培训；各省级疾病预防控制机构负责县级及以上疾病预防控制机构专业技术人员的培训工作，同时对辖区内医院和下级疾病预防控制机构疫情报告和信息网络管理工作进行技术指导。

10. 报告管理和检查指导

对重点涉外机构或单位发生的疫情，由省级以上疾病预防控制机构进行报告管理和检查指导。

（三）卫生监督机构

卫生监督机构是卫生行政部门执行公共卫生法律法规的机构，在预防和处置突发事件中，依照法律法规的规定，协助地方卫生行政部门对事件发生地区的食品卫生、环境卫生以及医疗卫生机构的疫情报告、医疗救治、传染病防治等进行卫生监督和执法稽查，履行公共卫生监督职责。

① 依据《突发公共卫生事件应急条例》和有关法律法规，协助卫生行政部门调查处理突发事件应急工作中的违法行为；

② 在卫生行政部门的领导下，开展对医疗机构、疾病预防控制机构突发事件应急处理各项措施落实情况的督导、检查；

③ 依照法律、行政法规的规定，做好公共卫生监督管理工作，防止突发事件的发生；

④ 建立完善的卫生监督统计报告及其管理系统，规划收集各级疾病预防控制机构、医疗机构和管理机构相对应的各类监督监测、卫生检测、疾病报告等原始资料，用现代化手段整理分析，形成反馈信息，为政府和卫生行政部门提供准确的信息；

⑤ 各级卫生监督机构应当结合辖区内的实际情况，制定相应的应急处理预案，并适时组织演练，不断补充完善；

⑥ 各级卫生监督机构根据所承担的任务，制定培训计划并组织实施，并大力推广有效控制危害的新方法和新技术；

⑦ 按照突发事件监测和预警系统设置的职责，配置和完善相应的设施、设备，确保日常监测和预警工作的正常运行。

（四）医疗救援机构

医疗救援机构主要负责病人的现场抢救、运送、诊断、治疗，医院内感染控制，检测样本采集，配合进行病人的流行病学调查。

1. 各级各类医疗机构

① 承担国内突发公共卫生事件和传染病疫情监测报告任务　建立突发事件和传染病疫情监测报告制度，指定专门的部门和人员，负责报告信息的收发、核对和登记，加强对监测报告工作的监督和管理。执行首诊负责制，突发事件发生时，按照规定时限，以最快通信方式向事件发生地疾病预防控制机构进行报告；铁路、交通、民航、厂（场）矿和军队所属的医疗卫生机构发现突发事件和传染病疫情，应按属地管

理原则向所在地疾病预防控制机构报告；配备必要的设备，保证突发事件网络直接报告的需要。

② 对因突发事件致病的人员提供医疗救护和现场救援 开展病人接诊、收治和转运工作，实行重症和普通病人分别管理，对疑似病人及时排除或确诊。重大中毒事件，按照现场救援、病人转运、后续治疗相结合的原则进行。

③ 协助疾病预防控制机构人员开展标本的采集、流行病学调查工作 做好医院内现场控制、消毒隔离、个人防护、医疗垃圾和污水处理工作。消毒处理在传染病院内死亡的传染病人尸体，并负责立即送往指定地点火化，防止院内交叉感染和污染。

④ 对群体性不明原因疾病和新发传染病做好病例分析与总结，积累诊断治疗的经验。

⑤ 开展科研与国际交流 开展与突发事件相关的诊断试剂、药品、防护用品等方面的研究；开展国际合作，加快病源查寻和病因诊断。

2. 医疗救援中心（机构）

按照突发事件应急预案制定医疗救治方案。配备相应的医疗救治药物、技术、设备和人员，在突发事件发生后，服从统一指挥和调度，保证因突发事件致病、致伤人员的现场救治、及时转运和有效治疗。

3. 中毒医学救援中心（机构）

① 在卫生行政部门的领导下，负责组织制定中毒预防、控制和救援预案，并制定相应的实施方案及有关工作计划。

② 汇集整理毒物毒性资料、解毒药品备置信息以及临床资料，建立中毒事故卫生救护与中毒控制的信息交流网络，为突发事件处置提供信息支持。

③ 开展中毒事件的现场流行病学调查，组织鉴定毒物性质和危害程度，为救治和事故处理提供科学依据。

④ 负责中毒事件的现场医学救援，制定医学救援方案。

⑤ 组织专业人员培训和应急救援演练。

⑥ 开展预评价和中毒预防知识的宣传普及等活动，探索在工厂预防职业中毒、社区预防生活性中毒等干预模式，减少中毒事件的发生。

4. 核和放射事件医学救援中心（机构）

① 负责组织制定核和放射事件医学应急救援方案；做好相应事件的医学应急救援准备和响应工作。

② 负责有关信息的收集、整理、分析、储存和交流，建立相关数据库。

③ 指导和必要时参与核事故现场的放射性污染监测；参与放射事故受照人员的医学处理和长期医学观察。

④ 开展核事故应急卫生防护与医疗救援方法、技术的研究；指导抗放射性药物的贮存与使用。

⑤ 负责实施各级核和放射事件医学应急机构技术骨干培训和演习。

⑥ 参加制定核事故时保护公众的剂量干预水平和导出干预水平导则，协助核设施所在地卫生行政部门实施核事故卫生防护措施。

5. 其他医疗卫生机构

社区卫生服务中心、乡镇卫生院、私营医院、诊所等其他医疗卫生机构，在突发事件应急处置中，应当协助开展社区内受累人员的登记、个案调查、医学观察、访视和管理等工作。

第五节 我国社区卫生应急处理体系

一、社区卫生应急体系存在的问题

（一）基层社区人员少、力量有限，缺乏防疫专业指导

虽然基层社区要发挥管理功能、服务功能、保障功能、教育功能和安全稳定功能，但是专职工作人员比较少，在日常工作中基本上处于满负荷状态。而且由于编制、待遇的约束，不能按照公务员的标准招录，在学历方面要求不高。倘若遇到突发公共卫生事件，负责应急管理的行政机关临时派驻社区的人员一般不具备专业防疫知识，特别是传染病防控方面更加缺乏。由于时间紧迫，参与防控一线的社区人员上岗之前没有经过专业培训，不了解操作要求。即使采取一级响应，在人力资源配置方面还存在不足。

（二）基层社区可支配公共资源有限，即使及时响应，实施条件也不足

基层社区居委会与小区物业管理公司是独立部门，在安全保障方面职能交叉，目标不完全一致。基层社区在突发传染病一级响应中主要依靠政府派出机构街道办事处支持完成任务，本身没有能力迅速取得一定数量的防控用具、消毒用品等保障性物资，也缺乏交通工具，无专用资金也没有独立的采购权利。即使防控物资供应缓解以后，防护用具配备也处于估算状态，经常得不到保障。

（三）接受督导检查多，结合实际执行措施少

从一级响应之后，不同层级的机构要求社区填写各种统计表格，其中大部分是重复的，而且由于延迟或者疏漏，难以保证客观及时。上级部门往往以这些内容作为考核标准不定期检查督导，社区没有制定规程的能力，真正落在疫情防控工作实际的措施和指导比较少。在执行中发现一些决定呈现政出多门、变化性大，在防控措施的落地、落实、落细方面研究不够。

（四）与其他部门信息沟通不畅，各自为战，不规范统一

近几年尽管各个地方的大数据管理方面投资巨大、效果明显，但是在疫情防控期

间，特别是城市居民小区管控封闭以后，各级检查站与当地指挥中心、医疗单位以及交通运输部门、通信服务机构等信息沟通不及时，缺乏一个信息实时共享的平台，遇到情况往往束手无策，耽误了时间；各方面采取管控方法也是各式各样，甚至画地为牢，只考虑局部利益。

（五）社区掌握的基础性数据不够翔实，管理能力不足，存在盲点

一直倡导基层社区要实现网格化管理，分工负责、分块负责，但是一般社区居住人员的基本情况无法收集到详细数据，社区与物业之间的数据不一致，而且双方的数据都不够完整。最终导致即使是一线城市的社区，也不得不采取入户调查的方式排查统计，效率低下，风险很大。基层数据不准，防控措施也不可能到位，凸显出日常管理存在疏漏。

（六）遇到具体问题复杂多样，决策处理能力不强

在同一个区域条件类似的社区有的封闭、有的不封闭，通行登记检查效率低下，有特殊情况出行困难，封闭以后基本生活保障不足，复岗复工复产排查核对没有程序，居家隔离保障与防控不匹配等等，类似具体问题很多。基层社区请示答复不够及时明确，经常引起社区居民的误解，甚至出现争执，反映出社区的决策处理能力不足，其中原因是复杂的。

二、社区突发公共卫生事件应急处理的基本原则

在发生突发公共卫生事件时，社区要按照事发地的区（县）级、市（地）级、省级人民政府及有关部门的分级响应的原则，做出相应级别应急反应。同时，要遵循突发公共卫生事件发生发展的客观规律，结合实际情况和预防控制工作的需要，及时调整预警和反应级别，以有效控制事件，减少危害和影响。具体来说，主要有以下几个原则。

（一）预防第一

鉴于突发事件的常态性，要想永远避免它的冲击是不可能的。应急管理关键在于预防，要树立危机意识。突发公共卫生事件是可以预防的，无论是人为原因引起的突发事件，还是自然原因引起的突发事件，必须坚持“预防第一”原则，将可能发生的突发事件扼杀于萌芽状态，将无法控制的突发事件的损失减轻到最低限度。

（二）公平性原则

公平性原则指每个公民在需要的时候，都能够获得相应的卫生保健服务。公共卫生属于公共物品，具有外部效应性，公平性原则就显得更加重要。任何弱势群体在卫生保

健上被忽略，意味着公共卫生网络的漏洞，对全社会存在疾病威胁，所以，社区必须积极发挥职能，保障公平。公平性原则主要体现为卫生应急服务的可及性和可支付性。卫生应急服务可及性主要涉及卫生资源的合理配置和卫生服务提供的公平性问题。卫生应急服务的可支付性涉及的是卫生筹资的公平性问题。

（三）效率性原则

突发公共卫生事件发生后，往往会波及比较大的社会范围，容易造成秩序混乱、协调困难，这要求社区救助必须讲究效率性原则，组织精干高效救援队伍实现有效救助。效率性原则，就是要在资源有限的条件下，通过资源的合理配置和有效利用尽可能提高社区资源的使用效率，更好地满足群众对卫生应急服务的需要。

（四）时间性原则

突发公共卫生事件通常都具有突发性、意外性和危害性，危机过程发展变化迅速，由于信息不畅或不全面，其发展与后果往往带有不确定性，难以预料。因此危机事件一旦发生，时间因素最为关键，社区必须立即到事发现场采取一系列紧急处置手段，及时控制事态发展，而且越快越好。应对突发事件初始阶段的应急措施，如果能够做到及时准确，群众心理、社会秩序得到维持，就为争取整个突发事件处理工作的顺利完成奠定了基础。社区应当争取适当的时机，“快刀斩乱麻”，争取在最短的时间内控制局势发展。如果社区在突发公共卫生事件面前反应迟钝，容易失去对事件的控制，造成被动局面。在事件的事前、事中和事后阶段，时间性原则都非常重要，应急准备、决策、执行和恢复都要求行动快捷，快速高效。

（五）以人为本原则

突发公共卫生事件给人带来生命、财产等各方面的危害，在突发事件的应对中，我们必须注重以人为本原则，必须以确保受害和受灾人员的安全为基本前提，最大限度地保护挽救多数人的生命安全，同时，还应该最大限度地保护参与处置突发事件的应急人员的生命安全。当然，在保证人员生命安全的基础上，还应该尽力保障国家和人民群众的财产安全。

（六）协同性原则

突发公共卫生事件给社会带来较大的影响，通常会涉及多个领域，政府在应对时需要动用多个部门和多方面人员的合作，除卫生领域机构外，还包括交通、通信、警察、消防、信息食品、公共设施、物资支持和军队等和政府其他部门的人员，因此，危机应对中协同运作尤为重要。突发公共卫生事件的不可回避性及突发事件应急管理的紧迫性，要求政府在事件发生后，不同职能管理部门之间实现协同运作，明晰政府职能部门与机构的相关职能，优化整合各种社会资源，发挥整体功效，最大限度地减少事故损失。

（七）科学性原则

科学性原则指在突发公共卫生事件应急管理过程中要成立卫生领域专家组，要多征求专家组的意见，一定要注意科学性、技术性，切忌盲目性，必须由专业人员，根据所编制的应急预案，按照确定的、有条不紊的程序进行处置，及时化解突发事件或者最大限度地减轻危害。

（八）分级管理原则

分级管理原则有两层含义：一是对突发事件本身的分级管理，即按照突发公共卫生事件的损害程度不同分为不同等级；二是按照行政管理等级进行划分，有中央和地方政府不同层次的管理。

按照突发公共卫生事件的损害程度不同，可以分为一般、较大、重大和特大四级。根据不同的等级进行应急管理，对不同的等级制定相应的应对机制。

按照政府行政管理等级，可将突发公共卫生事件划分为中央政府应急管理和各级地方政府应急管理。一般而言，突发公共卫生事件总是在地方发生，从局部开始蔓延，所以按照时间的先后顺序，先由地方政府应急管理，后由中央政府应急管理；先由层次比较低的地方政府危机管理，后由层次比较高的中央政府应急管理。当然，这里有一个前提，那就是前者无法处理，需要后者支援。

三、完善基层社区在突发公共卫生事件中应急处理的建议

（一）健全基层社区突发公共事件应急处理机制，制定社区突发公共卫生事件应急管理办法

要建立突发公共卫生事件应急处理机制，明确社区在突发公共卫生事件中应急处理的措施。通过建章立制把依法防疫贯彻到重大疫情的预防、应急响应、联防联控、群防群治等基础环节，明确组织机构、职责分工、处理流程、分类措施、责任要求、日常培训、善后处理、事后评估等内容。要注意根据突发公共卫生事件的具体情况，听取防疫专家的意见，对处理流程、分类措施、责任要求予以技术性调整，特别是遇到突发新型传染病的时候，不能过于教条死板。同时，按照依法防控的要求，对于实施强制性、禁止性、限制性的防控措施要严格程序，事前事中事后都要评估，尽可能审慎做出，社区不得单独实施。要保障生产生活秩序相对正常，减少损失。另外，必须贯彻以民为本的主旨，依照行政行为的比例原则，综合施策，系统推进，尽最大努力保障居民的基本生活需求。此外，采取非常规措施过程中应当加大宣传力度，说明原因和必要性。最后，因为情况紧急需要征用个人财产或者公开个人信息的，要按照相关法律规定，避免出现因为操作不当产生的侵权损害。

（二）完善社区居民以及其他情况的收集统计大数据系统

信息的收集、更新、分享是一个技术问题，同时也是一个法律问题。现代化的管理不仅需要基础性数据，而且要尽可能反映实时变化状况。社区在客观上无法收集较全面的内部情况，根本原因在于能够取得数据的职能部门之间没有实现信息共享。疫情防控如同一场战争，不掌握基础性的资料，就不能做出正确的分析判断。要努力做到一旦出现突发情况就及时上报相关数据，为分析研判决策奠定基础，做到心中有数。要从日常管理入手，通过与派出所、住建登记机关、物业公司等部门协调，在办事流程中尽可能利用互联网技术收集居民个人数据，同时必须注意个人信息的合法使用，避免泄露出现不良后果。另外，要充分利用天网、地网和小区物业监控设备收集人员活动、车辆行驶等资料，对比封闭前后的流量变化，评估封闭管控的效果。

（三）围绕长远规划准备，贴近目标效果确定功能定位

为了应对可能出现的重大疫情，不同社区要分类施策，规划紧急状态下的封闭管控区，在社区内部考虑建立由内部居民经营的食品蔬菜销售点、餐饮服务社、消毒间（快递以及其他物品）以及其他设施，完善功能，满足居民在封闭状态下的基本生活需要。推广 GPS 个人信息手环，及时掌握重点人员的身体、行踪信息。倡导广大居民建立微信群、云视频等联系方式，保障在紧急防控期间及时向居民发布信息。另外，要根据各地实际情况，把几个社区集中地域企事业单位闲置的办公楼、宿舍、厂房等建筑物，改造成为避难安置场所，平时作为青年旅馆、平价旅馆或者短期培训学校进行经营，特殊时期征用。实现集中隔离的规范化，降低居家隔离的风险。

（四）建立集中统一的应急指挥系统，健全组织、保障供给，提高执行力

没有组织就没有战斗力，疫情防控必须统一指挥、集中力量、整合资源、协同并进。在紧急状态下，地方党委政府要敢于突破常规，以应急指挥部为核心，统一组织、统一筹划、统一指挥，减少中间环节，节省时间。各个社区都成为一块阵地，要迅速建立组织、整合力量、分组分工。要让抽调人员暂时脱离原单位的工作，相对独立固定，建立考核考勤制度，一心一意投入战斗。具体任务要点到点、人到人，以地域为单位、以社区为单元安排部署。在防疫物资的保障上向一线倾斜，尽可能保证从事检测登记入户排查等暴露接触比较多的人员有相应的防护装备。并且根据完成具体任务需要配备人员数量统计评估次消耗量或者日消耗量，以此作为物资采购、供给的参考依据。行政层级越复杂，环节越多，执行越滞后。因此派驻社区的党员领导干部必须投入一线、靠前指挥，甚至带头冲锋，决不能推脱等靠、犹豫不前。

（五）加强疫情防控人员的学习培训，提高规范化操作能力

从广义角度讲，学习培训既包括社区工作人员，也包含派驻人员；既涵盖医疗防控知识，也涉及管理常识，其中科学系统管理方面尤为重要。以社区封闭为例，首先

要明确目标，即减少人员流动；其次，从方便居民的角度决策，把入户调查、发放限行通行证、出入检测登记结合起来，实现高效、便捷、可控；再次，针对可能出现的特殊情况，例如紧急事件、特岗和复工复产人员分类制定措施，分别排查、核查处理；另外要提前制定居家隔离人员管控、生活供给和垃圾处理的规程，由专人负责；还要有定期发布居民购物及其他生活信息的配套措施。管控措施方法相互衔接、环环相扣、步步为营，要充分体现系统性、规范性、可操作性的特点。在掌握数据的基础上认真分析研判，科学决策，防患于未然，做到心中有底，更要心中有民。

（六）注重自我防护，开展心理疏导与善后处置，实现持续跟进

疫情防控期间，社区居委会或者服务中心将成为解决居民实际问题的核心部门，无论日常办公，还是参加检查、入户调查，每天都需要接触一定量外界人员。因此在防疫的同时必须建立内部检测点，开展检查、消毒和防护，保证工作人员和居民的安全。社区工作人员长期一线超负荷工作，任务繁杂，可能会觉得心理压力大、焦灼不安、恐慌恐惧，甚至感觉头痛、发热、乏力、焦躁。出现这种情况应该立即安排心理咨询辅导，及时减压减负，安排轮岗轮休。同时，也应该安排心理医生对于封闭以后的特殊人群采取心理干预。社区疫情联防联控越是接近尾声，工作人员越是疲惫，应该采取措施保存实力、保障休息、鼓舞信心、疏解压力。疫情防控结束以后，街道办事处应该对社区工作组织总结评估，积累经验、查找不足，帮助处理遗留问题，尽快恢复正常的生活秩序。

第四章

突发公共卫生事件社区网格员工作流程

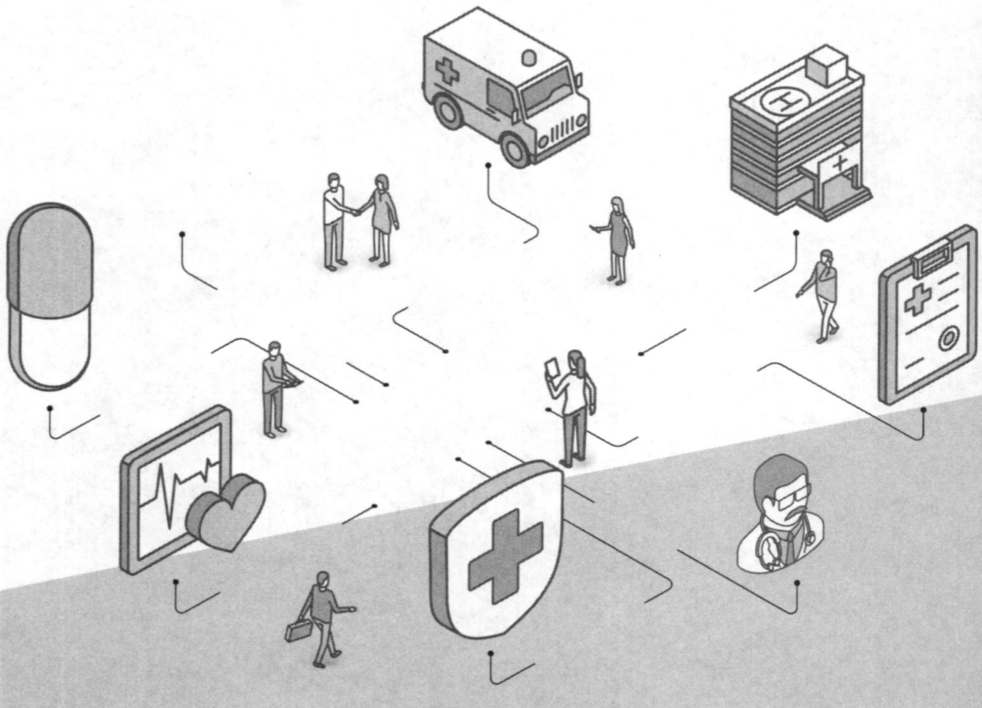

在突发公共卫生事件防控中，社区承担部分职能和具体任务，是社区突发公共卫生事件防范的执行者，基层社区工作者的工作态度、工作方法等职业活动直接作用于社区居民个体，形成被服务者的“用户体验”，也会对疫情防控、社会治理的成效产生重要影响。本章从突发公共卫生事件的“生命周期”（预防与准备、监测与预警、响应与处置、恢复与重建 4 个阶段）入手，对基层社区在不同阶段的工作内容进行阐述。

第一节 预防与准备工作

在日常管理工作中，社区管理员应着重开展一些日常性、前瞻性的预防工作。随时关注本社区内的危机征兆，储备应急物资，开展长期的卫生、健康宣传教育，定期举行社区范围内的应急演练，引导社区人员熟悉掌握一定的应急技能。一旦暴发突发公共卫生事件，社区网格员可以在第一时间动员社区成员采取各种简单的应急措施，配合政府的相关政策，开展有效的自我救助与互助，减小事件的破坏力与冲击力。

社区作为突发公共卫生事件防控的第一道防线，其预防与准备工作需遵循“预防为主、平战结合”原则，基于《中华人民共和国突发事件应对法》及《国家突发公共卫生事件应急预案》要求，构建覆盖风险识别、组织架构、预案制定、资源储备、队伍建设的全流程防控体系。在风险识别与评估层面，社区需建立重点风险清单，动态管理传染病暴发（如流感、登革热）、环境污染（如水源污染）等风险源，针对老年人、慢性病患者等脆弱人群实施建档追踪，联合疾控部门开展病媒生物密度监测、饮用水安全检测等环境监测，形成季度风险评估报告。组织架构上需成立由社区书记牵头的防控领导小组，整合社区卫生服务中心、物业、派出所及志愿者力量，划分网格化管理单元，明确楼栋或片区的网格员职责，确保信息摸排、物资分发等环节责任到人。预案体系需结合国家卫健委的Ⅰ～Ⅳ级响应标准，制定分级封控、核酸筛查等差异化方案，并设计病例发现、密接转运等情景化演练脚本，依托新冠感染、禽流感等既往案例开展模拟推演。资源储备要求按常住人口 10% 比例动态储备防护用品、消毒器械及应急药品，规划临时隔离点、核酸检测点等应急场所，与周边商超、药店建立战时物资补充绿色通道，确保 30 分钟内完成物资调拨。队伍建设需强化社区卫生服务中心流行病学调查员、采样人员的专业能力，通过市级疾控年度考核提升技术规范性，同时组建由退休医务人员、教师等构成的志愿者队伍，开展急救技能、心理疏导等培训。

在防控流程实施中，社区需建立“社区一街道一疾控中心”三级信息直报系统，利用电子健康档案、舆情监测平台捕捉聚集性发热等异常信号，确保 2 小时内完成风险上报；通过各种渠道常态化普及防控知识，针对学校、农贸市场等场景定制宣传材料，提升居民自我防护与主动报告意识。联防联控机制需定期召开公安、交通、医疗等多部门联席会议，明确协作流程，并与邻近社区签订互助协议，实现应急状态下跨区域人力物资支援。每半年组织全流程应急演练，重点检验封控响应、物资分配等环节，通过复盘会议优化信息传递延迟等薄弱点。未来社区防控需进一步融合AI疫情预测模型强化智慧预警，通过基层人才激励机制提升专业队伍稳定性，并探索“韧性社区”建设路径，以“常态与应急相结合、政府与社会相协同”的理念，全面提升重大风险抵御能力，筑牢公共卫生安全基底。具体工作内容如下。

一、社区基本信息采集

对于各地基层管理者来说，对社区的人员、资源等进行网格化地毯式信息采集，是做好突发公共卫生事件应对的基础，同时也是制定应急预案的重要依据。社区网格员在平时做好社区基本信息的采集和整理，摸清社区基本情况、可能面临的风险以及针对性地做好健康教育、物资保障等措施，对于成功应对突发公共卫生事件具有重要意义。此外，在平时信息采集过程中积累的经验方法以及由此引入的信息管理新技术、新平台，也可以为突发公共卫生事件监测预警和响应处置过程中的社区全面信息摸排，提供不可或缺的技术储备。

（一）基本信息内容

主要包括：社区居民基本信息、应急资源信息、医学地理信息、应急健康教育信息、应急预案信息等。

① 社区居民基本信息，包括年龄、性别、户籍、职业、病史、联系方式等基本信息。重点关注困难家庭信息、残疾人员信息、孤寡人员信息、留守妇女儿童信息，对采集的居民信息按常住人口、流动人口、寄住人口、境外人员等进行分类归档。

② 应急资源信息，包括社区应急物资储备信息、公共设施（水电气暖管道、道路等）信息、社区应急力量（综治办、警务室、调委会、治保会、平安志愿者服务站等）信息。

③ 医学地理信息，包括社区防疫站、卫生所，周边医院距离、路线、救治能力等。

④ 应急预案信息，包括国家、地方政府、卫生行政部门以及上级主管部门制定的应急预案、实施方法等。

⑤ 其他信息，包括突发公共卫生事件历史资料信息、专家知识信息、相关法律法规信息等。

（二）信息采集原则

① 准确性原则。紧急情况的处理过程中，准确的信息对及时有效处理至关重要。对于突发公共卫生事件的信息，务必准确细致。

② 真实性原则。只有经过核实的信息才能确保真实，对于信息源及信息本身，有必要进行核实，以免信息有误甚至假报。

③ 全面性原则。应急管理所需信息要尽可能全面，以提供应急管理决策和执行过程中应对区域性公共卫生事件管理的全貌。

④ 保密性原则。必须依法依规采集，严格限定使用范围，不得用于他途。对已采集的信息，应该严格管理，做到安全保密，防止信息泄露、毁损、丢失。疫情过后，对于这些因防疫需要收集到的信息，也应明确规则，妥善处置。

（三）信息采集方式

可以运用多种信息采集的方式，以便有效实现信息采集的目标，包括以下几种。

① 通过走访入户采集信息。入户采集信息需要讲究方式方法。一是要把握好时间观。一般来讲上午十点至十二点半、下午四点至六点半为入户采集的最佳时间段。二是要掌控好数据观。要对网格内的楼栋数据做到心中有数，规定好每天出行的工作任务，避免重复登门遭遇尴尬。三是要结件入户，不要“孤军作战”。单独入户往往不容易被居民信任，同时对网格员来说也不安全。四是要规范入户。入户时一定要佩戴工作证，亮明身份，面带微笑，无论居民情绪如何，都要有耐心。

② 借办事机会采集信息。只要居民到社区办理事务，就应告知社区只有在了解基本情况、确定为本辖区居民及其相关信息后，才能开具证明，办理相关事宜，并承诺会保密其信息，请居民放心。

③ 有条件的地方为每名网格管理员配备手持信息采集终端或提供相应的手机APP，通过照片、文字、音频、视频等形式实现对有关信息的实时采集，并与综治中心、网格化服务管理中心互联互通。

④ 互联网线上采集。社区还可以建立社区网站，在互联网通信软件上组建群组，在电梯、大门等居民必经场所张贴二维码等，通过互联网进行非接触式信息采集，同时能与居民形成良好的信息互动，增强信息公开的时效性和居民对社区的归属感。

⑤ 人工外呼电话。工作人员挨家挨户逐个外呼，可以有效提升信息采集的完整性，但问题是工作量十分巨大，且可能会遇到用户手机没电、关机、信号不好等情况导致联系不上，这又需要二次外呼，依靠人力管理会变得很复杂。人工外呼不适合地毯式扫描，只适合针对重点人群的定向调查模式，比如针对疫区严重地带返乡人群，再比如针对跟确诊人员交通同行的人员。

二、健康教育

在发生或可能发生公共卫生事件时，公众容易产生心理恐慌。因此，在迅速采取有关防病策略、措施的同时，开展针对性的防疫防护知识的教育宣传，能够迅速提高公众的卫生防病意识。普及卫生防疫知识，对于稳定公众情绪、有效应对危机具有不可忽视的重要作用。健康教育的内容应根据相关知识和以往事件处置经验教训，并按照应急处置总体计划安排，确定健康教育重点。健康教育要针对主要危害因素、传播流行途径、预防控制措施开展，注意因地制宜和因时制宜，重视健康教育的科学性、实用性和可行性。

三、应急物资储备

社区应急物资的储备，是在紧急情况下，社区网格员实施紧急救助和安置受灾群众的基础和保障。为了切实保障突发事件发生时物资的供应与投放，在常态下，应在社区建立应急物资储备仓库，储存专项用于紧急抢救、转移和安置受灾群众的各类物资。社区应急物资储备的基本内容如下。

（一）编制应急物资分类目录

按应急物资的使用范围，可分为通用类和专用类应急物资2类。前者适合一般情况下应急处置工作的普遍需要，如饮用水、食品、药品等，这些物资几乎在每次应急救援中都是必需品，也是比较重要的物资；后者则适合于不同的事件或灾害，具有特定性与特殊性，应当视情况而定，如发生疫情后需要的专门药品、疫苗等，就属于此类范畴。

按应急物资的用途，可分为13类，即防护用品类、生命支持类、生命救助类、动力燃料类、救援运载类、交通运输类、临时食宿类、污染清理类、器材工具类、工程设备类、工程材料类、照明设备类、通信广播类。每一类又包括许多具体物资品种，社区可根据自身情况进行配备。

（二）做好应急物资的储存与管理

为保质保量供应救灾物资，做好物资的购置、入库、保管、出库、维护等方面的管理工作十分重要。要按照“分类管理、科学管理、进出规范”的原则，引入现代管理手段，把应急物资管好、管实：一是要建立应急储备物资管理制度；二是严格制定应急物资储备仓库建设和管理标准；三是规范应急储备物资的入库、出库、存放管理的要求。

四、应急演练

目前，各级政府部门根据国务院的要求编制和出台了一系列技术规范和演练方案及各类应急预案。在预案和方案中，已经明确规定了在突发事件发生的各个阶段，相关部门和人员的职责、工作机制、工作内容和要求。因此，围绕预案和方案开展的演练工作，可以检验预案的适用性和可操作性，并有可能对预案与方案的科学性、完备性进行进一步的修正，不断发现预案中存在的问题，加以修订完善；同时，演练也可促进应急预案所涉及的相关组织和个人进一步熟悉预案的内容。

开展预案演练的主要目的是培训救援队伍和人员，同时检验应急救援预案、实施方案和程序的实用性、适用性和可靠性，进而提升整个应急管理系统。可概括为以下几方面：

① 检验预案。找出预案存在的问题，进而完善应急预案，提高应急预案的实用性和可操作性。

② 完善准备。检查所需的人员、物资、装备、技术等方面的准备情况，发现不足应予以补充完善。

③ 锻炼队伍。增强应急救援队伍对预案的熟悉程度，获得更多经验，提高救援队应急处置能力。

④ 科普宣教。可以普及应急知识，提高公众的风险防范意识和自救互救能力。

开展预案演练的形式主要有以下三种。

① 桌面型演练。桌面型演练是在非正式和压力较低的环境下模拟突发事件发生，演练人员通常聚集在会议桌周围讨论相关问题和程序。

② 单项实战演练。常用于测试某种特定的操作或职能，不会试图启动整个应急预案。

③ 综合实战演练。综合实战演练需要动用应急人员、装备和资源，是尽可能接近真实事件应对的一种实战型演练。

第二节 监测与预警工作

社区作为基层组织，易于检测和观察到可能造成突发公共卫生事件的危险因素，是疫情监测报告的基本单位。一旦病源传染扩散，社区能在短时间内为社区民众提供预警信息和现场救援。通过社区网格员、志愿者、民众等实施初级防治，可以拉起一张应对突发公共卫生事件的防护网。监测与预警的主要内容包括：对风险隐患进行排查和监控；通过各种监测手段获取丰富的实时数据支持预警；采用公众容易接受的标准化预警术语，通过多种渠道，及时将警报发送给处于风险中的公众及有关应急响应者；教育、培训公众，使其有能力采取适当的行动。

一、监测

（一）社区突发公共卫生事件监测对象

社区突发公共卫生事件所形成的危害，往往由于社区群体的密集性和人员流动复杂性而更为严重，明确社区公共卫生事件监测对象，对于有效监测社区公共卫生事件是极为重要的。监测对象可分为 4 类。

（1）主要传染病病种

① 甲类传染病；

② 乙类传染病暴发或多例死亡；

③ 发生罕见或已消失的传染病；

④ 新发传染病的疑似病例。

（2）群体性不明原因疾病

① 发生多例不明原因死亡的病例；

② 药品引起的群体性反应或死亡事件；

③ 预防接种引起的群体性反应或死亡事件；

④ 医源性感染暴发。

（3）重大食物和职业中毒

① 中毒人数超过 30 人或 1 人以上死亡的食物中毒事件及饮用水中毒事件；

② 一周内发生 3 人以上或 1 人以上死亡的职业中毒事件；

③ 有毒有害化学物品和生物毒素等引起的集体性急性中毒事件。

（4）严重威胁或危害公共健康的水、环境、仪器污染，以及放射性、有毒有害化学物质丢失、泄漏等事件。

（二）社区突发公共卫生事件监测报告值班管理制度

制度建设是社区突发公共卫生事件日常管理中的一个重要组成部分，对于社区公共卫生事件的监测，应该实行监测报告值班管理制度，这是实现预防为主和应急快捷反应的重要保证。这项制度应该包括：值班期间值班人员落实到位；认真解答每一个举报、咨询电话，认真做好处理，并详细做好记录；认真做好监测点要求监测的内容，发现疫情，应详细记录，以最快的方式报告卫生防疫站及卫生行政部门；做好消毒隔离制度，杜绝医源性感染。

二、预警

在公共卫生事件暴发初期，人们对其产生的真正原因一无所知或知之甚少，以致整个社会处于高度恐慌状态。社区网格员通过将国家政府发布的预警信息及时地向社区人员进行传达和宣讲，消除社区居民的恐慌和猜疑，也避免了各种谣言、流言的传播。

（一）预警内容

预警所发布和传递的信息要以公众需求为导向。预警的语言必须简洁、清晰、易懂，避免使用冗长、晦涩的专业性语言；预警的内容一定要表述清楚可能发生的突发事件将会带来的威胁和影响，考虑到公众的价值判断与利益权衡等因素，提出有针对性的响应措施和建议，预警发布的对象应仅限于可能受到突发事件影响的公众，避免警报扰民的现象；预警的内容要充分考虑到不同人的不同需要，做到有的放矢。公众的情况千差万别，拥有不同的教育水平、经济实力、民族身份与信仰、语言、健康状况和灾害经历等，同样的预警内容会产生不同的效果。因此，预警所传递的信息要充分考虑到人的特定需要，实现以受众为导向。

（二）预警方式

预警发布与传递的手段必须是有效的，应具备以下特征。

① 多样性。预警传播媒介既包括电话、手机、广播、电视、报刊、网络、警报器、宣传车，也可以多种手段并用。

② 针对性。预警传播要针对不同的群体采取不同的手段，如在广播、电视信号无法接收的情况下，可采取发警报或奔走相告的方式，对老、幼、病、残、孕等特殊人群以及学校等特殊场所和预警盲区应当采取有针对性的公告方式。

③ 全覆盖性。预警的传播过程应覆盖所有可能受到影响的人群。通常，应急管理部门应保持对特定群体发布警报手段的稳定性和经常性，使其都能够密切关注相关信息。

④ 互动性。预警传递手段最好具备双向可达性，以便于公众及时反馈预警接收信息。

（三）实施路径

社区作为突发公共卫生事件防控的“神经末梢”，需以《中华人民共和国传染病防治法》及《国家突发公共卫生事件应急预案》为遵循，构建“灵敏、精准、联动”的监测预警体系，实现从被动应对到主动防控的转型。

预警系统以“早发现、早报告、早处置”为目标，由组织架构、监测网络、预警分级、技术支撑四大模块构成：

在组织架构层面，成立由社区主任牵头的监测领导小组，整合社区卫生服务中心、物业、网格员及志愿者力量，每个网格配备1～2名专职监测员负责日常健康巡查，社区卫生医生提供技术指导；

监测网络覆盖症状、环境、社会舆情三维度，通过社区卫生服务中心发热/腹泻症候群哨点监测、家庭医生系统跟踪慢病患者健康状态，结合饮用水源检测、蚊鼠密度监测预防媒介传染病，并利用微信群、网格走访收集居民健康线索；

预警机制采用四级标准——蓝色预警（1例不明原因聚集症状或环境异常）、黄色预警（2例关联病例或病媒密度超标）、橙色预警（疑似传染病暴发或跨社区传播）、红色预警（确诊重大传染病或上级应急指令），依托智能监测平台接入市级公共卫生大数据，动态分析健康档案、药店购药、学校缺勤数据，运用AI模型进行时空聚类分析生成风险热力图。

具体实施中，工作流程分为五步：数据采集阶段，网格员每日巡查农贸市场、养老院等场所，居民通过APP、热线自主上报症状，社区卫生系统自动标记“单日发热≥3人”等预警信号；信息核实时，社区医生须2小时内赴现场采集样本，领导小组联合疾控专家研判风险等级，运用GIS技术绘制病例分布与传播轨迹地图；预警发布环节，蓝色/黄色预警通过公告栏、提示居民方式发布，橙色/红色预警启动社区广播、短信群发并联动公安、教育、交通部门实施管控；早期响应阶段对疑似病例隔离转运、污染区终末消毒，组织志愿者发放物资并宣教；最后通过日度评估新增病例、密接隔离率等指标验证措施有效性，预警解除后归档总结报告，针对信息延迟等漏洞优化预案。以深圳市某社区 2023 年登革热防控为例，蚊媒监测发现布雷图指数（BI）连续两周超阈值（BI≥20）后，立即发布黄色预警，推送短信提醒居民清理积水，疾控中心开展蚊虫消杀，社区卫生服务中心检测发热患者抗原，动员居民自查积水容器，两周内 BI 指数降至 5 以下且无本地感染，验证了预警机制实效。

未来社区监测预警应聚焦三大方向：技术赋能方面推广智能手环等可穿戴设备实时监测居民体温、心率，提升数据采集实时性；平战结合层面将监测能力嵌入“智慧社区”建设标准，实现日常巡查与应急响应的无缝切换；社会共治方面探索“积分制”，激励居民参与健康报告，构建政府主导、物业执行、居民协同的监测生态。通过完善智慧化工具、强化多主体协作、优化制度设计，全面提升社区对传染病暴发、环境公卫事件的“哨点”预警能力，筑牢基层公共卫生防线。

第三节 响应与处置工作

突发公共卫生事件后，社区网格员要采取应急处置措施，最大限度控制危害物，防止扩散，消除污染，保护社区群众。如果社区有中毒、传染病感染等患者，还应采取必要的措施进行救治，并及时送往专业医疗机构救治。社区作为突发公共卫生事件应急处置的“前沿阵地”，需构建“统一指挥、分级响应、精准施策”的闭环管理体系。

这个体系核心框架包含四大要素：组织架构上成立街道分管领导任总指挥的应急指挥部，下设综合协调、医疗处置等专项组；实行“三级包保”责任制（街道包社区、社区包网格、网格包楼栋），确保责任到人；响应策略实施四级标准——Ⅳ级（局部消杀、密接居家）、Ⅲ级（重点管控、全员核酸）、Ⅱ级（社区封控、启用隔离点）、Ⅰ级（跨区转运、方舱建设），配套病例转运、环境消杀等 20 项标准化操作手册及老年人就医、宠物安置等特殊场景处置指南；资源保障建立“1＋3＋N”储备体系（1 个社区仓库、3 个网格存放点、N 个楼栋急救箱），与医院、物流企业签订 30 分钟应急响应协议，形成平急结合的物资供应链。

具体实施涵盖五个关键阶段：事件确认阶段，社区卫生服务中心 1 小时内完成流调并提交复核，街道应急办根据事件性质（如传染病暴发、化学品泄漏）启动响应级别，通过智能广播、微信群 15 分钟内集结网格员和志愿者；现场控制阶段划分封控区（电子门磁监控、足不出户）、管控区（物理隔断、24 小时巡逻），对确诊病例由负压救护车闭环转运，密接人员按风险分级隔离，为孕产妇等特殊人群开通就医“绿色通道”；民生保障阶段采用“线上订购＋无接触配送”优先满足封控区需求，家庭医生巡诊队提供慢性病上门送药，24 小时心理热线疏导焦虑情绪；联防联控阶段由公安维护秩序、市场监管部门打击囤积居奇，每日发布疫情通报并通过短视频辟谣，依托社区应急管理平台实时更新病例轨迹与核酸数据；终止阶段需满足末例病例隔离后无新增且环境监测达标，经响应时效、群众满意度等评估后保留 10％应急物资，逐步恢复公共服务。

一、重大传染病疫情的处置

重大传染病暴发流行的响应与处置工作主要包括以下五个方面内容。

（一）流行病学调查

流行病学调查的根本目的在于研判传染病暴发流行种类，追溯病因和影响因素，提出病因假设和流行趋势评估意见。受限于流行病学调查所需的专业知识和工具，社区网格员通常无法进行专业的流行病学调查和分析，但是通过对社区发病情况进行记录统计、追溯传染途径，并报告给同级或上级疾控机构，对于后续工作的开展具有重要的指导意义。因此，社区网格员在重大传染病暴发流行的整个过程中进行描述性流行病学调查，有助于及时判明事件性质和状态，其主要工作有以下几个方面。

1. 核实诊断

核实诊断的目的在于确认传染病发生的情况和种类。在传染病初期，通过询问社区患者、检查病例，结合暴露史以及预防与准备阶段收集的社区居民相关信息，初步判断是否应记录上报相关信息。在防控处置过程中，统计发病数，跟踪记录发病人员信息，及时上报上级主管部门。

2. 个案调查

对单个病例的调查，目的是核实发病情况，查明患者或疑似患者的基本信息、发病原因和条件，明确传染源和传播途径，追踪传染源的密切接触者，搜索疑似病例，判定疫点及可能蔓延的范围，评估已采取措施的效果，进一步完善防控措施。

3. 描述性分析

结合收集汇总的社区患者信息，分析患者人群、时间和地区的分布特征，通过对比，初步分析分布差异的原因，提出进一步判定的方向和制定初步防控对策。描述性分析的主要内容包括患者人群分布、时间分布和地区分布，即“三间分布”分析。

（二）危害因素控制与消除

危害因素的控制与消除，主要是：杀灭和控制病原媒介生物，切断疾病传播途径；采取消毒措施，消除环境中的病原体，达到无害化处理；通过对环境理化有害因素的处理，消除疾病传播的潜在因素。

1. 有害医学媒介动物控制

公共卫生事件相关的有害医学动物主要指病媒昆虫，如人们常说的“四害”。目前国际上有害生物控制的对象主要包括危害、骚扰人类的节肢类动物、啮齿类动物等。

2. 现场消毒

现场消毒指采用化学或物理的方法清除或杀灭传播媒介和病原微生物的现场无害化处理过程。消毒的目的主要在于切断传染病的传播途径，即杀灭或清除外界环境中的病原体。如 2019 年新冠疫情中，社区普遍采用 84 消毒液、含氯泡腾片、消毒粉等含氯消毒剂对公共环境进行消杀灭菌。

3. 环境有害因素控制

环境有害因素主要指环境中有害的化学因素和物理因素，如辐射、有毒气体、气溶胶等。必须采取果断有效的隔断、防护、稀释、分解等防治措施，减轻或消除环境有害因素对人体的进一步损害。

（三）应急预防接种

应急预防接种是突发公共卫生事件尤其是急性传染病流行时的一项紧急干预措施，对于遏制传染病的蔓延和提高受威胁但尚未受染地域群体的免疫水平具有特殊作用。应急预防接种是在传染病暴发或预测可能有某种传染病流行时，对一定的人群采取的一种紧急预防措施，应急预防接种促使相关人群在短期内提高针对性的免疫水平，达到预防某种传染病传播蔓延的目的。

（四）个人防护

在处置突发公共卫生事件过程中，参加处置工作的所有人员都应采取有效的个体防护措施。从事现场工作的专业人员要经过系统的个体防护培训和考评。应急处置中，应按照防护等级的要求，采用制式或简易措施进行有效防护。没有经过适当防护，不得进入危害现场工作。

个人防护主要是呼吸道防护和体表防护，个人防护贯穿事件处置全程，直至确认危害得到有效控制为止。在新冠疫情防控当中，必须使用符合 GB 19083—2010《医用防护口罩技术要求》标准的医用防护口罩。2020 年 1 月 30 日国务院疫情防控组发布了《预防新型冠状病毒感染的肺炎口罩使用指南》，详细介绍了不同人群如何选择口罩。公众在非人员密集的公共场所可以使用一次性医用口罩，疑似病例、公共交通司乘人员、公共场所服务人员等在岗期间建议佩戴医用外科口罩，现场调查、采样和检测人员推荐使用 KN95/N95 及以上颗粒物防护口罩，公众在人员高度密集场所或密闭公共场所也可佩戴。发热门诊、隔离病房医护人员及确诊患者转移时推荐佩戴医用防护口罩。

（五）信息报告

突发公共卫生事件的信息报告通常是由疾病预防与控制中心、医院等机构的专业人员编写上报。随着社区网格管理不断完善，政府职能向基层社区不断下沉，社区成为疫情联防联控的第一线，也是外防输入、内防扩散最有效的防线。社区信息报告在突发公共卫生事件防控过程中越来越重要，其价值体现在其本身就是处理复杂性问题的有效方法，能够从根本层面解决“信息缺失”问题。

突发公共卫生事件时，社区网格员要从事件初期开始做好疫情监测，及时、完整地收集疫情数据，做好及时分析和报告工作。具体工作包括做好数据筛选与核实，做好数据有效性甄别；进行数据的归类与运用，系统分析和利用数据。应用统计方法对经过核实整理的原始数据进行统计分析，把数据转变为有关的评估指标，提取有价值的信息；出具疫情数据分析报告，为突发公共卫生事件的应急处置决策和效果评价提供必要的参考。

根据《国家突发公共卫生事件相关信息报告管理工作规范（试行）》的通知（卫办应急发〔2005〕288号）以及近年来国家发布的传染病、食物中毒等相关法律法规，信息报告一般包括初步报告、进展报告和总结报告三种。

1. 初步报告

初步报告的内容主要包括：疾病的基本情况（发生时间、地点、单位、波及人数、范围等）、疾病的主要临床表现、已开展的临床实验室检测的结果、初步临床诊断等；疾病暴发或流行的描述（如三间分布）；初步的流行病学和实验室检测结果；疾病发生原因的初步推测；已采取的措施及对疾病形势的判断，下一步工作建议等。

2. 进展报告

进展报告的主要内容：已下达措施的执行情况，包括流行病学调查范围和人数、医疗救治情况、现场消毒杀虫范围和数量等；疾病进展情况，包括新发现病例数、新入院（就诊）人数、新死亡人数、治愈人数、出院人数等；对疾病走向的判断；工作中存在的问题及下一步的打算。

3. 总结报告

总结报告的内容主要包括背景资料和疫情概况、疫情的调查结果、疫情的三间分布、实验室检查结果、临床诊断以及流行病学诊断、溯源调查结果、病因调查结果。调查结论包括整起事件的诊断和定性、判断依据、采取的措施、效果评价、问题与建议。

二、重大食物中毒事件的处置

重大食物中毒是突发公共卫生事件常见的一种类型，其现场处置工作主要包括以下五个方面。

（一）积极救治

首先要积极组织对中毒患者进行抢救，并按照就近收治的原则将病人送往有条件的医院进行救治。属于动植物性、化学性等特殊中毒病人，需要特效药治疗的，送往指定医院治疗。

（二）现场调查

社区网格员在初步摸清病人病情后，尽快展开调查取证。调查取证工作包括三部分内容。

1. 中毒者个案调查

社区网格员对社区病人的临床表现及进餐史进行详细调查（应对部分同单位或同生活的健康人进行膳食调查，作为对照）。

2. 可疑中毒食物调查

根据食物中毒者进餐情况分析结果，社区网格员应追溯可疑食品的供应及制售单位加工、流通过程，同时对可疑食品或原料可能污染环节进行采样。

3. 取证

食物中毒调查的整个过程都是一个取证过程，社区网格员必须注意证据的客观性、关联性、法律性和可靠性，所有笔录必须经被调查人员或其他证人阅后签字认可。

（三）现场控制

在发现或怀疑为食物中毒时，应依法采取下述控制措施，以防续发中毒和销毁证据及可疑食品的情况发生。

1. 先期处置

社区网格员应当立即保留可疑餐次的可疑食品剩余部分，保护现场，筛查可疑餐次的就餐人员。

2. 协助采取行政控制措施

社区网格员应协助卫生行政部门，对可疑食品和现场进行封存。在紧急或特殊情况下，社区网格员可先行封存，并进行笔录，同时向上级卫生主管部门和疾病预防控制中心报告情况。行政控制的范围包括封存造成食物中毒或可能造成食物中毒的食品及其原料，封存被污染的食品工（用）具及餐具。社区网格员要承担对封存物品的保全责任，不得私自转移。

3. 行政控制注意事项

应当严格控制封存范围，尽量缩短控制时限，避免将不相干的食品和物品列入封存范围，对易腐烂、易损坏的食品、物品，在责令当事人承担保全责任时，酌情予以帮助；封存价值高、批量大的食品、物品时，要注意听取当事人的陈述和申辩，要把法律的规定讲深、讲透，避免简单、粗暴；经检验和卫生学评价后，认可解封的应尽快解封。

（四）销毁导致中毒的食物

经过现场调查，对确认的中毒食品，经卫生主管部门同意，在疾控机构监督指导下予以销毁。销毁方法是：细菌性、真菌性染毒食物，属于固体的，应当深埋或焚烧，属于液态的，应当先加消毒剂消毒或煮沸，而后排放；对有毒的动物脏器、原料和含有毒有害化学物的食物，应当焚烧或深埋。

（五）中毒场所物品的处置

对接触细菌性、真菌性染毒食物的餐具、工（用）具、容器设备等物品及工作台面等，应进行彻底消毒。对接触化学性染毒食物的工（用）具、容器设备等物品和工作台面要用碱液进行彻底清洗消毒到无害化标准后，解除管制。

三、核生化和辐射事件的处置

核生化和辐射事件是指人为（恐怖袭击等）或非人为（意外泄漏等）所引发的生物、化学、核以及辐射材料试剂泄漏、污染，而对人员产生危害的紧急事态，如氯气泄漏、燃气管道破损、致病性微生物或产物泄漏、放射性物质遗失或失控等。社区网格员作为基层一线处置人员，主要工作包括以下四个方面。

（一）紧急救治

及时进行现场救护，抢救伤员。对生命体征不稳定的患者立即开展急救，在现场实施止血、包扎、固定、保持通气等急救处置，对伤情重、危及生命的患者应优先进行紧急处理。患者集中发生时，应尽快将伤员撤离事故现场，避开污染现场设立检伤分诊站和急救站；患者病情稳定后，尽快转送至指定医院隔离救治。

（二）现场控制

当发现可疑危险物时，要立即控制事发现场。阻断一切污染扩散的可能途径，如暂时关闭通风系统或控制液体外溢，用物体吸附或遮盖、屏蔽危险物，防止污染再扩散。隔离污染区，设置警戒人员，禁止无关人员和车辆随意进出现场。组织指导现场人员规避，防止已暴露人员盲目流动，减少暴露。由隔离区进入清洁区时，要通过缓冲区，进行必要的清洁和洗消，确保危险物不再传播扩散。

（三）其他人群处置

根据现场人群与可疑物的相对位置确定暴露者，包括曾在现场停留已经离开现场的人员。对确定的暴露者根据检验结果，采取相应医学防护措施，包括接种疫苗/抗血清或服用药物，必要时给予留验（隔离观察）。

（四）个体防护与去污洗消

社区网格员在进行应急处置时，应根据现场污染物种类和危险等级，做好个人防护。紧急情况下，至少要着普通防护服、戴防护手套和口鼻防护用品。在空气中存在生物、化学或放射性污染物情况下，可采用简易方法进行呼吸道防护，如手帕、毛巾、纸等捂住口鼻，体表防护可用日常服装，包括帽子、头巾、雨衣、手套和靴子等。存在放射性污染物情况下，要服用稳定性碘片。

从污染区出来的人员，要进行个人洗消，要特别注意手、脸、头发、鞋，其次是臂部、膝、袖口等处。由污染区带出的物品、设备，必须在缓冲区进行检查和处理。在紧急情况下，如无法采用专业设备进行洗消除污，可采取以下方法进行初步洗消。

① 消除体外污染最简便有效的方法是脱去受污染的外衣，这样通常可以去掉大部分的表面污染；脱外衣时注意由内向外卷脱，防止污染扩散。

② 先用毛巾、肥皂、香波擦洗污染部位，避免一开始就全身淋浴，避免污染扩散和减少污水量。

③ 宜用温水，不要用热水，以免因充血而增加皮肤对污染物的吸收，也不要用冷水，以免皮肤因毛孔收缩而将放射性污染物陷在里面。

④ 去污时手法要轻，避免擦伤皮肤，适时、慎重选用含络合剂的洗涤剂，勿用硬毛刷和刺激性强或促进放射性核素吸收的制剂。

⑤ 尽量减少去污形成的固体废物。

⑥ 对体表创伤部位放射性核素污染的处理应先从污染轻的部位开始去污，防止交叉污染。

⑦ 将避免污染放射性核素吸收和散播作为贯穿整个去污过程的指导思想。

四、社区公共卫生环境管理

突发公共卫生事件预防控制过程中，尤其是传染病疾病和群体性不明原因疾病，以及核生化和辐射事件的应急处置工作中，需要特别强调社区公共卫生环境的管理，以防止事态的进一步恶化。

（一）隔离区管理

社区应设立隔离区，以安置可能出现的疑似患者和密切接触者。隔离区应远离水源、食堂和其他公共场所，开设多个出入口，以便工作人员和被隔离人员分道进出。如出现明显临床症状或有强烈传染可能时，应进行单独隔离。隔离区人员不得擅自离开，其他人员不得擅自进入被隔离场所。封闭期间，社区网格员要负责做好隔离人群的心理咨询、生活保障、安全保卫及通信联络等方面的工作。需要住院治疗的人员，经上级部门批准，由卫生部门送指定医院治疗。

社区网格员要认真做好隔离区的消毒工作。对隔离区环境、隔离者排泄物和使用物品等进行随时消毒和终末消毒。消毒范围一般包括病人、疑似病人、病人家庭、发病前后到过的地方及可能受污染的物品。

（二）社区防疫防控

1. 社区区域防控

应及时规划防控区域，划定范围要准确，不要过大，措施要严，要落到实处。在较大范围内实施医学观察（检疫），控制人员聚集和直面交流，如新冠疫情中，部分小区实施封闭管理，对进入小区人员测量体温和查验健康码等。同时，加强流动人员的管理，防止疫情传出。必要时，采取封锁措施，并对进入疫区的物品进行检疫、消毒。

2. 隔离传染或污染源

对甲类传染病和按甲类传染病管理的乙类传染病患者、疑似病人和带菌者要住院隔离治疗，隔离治疗点做好患者管理和消毒工作。如转送病人，要注意对病人和护送人员的安全进行防护，对途中污染的物品、地面和运送病人的工具及时消毒处理。对于生物气溶胶、致病微生物媒介及放射性沾染物品，要进行专门隔离，做好警示标识，避免发生二次沾染。

3. 环境卫生工作

加强社区水源、饮食、环境卫生管理，加强对公共区域环境卫生清洁治理，采取杀虫、灭鼠综合性措施防治病媒昆虫动物，认真做好室内外环境的整治。

（三）防疫防护废弃物处理

在社区防疫工作过程中产生的废弃物品以及个人防护用品，如口罩、一次性防护服、疑似患者生活垃圾、防疫用品废弃物等，应根据行政主管部门的要求，及时分类收集、处理各类废弃物，防止因处置不当造成二次危害。

1. 设立专用桶收集废弃物

在原有垃圾分类投放点增设专门垃圾收集容器，用于收集废弃物，且在收集容器上设置文字标识，在收集容器内设塑料袋或其他内衬，方便打包密封收集。

2. 居家隔离人员生活垃圾由专人上门收集

社区网格员确认隔离住户地址，并协商确认每日上门收集生活垃圾时间，同时为其提供密封性好的垃圾袋。上门收集垃圾人员要注意做好自身防护。

3. 就地处置废弃物

对于短时间内无法清运的废弃物，可进行就地处置。通常，处理方式为焚烧和掩埋。就地处置过程中应当严格遵守相关要求，焚烧时要准备消防器材，防止引发火灾。

五、社区人员管理

社区人员应当区分不同类型，根据实际情况采取不同的措施进行管理。主要分为确诊人员管理、疑似人员管理、密切接触者管理和高危人群管理四种类型。

（一）确诊人员管理

对确诊人员实施隔离治疗是防止扩散的有效方法。社区网格员应及时拨打120或联系指定医院等医疗机构，协助医疗机构将患者转运至有条件的治疗场所。如无法转运或社区整体隔离情况下，社区网格员协助患者待在家或到社区隔离点接受隔离治疗。

在传染病疫情中，存在感染病原体尚无临床症状，但能排出病原体的一类人员。一般可分为三类：潜伏期病源携带者、恢复期病源携带者和无症状病源携带者。病源携带者常常也是重要的传染源，可能感染周围人群引起传染病传播甚至暴发。社区网格员对此类人员应严格管理，在社区人员排查时，一旦确定应按照患者管理措施实施。

（二）疑似人员管理

与传染源或污染源有过明确接触史（如同餐、同住或护理等）并出现典型临床症状而无其他原因可查者，定为疑似人员。对于“非典”、人感染高致病性禽流感、新型冠状病毒等烈性传染病的疑似患者，社区网格员要立即送指定医院或隔离区进行隔离治疗，直至医疗机构确诊或排除诊断，解除隔离。对于接触放射性物质或生物化学污染源的疑似人员，也应进行及时隔离治疗，隔离时注意要与确诊人员分开隔离，以免发生病毒或污染物的传播。

（三）密切接触者管理

密切接触者是指与传染源或可能受到传染并处于潜伏期的人发生过直接接触，如治疗、护理或探视过确诊或疑似病人，与病人共同生活，通过其他方式直接接触病人的体液或排泄物的人。一般对密切接触者采取的管理措施称为检疫，方式有三种。

1. 隔离观察

隔离观察适于甲类传染病及“非典”、人禽流感、肺炭疽、新型冠状病毒患者的密切接触者。社区网格员根据上级主管部门批准的隔离方案实施，通常将接触者隔离在专门设立的隔离区，限制其活动范围，被隔离人员不得擅自离开隔离区，其他人员不得擅自进入隔离场所。被隔离人员的饮食器具和个人生活用品要严格单独使用和随时消毒。社区网格员协助疾病预防控制人员进行每日检测、消毒等防疫工作，直至隔离期满。

2. 医学观察

医学观察适用于其他传染病的密切接触者。社区网格员协助医疗卫生人员每日对隔离者进行访视或电话联系，并给予健康教育和指导；对某些较严重的传染病接触者每日视诊、测量体温、注意早期症状的出现。如有可疑，应及早报告并做进一步检查和治疗。

3. 集体检疫

当社区发生甲类传染病、肺炭疽、人禽流感、"非典"、新型冠状病毒或其他有流行趋势的传染病时，由上级主管部门批准对社区进行集体检疫。采取的措施是不允许被检疫单位的全体人员接触外面人员，对集体检疫单位的全体人员进行医学观察，在集体检疫单位内仍可进行日常活动。

（四）高危人群管理

高危人群是指具有最大的易感性，最容易接触传染源的人，如老人、儿童、孕妇、体质弱人群以及社区网格员、志愿者、防疫人员等。对于高危人群，一方面要加强自身防护，一方面要加强卫生宣讲和心理疏导，避免出现传染和心理恐慌。

1. 卫生宣传

积极宣传传染病防治知识，明确群防群治的措施和公众的义务与责任，提高大众的健康意识和自我防护能力，积极鼓励有临床症状或不适者尽早就诊。充分发挥信息化手段的优势，采用手机 APP、微信公众号、微信群等通信手段，真实告知社区疫情信息，掐断谣言的传播，避免引起社区群众恐慌。

2. 免疫预防

对某些潜伏期较长且有相应疫苗的传染病，当流行或暴发时，可对易感人群进行紧急预防接种。预防接种应在短时间内快速突击完成，以尽快形成新的免疫屏障。

六、社区心理疏导措施

突发公共卫生事件后，公众的心理反应可能会受到很大影响，通常表现为认知改变、情绪变化和行为改变，容易出现恐慌、绝望、愤怒等负面情绪，造成排斥防疫措施等不理性行为，严重的造成群体性事件。因此，社区网格员要做好群体的心理危机的监测、评估和预警，通过防疫知识宣讲、面对面谈心、疏导负面情绪、解决生活困难等手段进行心理干预。按照不同目标人群，适时地、有针对性地进行访谈。根据实际情况和需要，有针对性地进行个体心理治疗或群体心理干预。

第四节 恢复与重建工作

恢复重建是指突发公共卫生事件处置终止后，为使社区的社会秩序和生态环境尽快恢复到正常状态而采取的措施和行动。当应急处置阶段结束后，从紧急情况恢复到正常状态需要时间、人员、资金和正确的指挥。社区网格员预先进行恢复评估，制订恢复计划，就能确保在短时间内恢复到原来的水平。

社区作为突发公共卫生事件应对的“最后一公里”，需以《国家突发公共卫生事件应急预案》及“健康中国 2030”规划为指引，构建“科学评估、分层推进、长效治理”的恢复重建体系，实现从应急状态向韧性社区转型。

损害评估阶段，事件结束 24 小时内启动“3 查 3 清”行动（查人员健康、环境安全、设施损毁；清点物资、清理污染、清算资金），通过线上问卷覆盖 80%住户及重点家访独居老人形成《恢复优先级清单》；基础设施恢复阶段，对封控区、管控区等“三区四通道”进行消毒验证，修复监控设备及排水系统，社区卫生服务中心重启慢性病随访并对中断治疗者实施补偿管理，老年食堂等民生项目设置过渡期费用减免；心理重建阶段开展分级干预，普通居民通过园艺治疗等团体活动疏导压力，丧亲家庭及一线工作者接受 6 个月一对一心理咨询，同时举办“抗疫故事分享会”评选志愿者标兵，建立“楼栋互助基金”，转化剩余应急物资为长期帮扶资源；制度优化阶段修订应急预案补充“恢复重建”专章，组织社区工作者参加灾后管理培训（持证上岗率达 90%），并将临时核酸亭改造为配备 AED 除颤仪的健康驿站；长效监督阶段通过每月居民议事会公示整改进度，将公共卫生应急纳入社区规划，要求新建小区预留 10%弹性改造空间。以郑州市某社区 2021 年洪涝后防疫重建为例，通过环氧地坪抗菌改造地下车库、建立“家庭健康积分制”激励居民参与环境整治，联合电商实施“社区小店重生计划”，3 个月内使环境指标与居民满意度恢复至灾前水平，入选国家发改委韧性城市案例。

一、社区恢复重建评估

由于社区受突发公共卫生事件影响程度不同，这就要求主管部门和社区网格员首先通过评估了解损失的具体情况，制定恢复重建评估调查表，然后结合安置计划，做出决策。

（一）人员及基础设施重建评估

① 人员伤亡情况，城镇和乡村房屋受损程度和数量；需要安置人口的数量，需要救助的伤残人员数量，需要帮助的孤寡老人及未成年人的数量等。

② 基础公共服务设施，包括水利、道路、电力等需要恢复重建的基础设施和公共服务设施。

（二）继发性危害评估

（1）生产、生活损失　主要包括：①由于灾害导致身体致残和精神障碍，从而丧失劳动能力；②损失了原材料、劳动工具、家庭劳动力（由于死亡或受伤），失去了生产、生活必需品；③由于公共设施实体遭到破坏或政府救灾款的重新分配，使得人们不能使用公共资源等。

（2）经济生活来源损失　主要包括：①用人单位灾后关闭或很长时间不能开业，

从而使受灾群众失业；②由于应对灾害、重新安置生活项目而负债，负债的生活更进一步加剧了生活来源丧失等。

（3）心理承受能力　突发公共卫生事件不仅对受害者及其家属甚至应急人员的心理造成极大的影响，引起焦虑、恐惧、抑郁、强迫放映、过度警觉等心理行为反应，有人还因此留下终生无法治愈的心理创伤。应做到积极预防、及时控制和减缓灾难的心理社会影响；促进灾后心理健康重建，维护社会稳定，保障公众心理健康。

二、社区恢复重建计划

社区网格员要及时制订科学、可行的恢复重建计划和善后处理措施，按有关规定报批实施；要及时恢复社区经济和社会秩序，防止引发新的社会安全事件，这也就提示了在恢复重建阶段，应该重点加强预防继发性危害。

（一）恢复重建原则

① 以人为本，民生优先。用心把握保障改善民生的基本立足点，优先恢复重建住房和学校、医院等公共服务设施，抓紧恢复基础设施功能，改善居民的基本生产生活条件。

② 统筹兼顾，协调发展。恢复重建工作要与促进地区经济社会发展相结合，与改善生产生活条件相结合，与加强社会和谐稳定相结合，并为长远发展打下良好基础。

③ 保护生态，厉行节约。树立尊重自然、顺应自然、保护自然的生态文明理念，持续推进生态修复，加强环境治理，如疏通沟渠、排除污水、消除废墟、填平水坑和洼地、铲除杂草、清运垃圾，对环境场所进行消毒和灭蚊、灭蝇等处理。

（二）恢复重建规划

收集储备事件发生的危害程度、灾后资源需求等资料，进行评估和规划，在此基础上确定恢复目标，目标的确定既要考虑恢复灾前水平，又要考虑抓住机遇，为灾后发展提供有力的措施，乃至实现组织管理结构重组。制订恢复计划或规划，安排恢复秩序、分配恢复所必需的资源，制定补偿政策和激励机制，建立恢复工作中团队、个人及其相互联动的机制。

第五章 突发公共卫生事件社区风险管理

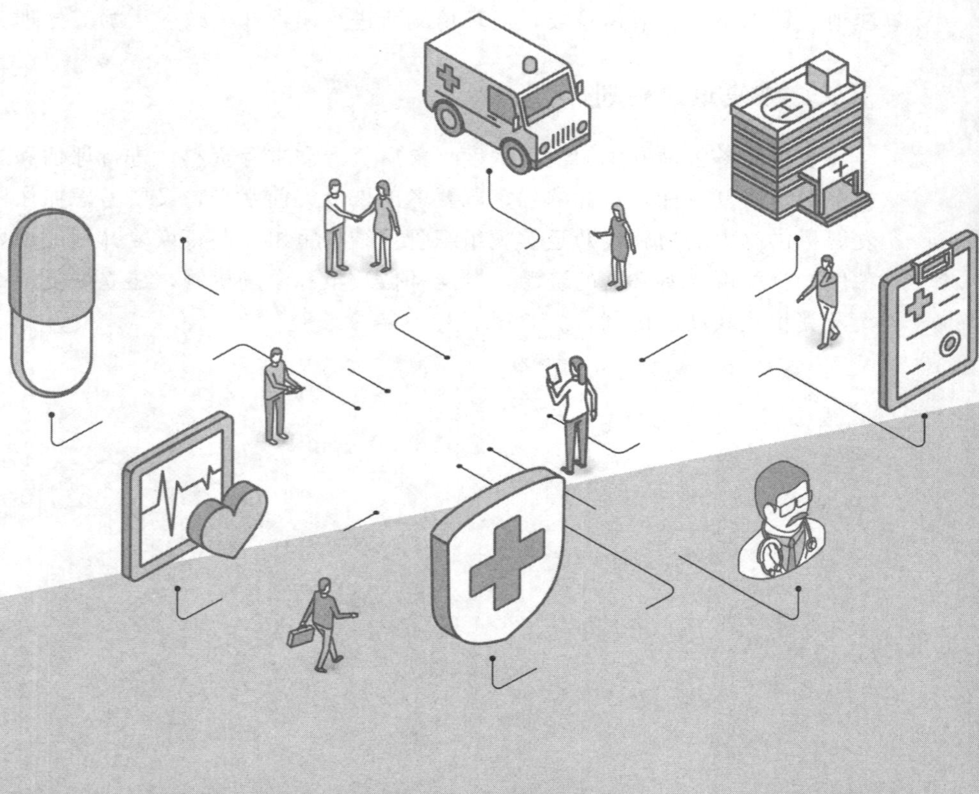

日益严峻的风险形势和政府能力的局限决定了风险管理重心下移、主体外移的必然性，加强社区风险管理成为迫切需要，社区风险评估已经逐渐成为突发公共卫生事件应对中的一项常规工作。受地理位置、经济条件、文化状况等因素的影响，我国社区发展参差不齐，社区风险管理中网格员扮演的角色与职责略有不同，但作为社区网格员须全面了解突发公共卫生事件风险管理的步骤与基本处置方法，按照事件的具体情况与社区条件组织与实施风险管理。本章将从我国社区风险管理的特点与不足出发，分析与总结适用于我国国情的风险管理流程与步骤，从社区网格员的角度出发分别介绍风险管理各阶段具体实施步骤、方法和建议，实施步骤中涉及的具体方法与技术将在第三～五节中详细介绍。

第一节 社区风险管理

一、我国社区风险管理特点

2016 年 7 月 28 日，习近平总书记在地方考察时指出“努力实现从注重灾后救助向注重灾前预防转变”。风险管理已是当前应急管理工作的重中之重。社区作为现代社会的基本组织单元，不仅是风险的产生地，也是风险后果的承担者，仅依靠政府的资源和能力无法应对各类风险。为加强风险管理，及时发现、科学研判公共卫生风险隐患，我国建立和实施了突发事件公共卫生风险评估工作制度和工作机制。欧美发达国家在社区风险评估方面发展迅速，一些先进的技术和理念值得我们借鉴。2005 年卡特里娜飓风使美国深受重创，而社区在救灾恢复中与政府的合作表现参差不齐，导致部分社区在五年后仍未重建起来。2011 年美国提出全社区应急管理模式，该模式强调社区对多灾种风险进行风险评估，并注重利益相关方共同参与，以提高社区应急能力。结合我国的基本国情、社区特点与社区风险管理现状，目前突发公共卫生事件社区风险评估包括社区、政府、社会组织、科研机构多元主体参与为基础，风险评估、能力建设为主要内容，人力、物力、财力等资源为辅助的社区风险管理基本框架，如图 5-1 所示。

二、社区风险管理不足

社区是风险管理的前沿阵地，虽然近几年取得了一些成果，但还存在以下几个突出问题。

一是缺乏对社区综合风险的评估。社区风险种类繁多，仅针对单一风险进行分析，不能从整体把握社区面临的风险。

二是社区风险管理缺乏统一指导。各类疾病预防控制和卫生应急管理的复杂性和

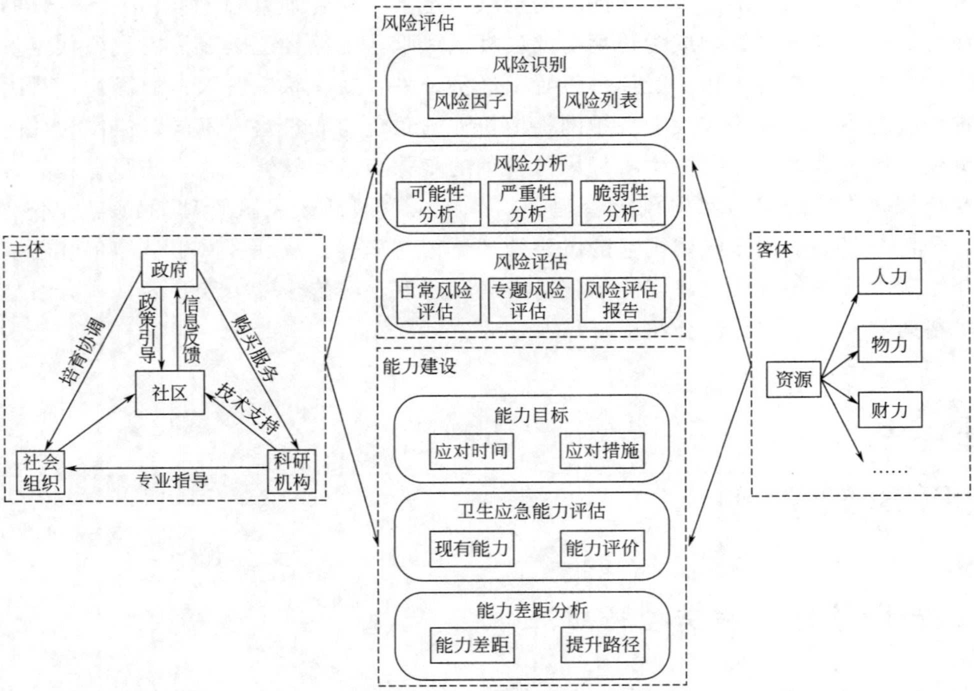

图 5-1　社区风险管理基本框架

难度日益增加，社区公共卫生应急事件风险识别困难。

三是风险评估与应急能力未能有效结合。单纯的风险评估只能帮助社区掌握风险状况，而单纯的应急能力分析只能使社区明确能力水平的高低。在卫生资源、社区网格员有限的情况下，很难实现其应急利用的最大化，应将应急能力的分析纳入风险管理过程中，评估社区能力是否能应对风险。

第二节 社区风险管理实施步骤

社区风险管理需要社区、政府、社会组织、科研机构多元主体参与。社区方面，社区公众要参与社区风险管理的全过程。在进行风险评估时，一是要充分吸收当地居民的本地知识，以便对社区风险有更深入的了解；二是建立制度化程序使公众真正参与评估，保障公众知情权和表达权，同时要公开社区风险评估报告，使公众充分了解本社区风险状况，以纠正评估过程中可能存在的错误。

政府方面，在社区风险管理中应发挥主导作用。首先，政府要完善相关法律法规，将社区风险管理法制化，颁布配套文件，规范风险管理内容与流程，形成完整的风险管理制度框架。其次，政府要实现社会资源的整合，充分发挥社会组织和科研机构在社区风险管理中的作用。对于社会组织，政府应鼓励其参与社区风险管理，并为社会组织的活动平台和发展空间提供政策、资金支持，定期对社会组织进行培训，使社会组织更好地服务于社区。对于科研机构，政府需要鼓励高校、科研院所培养风险管理高层次人才，也可以通过购买科研机构研究成果的方式，为社区提供理论化、专业化的知识。

此外，社区风险管理离不开人力、物力、财力等资源支持。人力方面，借鉴综合减灾示范社区中对组织管理机构的要求，可以分别建立风险管理领导机构和执行机构。领导机构负责综合风险管理的运行，执行机构分为专门的工作小组，如风险评估、宣传教育、物资保障、灾情上报等，分别负责社区风险监测定期检查、普及风险知识、准备应急器材与食品、与政府相关机构的沟通交流工作。物力方面，安装电子监控，形成人防、技防联动的应急网络；配备消防设施、应急箱、家庭应急包等必要的应急物资；利用社区广场、停车场建设避难疏散场所；开通社区网络，通过短信给用户发送预警信息。财力方面，目前我国用于应急的财政资金分为两类，一是用于自然灾害的常规资金，二是用于突发事件的财政资金。

社区突发公共卫生事件风险管理是对可能引发突发公共卫生事件的相关风险系统地进行识别、分析和评价的过程，在具体实施的过程中可归纳为计划和准备、实施、报告三方面（图 5-2）。

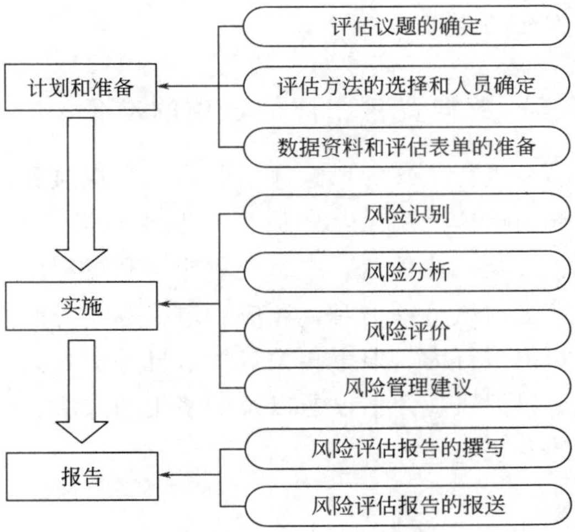

图 5-2　突发公共卫生事件风险管理流程示意图

计划和准备包括风险评估议题的确定、风险评估方法的选择和人员确定、数据资料和评估表单的准备等；实施包括风险识别、风险分析、风险评价和提出风险管理（预警、控制措施等）建议；报告包括风险评估报告的撰写和报送等。下面分别介绍社区风险管理各阶段的主要内容与实施步骤。

一、社区风险管理计划和准备

（一）评估议题的确定

日常风险评估建立在对不同来源监测数据分析的基础上，根据监测数据的异常变化、疾病和突发公共卫生事件的特点及趋势、政府和公众关注的程度等确定评估议题。监测信息的来源通常包括突发公共卫生事件监测系统、各类疾病监测系统、突发公共卫生事件相关的媒体检索信息、公共卫生服务热线及信息通报等。

对于专题风险评估，其评估议题：一是日常风险评估发现的重要疾病和突发事件信息；二是大型活动和各种重要自然灾害、事故灾难信息；三是卫生行政部门指定的重要评估议题。

（二）评估方法的选择和人员确定

应根据风险评估议题和评估目的，选择适当的风险评估方法。日常风险评估多使用专家会商法，专题风险评估可选择德尔菲法、风险矩阵法及分析流程图法中的一种或多种，也可使用专家会商法或其他方法。根据评估目的、涉及领域和评估方法，确定参加评估人员的数量和要求。

参加日常风险评估的人员通常为从事突发公共卫生事件监测分析、相关疾病监测与防控的流行病学专业人员，根据需要，邀请实验室检测专业人员参加。此外，对特定的突发公共卫生事件开展评估时，应根据评估议题重点关注的内容确定参会人员。

参加专题风险评估的人员原则上应来自议题相关的不同专业领域，且在本专业领域具有较高的权威性，必要时邀请卫生系统外的相关专家参与，专家人数应满足所使用方法的要求。

（三）数据资料和评估表单的准备

在进行正式的风险评估前，应完成监测数据的初步分析，并收集整理相关的文献资料，如传染病风险评估可能涉及的相关信息，包括致病力、传播规律、人群脆弱性、公众关注程度、应急处置能力和可利用资源等；如开展大型活动、自然灾害和事故灾难的风险评估时，还应针对议题本身的特点，收集有关自然环境、人群特征、卫生知识与行为、卫生相关背景信息等资料。

根据风险评估议题以及所使用的方法，设计制定风险评估表单，如德尔菲法所使用的专家问卷。

二、社区风险管理实施

（一）风险识别

风险识别是指发现、确认并描述风险要素的过程。只有做好风险识别，才能正确地分析风险因素，更好地评估公共卫生风险，制定卫生应急对策服务。

在日常风险评估中，风险识别与评估议题的确定往往是结合在一起的，即评估议题的确定过程即为风险评估实施的前期准备。日常风险评估中，重点评估议题的确定十分重要。首先，日常风险评估特别是按月、周等定期开展的针对各类突发公共卫生事件风险的综合性评估，为保证评估的效果，需要在力求全面分析的基础上，确定评估的重点议题，提高评估的效率和针对性。其次，每次日常风险评估的内容和结果，既可能会有一定的连续性和重复性，也可能因季节因素、相关事件和风险因素的变化而有所差异，因此，每次评估前，必须重新确定风险评估议题。在进行专家会商和具体评估时，还可以对确定的重点评估议题或所识别风险的全面性、合理性进行进一步的审议、确认和补充。

日常风险评估是在对各类相关监测信息进行分析的基础上，对传染性疾病、食物中毒、职业中毒、环境污染等突发公共卫生事件，以及自然灾害、事故灾难、大型活动等其他事件进行风险识别，确定需要纳入评估的重点议题。如传染性疾病应重点考虑：甲类及按甲类管理的传染病；聚集性疫情或暴发疫情；三间分布或病原学监测有明显异常的传染病；发生多例有流行病学联系的死亡或重症的传染病；发生罕见、新发或输入性的传染病；发现已被消灭、消除的传染病；群体性不明原因疾病等。专题评估中的风险识别侧重于列举和描述评估议题所涉及的风险要素。

对于重要突发公共卫生事件的专题风险评估，应重点整理、描述与事件有关的关键信息，如事件的背景、特征、原因、易感和高危人群、潜在后果、可用的防控措施及其有效性等，如我国开展德国肠出血性大肠杆菌疫情的风险评估时，应重点描述事件发生时间、地点、感染人群、病原及疾病的特征（疾病的严重性、传播方式），我国进口及销售可疑污染食品的情况，监测、救治及防控能力等。

对于大型活动的专题风险评估，应重点描述下列内容：

① 大型活动的特点，包括时间、地点、规模、主要活动内容及形式、活动参加人员的数量及其生活居住环境和易感性等特点；

② 大型活动举办地的各种突发公共卫生事件发生情况，如传染病的种类及流行强度、中毒的类型及发生率、高温中暑或冰冻灾害发生情况等；

③ 大型活动期间可能带来的输入性疾病或其他健康危害；

④ 大型活动期间可能发生的其他突发事件公共卫生风险，如恐怖事件、自然灾害、事故灾难等；

⑤ 现有的卫生保障能力和已采取的措施，如监测能力、救治能力、防控能力、饮食饮水保障水平、人群免疫水平等。

在对上述特征及相关信息进行整理的基础上，列举并描述各种潜在的公共卫生风险。

对于自然灾害和事故灾难的专题风险评估，进行风险识别时应重点考虑下列内容：

① 灾害或灾难发生的时间、地点、涉及人数、影响范围等；

② 灾害发生地特别是受灾害严重影响地区重点疾病和突发公共卫生事件的背景情况；

③ 灾害或灾难对重点疾病或突发公共卫生事件的影响或带来的变化；

④ 灾害或灾难发生地对此次灾害或灾难的应对能力（包括灾害或灾难对原有卫生应急能力的影响），以及采取的应急处置措施；

⑤ 灾害或灾难可能引发的次生、衍生灾害对疾病或突发公共卫生事件的影响，在此基础上，列举并描述各种潜在的公共卫生风险。

（二）风险分析

风险分析是认识风险属性并确定风险水平的过程，即通过分析比较用于确定风险的发生可能性、后果严重性和脆弱性的相关资料，得出风险要素的风险水平。

对于日常风险评估，分析的侧重点因事件类型而异。如对传染病突发公共卫生事件进行风险分析时，需综合考虑该传染病的临床和流行病学特点（致病力、传播力、毒力；季节性、地区性；传播途径、高危人群等）、人口学特征、人群易感性、对政府和公众的影响、人群对风险的承受能力和政府的应对能力等；对意外伤害、中毒、恐怖事件等非传染病类突发公共卫生事件进行风险分析时，需综合考虑事件的性质、波及范围、对人群健康和社会影响的严重程度、公众心理承受能力和政府的应对能力等。

对于专题风险评估，如大型活动、自然灾害和事故灾难，可组织专家对风险的发生可能性、后果严重性和脆弱性等方面进行定性或定量分析。

（三）风险评价

风险评价是将风险分析结果与风险准则相对比，确定风险等级的过程。突发事件公共卫生风险评估中，可能并没有明确的风险准则或者尚未设立明确的风险准则。在这种情况下，风险评价将主要依据风险分析结果与可能接受的风险水平进行对照，确定具体的风险等级，如将风险分为五个等级，即极低、低、中等、高、极高。

对于罕见、几乎无潜在影响和脆弱性很低的风险，定为极低风险；对于不容易发生、潜在影响小、脆弱性低的风险，定为低风险；居于高水平和低水平之间的定为中等风险；对于易发生、潜在影响大、脆弱性高的风险，定为高风险；对于极易发生、潜在影响很大、脆弱性非常高的风险，定为极高风险。也可根据风险赋值结果，确定风险等级。

日常风险评估多采用专家会商法，确定风险等级一般不采取评分的形式，而是由专家根据工作经验以及历史监测数据等相关资料综合分析评价后直接确定风险的等级。

如采用风险矩阵法，可分别对各风险发生的可能性和后果严重性进行评分，计算出各风险的风险分值。根据风险分值对风险进行等级划分，确定风险级别。也可以采用分析流程图法，根据事先已经确定的分析流程，在尽可能全面收集、汇总和分析相关信息的基础上，对每个风险要素进行选择和判断，最终较为直观地确定风险级别。

（四）风险管理建议

根据风险等级和可控性，分析存在的问题和薄弱环节，确定风险控制策略，依据有效性、可行性和经济性等原则，从降低风险发生的可能性和减轻风险危害等方面，提出预警、风险沟通及控制措施的建议。

三、社区风险评估报告

（一）评估报告的撰写

日常风险评估：日常风险评估重点分析、评估近期本辖区内应予关注的事件或风险及其风险等级，并提出有针对性的风险控制措施建议。评估报告主要应包括引言、事件及风险等级、风险管理建议，引言部分扼要介绍评估的内容、方法和主要结论等。事件及风险等级部分就识别出的重点事件或风险分别说明其风险等级以及主要的评估依据，必要时可对事件的发生风险、发展趋势进行详细描述。风险管理建议部分提出预警、风险沟通和控制措施的建议。根据需要，提出需进行专题风险评估的议题。

专题评估：专题风险评估报告内容主要包括评估事件及其背景、目的、方法、结论及依据、风险管理建议等。

（二）评估报告的报送

各级疾病预防控制机构应及时将完成的风险评估报告报送本级卫生行政部门和上级疾病预防控制机构，并根据需要通报相关医疗卫生机构。

下面为一个典型的社区风险描述报告示例。

社区风险描述示例

突发严重呼吸系统疾病风险描述

事件概况：过去17天内，社区共报告聚集性严重呼吸系统疾病病例12例，死亡1人。

事件由一地方医务工作者（HCW）报告，事发地点××××，病例分布于××、××、××三个社区。三个社区位于××市××区×××，周边有5个社区医疗卫生站。

风险问题：该严重呼吸系统疾病是否存在进一步扩散的可能？扩散后的公共卫生影响（包括影响的类型和程度）如何？用于评估疫情进一步扩散可能性的信息：

- 首例病例发现14天后仍然有病例报告。
- 具体的危害和传播模式尚不明确。
- 部分病例可能尚未被发现（如轻症病例很可能未就医而未纳入官方病例统计），因此，如不及时采取行动，很可能还会有病例发生。

用于评估疫情进一步扩散导致后果的信息：

- 该疾病具有高病死率（即使将部分未报告病例考虑在内）。
- 当地卫生服务系统能力和对病例救治的能力较弱；新增病例会给急诊医疗服务带来较大负担，致使住院病例临床转归更加不容乐观。
- 病例和死亡对受影响社区带来不良的经济和社会影响。
- 相关的病例与死亡信息已在周边小区扩散，可能带来社会的不安定。
- 该事件发生于市繁华区域，存在快速传播的风险，并且小区周边流动人口较多，致使风险进一步提升。因此，如果病例进一步增加，该事件的后果将会严重。使用风险矩阵综合考虑事件发生的可能性和后果的严重性，进而得出该事件的总体风险水平为高。本次风险评估的可信度为低-中等。

尽管报告信息来自一名社区医务工作者，但信息量有限，尚不清楚该医务工作者是否诊治过疑似病例，还是仅根据传闻来报告。

第三节 社区风险识别技术

一、风险识别的内容

风险识别是指发现、确认并描述突发公共卫生事件风险或不确定性事件的来源、后果及脆弱性。这种识别包括对风险事件、风险源、风险原因及潜在后果的识别，也包括历史数据、理论分析、有见识的意见、专家的意见以及利益相关方的需求的识别。风险识别的内容主要包括以下四个方面：

① 针对计划准备阶段确定的每个需要评估的突发公共卫生事件风险，识别分析可能导致该风险发生的危害或风险源有哪些；

② 识别分析突发公共卫生事件可能造成的风险后果，以及分析危害/风险源与风险后果的关系；

③ 脆弱性识别，明确突发公共卫生事件风险相关主体，可通过问卷调查、人工核查、文档查阅等多种形式识别主体脆弱性；

④ 识别影响风险发生的相关风险因素。

二、风险识别的主要步骤与技术

（一）数据搜集与处理

进行风险识别之前必须收集新的测量数据，才能进行正确的风险评估。因此数据处理环节必不可少。风险信息要不断更新，从而确保后续的信息、数据能够准确地进入评估，保证风险评估的正确性。数据的收集过程中要确保收集有关突发公共卫生事件的详细信息，并整理总结为风险评估信息表，来源最好是可靠的国际级或省级的调查结果，同时尽可能地不断重复检查更新。

为了全面获得事件相关信息，社区网格员可参考检验检疫部门系统信息收集或文献检索。风险评估的数据来源包括：

① 国内外各类官方的公共卫生监测系统，包括突发公共卫生事件监测系统、各类疾病监测系统、症状监测系统、死亡监测系统等。

② 国内外官方或权威的相关事件报告，包括公共卫生服务热线、国内外信息通报等。传染病风险评估可能涉及的相关信息包括致病力、传播规律、人群脆弱性、公众关注程度、应急处置能力和可利用的资源等，一般情况下，风险评估不应该使用不充分的证据或信息。

（二）识别、确定风险源

识别、确定风险源时需整理出可能导致不同风险发生的风险源，将筛查的风险源信息列表分别进行详细的描述。以 2019 年新冠感染为例，在识别和确定风险源时需要考虑如下问题：

① 确诊人员进入小区的可能性；

② 与确诊人员密切接触人员；

③ 从高危区域返回小区人员传播的可能性；

④ 从国外返回国内人员传播的可能性。

（三）风险后果识别

根据上述数据，组织专家分析存在的风险和可能造成的风险后果。在建立风险识别关系矩阵以后，对风险源、风险因素和风险后果之间的关系进行审查，以确定它们之间存在一定的关系。审查的时候可以对矩阵信息进行补充，再加上历史数据和研究成果的佐证。

（四）主体脆弱性识别与分析

脆弱性是指对危险暴露程度及其易感性和抗逆力尺度的考量。风险与受损主体是风险评估过程中相互作用的两个方面。脆弱性是由自然、社会、经济等多种因素决定的，是环境对人类健康作用的结果。人群健康的脆弱性包括人群最初存在的脆弱性和后来增加的安全措施的脆弱性。人群健康遭受危害，原因之一在于人群本身存在脆弱性，之二是后来增加的安全防范措施存在脆弱性。因为外来威胁只有利用了人群的脆弱性以及安全防范措施的脆弱性，危害才能成功。脆弱性评价属于水平性评价，又兼有鉴定性评价的某些特征，可以根据评价的性质和目的，围绕构成人群健康各个方面，如致灾因素、人群脆弱性、安全措施脆弱性等进行识别和分析评价。相关主体越不易遭受公共卫生风险、抵抗风险的能力越强，获取外部有效救援的能力越强，其脆弱性就越低；反之越高。

第四节 社区风险分析技术

针对社区公共卫生风险分析技术主要包括发生可能性分析、后果严重性分析与脆弱性分析三个方面。

一、发生可能性分析

对大型活动、自然灾害和事故灾难所造成的传染病、中毒、意外伤害及其他次生、衍生的公共卫生风险，可结合事件背景、各类监测信息、历史事件及其危害等，对风险发生的可能性进行分析。可按照发生可能性的大小，分为极低（A）、低（B）、中等（C）、高（D）、极高（E）五个等级，并可根据需要进行赋值（如分别对应1～5分），见表5-1。

表5-1 风险可能性属性的度量

级别	说明	描述
A	基本不可能发生——极低	评估范围内未发生过，类似区域/行业也极少发生
B	较不可能发生——低	评估范围内未发生过，类似区域/行业偶有发生
C	可能发生——中等	评估范围内发生过，类似区域/行业也偶有发生；评估范围未发生过，但类似区域/行业发生频率较高
D	很可能发生——高	评估范围内发生频率较高
E	极可能发生——极高	评估范围内发生频率极高

二、后果严重性分析

对大型活动、自然灾害和事故灾难的公共卫生后果严重性分析，可从风险影响的地理范围、波及的人口数、所造成的经济损失、对人群健康影响的严重性、对重要基础设施或生态环境系统的破坏程度、对社会稳定和政府公信力的影响、对公众的心理压力等方面考虑，大型活动还应考虑风险对该活动的顺利举办可能造成的负面影响等。可按照其后果严重性的大小分为极低、低、中等、高、极高五个等级，并可根据需要进行赋值（如分别对应1～5分），见表5-2。

表5-2 风险后果属性的度量

级别	说明	描述
1	影响很小——极低	无伤亡，财产损失轻微，不会造成不良的社会舆论和政治影响
2	影响一般——低	造成3人以下死亡或10人以下重伤，现场处理（第一时间救助）可以立刻缓解事故，中度财产损失，有较小的社会舆论，一般不会产生政治影响
3	影响较大——中等	造成3人以上10人以下死亡或10人以上50人以下重伤，需要外部援救才能缓解，较大财产损失或赔偿支付，在一定范围内造成不良的舆论影响，产生一定的政治影响
4	影响重大——高	造成10人以上30人以下死亡或50人以上100人以下重伤，严重财产损失，造成恶劣的社会舆论，产生较大的政治影响
5	影响特别重大——极高	造成30人以上死亡或100人以上重伤，巨大财产损失，造成极其恶劣的社会舆论和政治影响

注：1. 本表所称的“以上”包括本数，所称的“以下”不包括本数。

2. 风险后果中死亡人数、重伤人数的确定是参照《生产安全事故报告和调查处理条例》（国务院令第493号）进行描述的；若其他行业/领域对后果严重性有明确分级的，可依据相关规定具体实施。

三、脆弱性分析

对大型活动、自然灾害和事故灾难的脆弱性分析包括风险承受能力和风险控制能力的分析，可从人群易感性、公众心理承受力、公众公共卫生意识和自救互救能力、医疗救援能力、技术储备、卫生资源及其扩充能力、公共卫生基础设施、生活饮用水、食品供应、卫生应急能力等方面考虑。脆弱性分析包含两方面核心内容，分别是风险承受能力和风险控制能力。

风险承受能力包括系统自身承受能力和社会心理承受能力等，其基本分析步骤包括：

① 明确受影响对象。根据风险识别阶段的分析结果，明确某一风险可能影响的具体对象，包括受影响的人群、设施、系统、环境等。

② 分析各类受影响对象的风险承受能力。通过各类情况分析报告、专家会商和专项调研等方式，分析各类受影响对象的物理属性、心理属性等特点，判断其风险承受能力的大小。例如，对人群的公共卫生事件风险承受能力可从心理素质、防灾应急知识、经济能力等方面进行分析；对设施的风险承受能力可从抗外力能力、安全设施是否充分等方面进行分析。

风险控制能力可从以下几个方面进行分析：

① 常态管理水平：包括安全管理规章制度的建设和执行情况、设施设备运行水平、工程技术措施落实情况以及预测预警能力等；

② 应急管理水平：包括应急组织体系、应急预案、应急处置能力、应急资源保障水平（人力、物力、财力、技术水平）、应急恢复能力等；

③ 宣传教育培训：包括对系统内部人员日常安全教育培训和对周边民众开展应急常识宣传教育；

④ 其他。

第五节 社区风险评估技术

一、快速风险评估

当确认某一事件属实并认为该事件可能引发紧急的公共卫生风险时，就必须开展风险评估，确定其公共卫生影响。根据可用的信息的质量和完整程度，组建风险评估团队。快速风险评估应首先确定需要回答的主要风险问题，以助于界定风险评估范围、确保全面收集风险评估所需信息。同时，清晰明确的风险评估问题也有利于在风险评估时确定优先开展的行动。

突发公共卫生事件中需要回答的首要问题是“事件的公共卫生风险是什么”（例如，在特定地点暴露于特定危害的风险是什么，或特定人群在特定时间的风险是什么）。围绕上述问题，常常要回答：

① 如果不采取控制措施，暴露于危害的可能性有多大？

② 如果某事件发生，造成的公共卫生后果是什么？

风险问题可以基于一系列场景假设，如：

① 在现有情况下，事件发生的公共卫生风险是什么？

② 事件播散到相邻社区的公共卫生风险是什么？

③ 事件影响多个社区（区，县）的公共卫生风险是什么？

当收集并整理好快速风险评估的问题后，则需要社区借助于卫生部门或专业机构开展定量的风险评估，如危害评估、暴露评估、风险描述等。这些定量的风险评估则需要采用专业的方法与技术，下一小节将介绍较为常用的风险评估分析方法。

二、风险评估常用分析方法

日常风险评估多采用专家会商法，确定风险等级一般不采取评分的形式，而是由专家根据工作经验以及历史监测数据等相关资料综合分析评价后直接确定风险的等级。如采用风险矩阵法，可分别对各风险发生的可能性和后果严重性进行评分，计算出各风险的风险分值。根据风险分值对风险进行等级划分，确定风险级别。如采用分析流程图法，则可根据事先已经确定的分析流程，在尽可能全面收集、汇总和分析相关信息的基础上，对每个风险要素进行选择和判断，最终较为直观地确定风险级别。在突发事件公共卫生风险评估工作中，常用的分析方法有以下几种。

（一）专家会商法

专家会商法是指通过专家集体讨论的形式进行评估。该评估方法依据风险评估的基本理论和常用步骤，主要由参与会商的专家根据评估的内容及相关信息，结合自身的知识和经验进行充分讨论，提出风险评估的相关意见和建议。会商组织者根据专家意见进行归纳整理，形成风险评估报告。

该方法的优点是组织实施相对简单、快速，不同专家可以充分交换意见，评估时考虑的内容可能更加全面。但意见和结论容易受到少数“权威”专家的影响，参与评估的专家不同，得出的结果也可能会有所不同。

（二）德尔菲法

德尔菲法是指按照确定的风险评估逻辑框架，采用专家独立发表意见的方式，使用统一问卷，进行多轮次专家调查，经过反复征询、归纳和修改，最后汇总成专家基本一致的看法，作为风险评估的结果。

该方法的优点是专家意见相对独立，参与评估的专家专业领域较为广泛，所受时空限制较小，结论较可靠。但准备过程较复杂，评估周期较长，所需人力、物力较大。

（三）风险矩阵法

风险矩阵法是指由有经验的专家对确定的风险因素的发生可能性和后果的严重性，采用定量与定性相结合的分析方法，进行量化评分，将评分结果列入二维矩阵表中进行计算，最终得出风险发生的可能性、后果的严重性，并最终确定风险等级。风险矩阵见表 5-3。

表 5-3　风险矩阵——风险等级

风险等级		后果				
		1	2	3	4	5
可能性	A	低	低	低	中	中
	B	低	低	中	中	高
	C	低	中	中	高	极高
	D	中	中	高	高	极高
	E	中	高	高	极高	极高
图例：□低风险　中风险　高风险　极高风险						

该方法的优点是量化风险，可同时对多种风险进行系统评估，比较不同风险的等级，便于决策者使用。但要求被评估的风险因素相对确定，参与评估的专家对风险因素的了解程度较高，参与评估的人员必须达到一定的数量。

（四）分析流程图法

分析流程图法是指通过建立风险评估的逻辑分析框架，采用层次逻辑判断的方法，将评估对象可能呈现的各种情形进行恰当的分类，针对每一类情形，梳理风险要素，逐层对风险要素进行测量和判别，分析评估对象或情形的发生可能性和后果的严重性，最终形成风险评估的结果。

该方法的优点是预先将不同类型事件的相关风险因素纳入分析判别流程，分析过程逻辑性较强。一旦形成逻辑框架，易使参与人员的思路统一，便于达成评估意见。但该方法在形成分析判别流程时，需要较强的专业能力和逻辑思维能力。

对于专题风险评估，如大型活动、自然灾害和事故灾难，可组织专家对风险的发生可能性、后果严重性和脆弱性进行定性或定量分析。

×年×月×地区突发事件公共卫生风险评估报告（行政版）

一、前言或概述

简要描述风险评估的背景信息、识别出的主要风险、建议措施等。有关事件信息的背景资料可尽量采用图表的形式进行简要的展示。

在前言或概述部分也可根据需要简要交代评估的时间、使用的方法、参与评估的专家（可附专家名单）等。

二、识别出的风险及其等级评价

（一）识别出的风险

按照风险等级或风险大类，顺序列出识别出的主要风险。

（二）风险等级及其评估依据

针对所识别出的主要风险，说明其风险等级，并简要描述评估的主要依据。

三、风险管理建议

针对各主要风险的评估结果，提出风险管理的建议。

另一种可行的办法是直接将风险管理建议置于各项风险的评估结果之后。

附：评估专家一览表（姓名、工作单位、职称、专业）

第六章
突发公共卫生事件监测预警技术

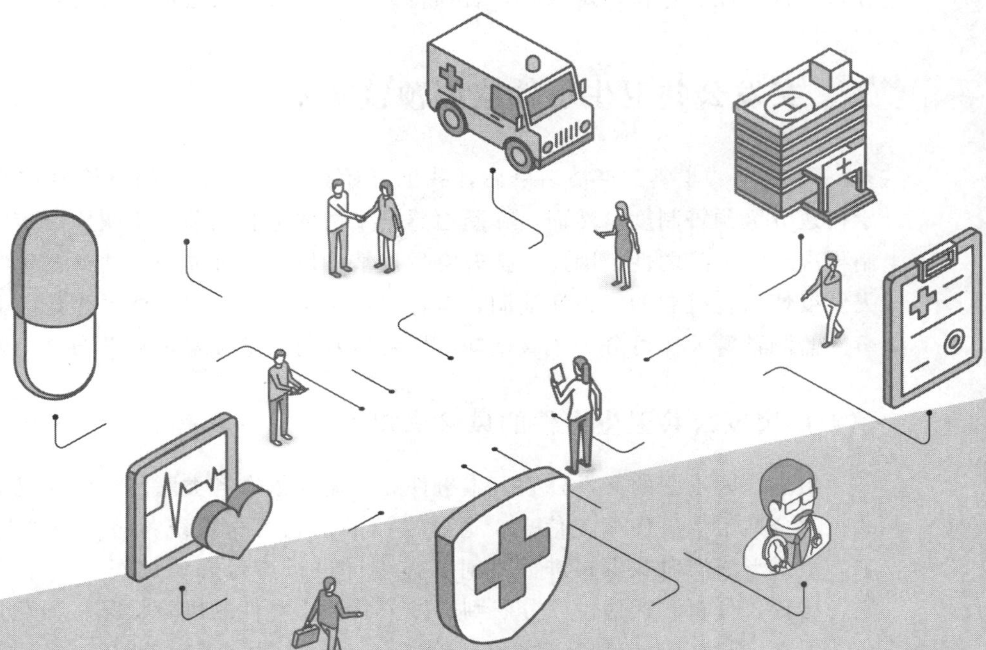

突发公共卫生事件特别是新发传染病的防控已成为社区网格员公共卫生管理的重要职责之一，其应对模式已由被动应对逐步转变为主动防御，这就需要对突发公共卫生事件进行有效的监测与早期预警。这项工作需要在政府、职能部门、专业机构和社区等多方构成的完整体系下运作。因此作为社区网格员需了解监测预警的内容、方法与具体实施步骤，并结合网格员自身的特点与现代化手段构建监控、排查与上报的基层防控网络。本章将从监测预警的概念与实施步骤出发，结合涉及的典型技术与方法，通过设计与构建一个典型的监测预警系统来介绍突发公共卫生事件的监测预警内容，最后结合新冠疫情的形势分析网格员在监测预警中发挥的作用并展望其未来发展趋势。

第一节 突发公共卫生事件监测预警理论

一、突发公共卫生事件监测预警概念

突发重大公共卫生事件监测预警是指由专门机构和专家依据获得的监测信息合理判断突发重大公共卫生事件是否会发生，何时、何地发生，在何人群中发生，并估计发生的规模和严重程度。实践证明，有效的监测预警在突发重大公共卫生事件防治中具有良好的卫生经济学效果，具有低投入、高回报的特征，能在一定程度上把突发重大公共卫生事件控制在萌芽，极大地降低危害程度。预警的基础是对监测信息的科学分析，预警往往存在一定风险，若预警失败，则可能会造成不可逆转的严重后果。

二、突发公共卫生事件监测预警实施

2003 年“非典”疫情结束后，我国开始推进突发事件应急管理体系建设，致力于构建分级预警制度。然而，在新冠感染疫情的考验面前，不明原因传染病的预警机制再次暴露出脆弱性。因此，提升突发疫情的风险管理能力，要针对现实问题，补齐突发疫情预警机制的短板和漏洞，有针对性地推进公共卫生体系建设。突发公共卫生事件监测预警大体可分为风险认知、风险研判与风险预警信息发布三个阶段。

（一）突发公共卫生事件的风险认知

出现原因不明的突发公共卫生事件后，需要依靠各类医院和医疗机构，提供分散的突发公共卫生事件相关信息，通过专门的信息报送系统，向上级单位报告事件信息，汇集形成实时数据，进而针对具体事件进行流行病学调查，对相关病例进行搜集、比较、分析和评估，充分研判突发公共卫生事件的风险状况。突发公共卫生事件的风险认知需要运用监测技术手段，获取突发公共卫生事件传播的关键证据，这个过程具有很强的专业性，需要坚持专业化原则。

（二）突发公共卫生事件的风险研判

通过网络监测获取突发公共卫生事件信息后，需要判断突发公共卫生事件的风险，包括直接危机、关联危机和潜在危机。风险研判既依赖于对事件进行监测和分析获得的事实信息，也要考虑具体情境下事件发展的基本趋势。对于突发传染病来讲，风险研判需要建立整合性议事平台，邀请不同领域专家参加，形成集体审议机制，发挥同行评议的作用，实现不同主体的知识协同，避免由于个人因素导致误判。基于事件监测获取的信息，专家组经过集体讨论，对突发疫情及风险作出综合性判断，为政府决策提出建议或方案。

（三）突发公共卫生事件的风险预警信息发布

应对突发公共卫生事件，需要根据专家对风险的判断，由政府综合考虑多元目标诉求，确定是否发布风险预警。如果突发公共卫生事件的监测、分析、风险判断主要由专家承担的话，那么，突发疫情的信息发布则可坚持政府主导的原则，根据疫情风险的强度及影响范围，建立分级预警机制。对于重大突发疫情，由中央政府发布预警信息；区域性、中低度风险的疫情由地方政府做出决定。

第二节 突发公共卫生事件监测技术

一、突发公共卫生事件监测的内容与分类

突发公共卫生监测中疾病监测是基本的预防和控制活动之一，任何一项有组织的公共卫生实践或疾病预防控制活动，从总体而言，都必然包括监测、干预（卫生服务或者预防控制措施）以及卫生学（流行病）研究三个组成部分。通过监测，可以描述疾病负担，识别疾病的暴发和流行，确定疾病预防重点，制定和评价预防控制策略、措施及其效果，并为深入研究提供线索，建立验证研究假说，因此，有效的疾病预防和控制依赖于疾病的监测。可以说，无论是整个世界还是一个国家，抑或是一个区域，如果缺乏良好的监测体系和监测工作，任何疾病的预防、控制都无法有效地开展，更难取得成功。疾病监测是指有计划地、连续地并系统地收集、整理、分析和解释疾病在人群中的发生及影响因素的相关数据，并及时将监测所获得的信息及时发送、反馈给相关的机构和人员，用于疾病预防控制和措施的制定、调整和评价。

这一定义反映了疾病监测的三个最基本的要素，即：

① 连续、系统地收集相关疾病的数据和资料；

② 汇总、分析、解释和评价所收集的数据和资料使之成为可用的信息；

③ 及时将监测信息发送给相关机构和人员，这些人员应包括使用监测信息决策的机构和人员及处于检测系统中不同层次的参与者，此外，还应将监测信息以一定的方式向公众发布。

上述三个要素中任何一个要素的缺失都不能构成一个完整、有效的监测系统或监测活动。通常按照采取方式的不同公共卫生事件监测可分为以下几种。

（一）被动监测（passive surveillance）

由责任报告人（如医护人员）按照既定的报告规范和程序向公共卫生机构（如县、区级疾病预防控制机构）常规地报告监测数据量和资料，称为被动监测。我国的法定传染病报告系统即属于被动监测，这种监测方式的缺点是漏报较为严重，报告完整性差。

（二）主动监测（active surveillance）

根据疾病预防控制工作的特殊需要，由公共卫生人员定期到责任报告单位收集疾病报告、进行病例搜索并督促检查报告质量的监测方式或监测系统，称为主动监测。主动监测多建立在被动监测基础上，是为保证报告的完整性而开展的强化监测活动。一般情况下，在开展主动监测的同时，还要求责任报告单位和人员进行“零病例”报告。如消灭脊髓灰质炎的过程中，为保证发现所有的脊髓灰质炎病例，除要求医务人员常规报告急性弛缓麻痹（AFP）病例外，还需要县级疾病预防控制机构定期到医疗机构进行病例搜索，并对病例报告工作进行检查和督导。这种监测方式有利于提高报告的完整性，减少漏报，但监测成本比较高。

（三）病例为基础的监测（case-based surveillance）和事件为基础的监测（event-based surveillance）

前者是指监测过程中收集每一例特定传染病例信息，如新冠感染病例监测、麻疹监测、SARS监测等均属于此类监测方式。后者不是以病例为单位进行报告，而是以一宗特定的公共卫生事件，如一起食物中毒或疾病暴发等聚集性不良健康事件为单位进行报告。

（四）社区为基础的监测（community-based surveillance）

以社区为基础的监测是对监测系统所覆盖的社区内发生的所有特定传染病（或其他健康事件，如出生、死亡）进行报告与收集。疾病暴发或发生灾害时，往往需要启动社区监测。如在新冠感染疫情预防处置期间，我国就启用了以社区为基础的监测活动，在疾病可能散播的地区内以社区为单元开展病例搜索、人员统计、疑似报告、确诊人员居家隔离等措施。

（五）医院为基础的监测（hospital-based surveillance）

以医院为基础的监测是指监测系统报告和收集的病例是到医疗机构就诊的病例。这种监测方式一般存在明显的病例漏报，特别是轻型病例漏报较多，法定传染病疫情报告系统即属于此类。

（六）实验室监测（laboratory-based surveillance）

实验室监测是指按照一定的规范收集、上报传染病实验室检测数据和资料（如血清学、分子标志物、病原分离或鉴定结果等）。实验室监测可形成独立的监测体系，进行数据的上报和收集。但多数情况下，我们把实验室监测网络作为特定传染病监测系统的一部分来开展监测工作，如某些国家艾滋病（HIV）感染者监测一般是以实验室监测为主体，往往只报告实验监测结果，而病例的其他信息不需要报告。我国目前建立的麻疹监测系统则要求对报告病例进行实验室诊断并报告监测结果。

（七）哨点监测（sentinel surveillance）

哨点监测是指通过随机或者非随机的方法选取一定数量的报告单位或报告作为监测哨点，进行特定传染病报告的监测系统。如我国的艾滋病（HIV）感染高危人群监测、新冠感染定点医院监测等都属于这种监测。国外较为典型的是“流感”监测，如美国在全国选取 260 个诊所与公共卫生当局签订合同，按照统一的要求，每周报告就诊人员和流感病例。欧洲的一些国家如比利时等国，没有传染病报告的相关法律与规定，不实行传染病普遍报告，而是由哨兵医生或者诊所、医院进行传染病报告。这种监测方式费用较低、报告质量容易得到保证。如果哨点布局合理，能较好地解决代表性（人口、地域、卫生状况、医疗资源等方面）的问题。使用哨点监测获得的数据，不但可以描述疾病的变化趋势，探测暴发和流行，还可推算总体发病水平，满足实行普遍报告和常规监测系统的主要功能。但是这种方式对于那些列入消灭或者消除目标的传染病、必须实行普遍报告以判断疾病传播是否已被阻断、需要采取及时隔离病例等控制措施的传染病、需要尽可能发现和报告所有病例的传染病，如新冠感染，就不适宜采用哨点监测的方式。

二、突发公共卫生事件监测的现代化技术与手段

传统的突发公共卫生监测信息采集方法主要有两类：一类是半信息化数据采集，如人工填写电子表格，利用电子邮箱或者通信软件报告数据；另一类是依托卫生系统或相关行政部门设立的信息化数据平台采集，如疾病监测信息报告管理系统、医院电子病历系统等。新型的突发公共卫生事件监测大致可分为实验室检测分析技术、流行病学与卫生统计学分析技术、互联网监测技术与公共卫生大数据监测技术等几类。

（一）实验室检测分析技术

实验室检测分析技术为公共卫生监测提供的服务主要体现在传染病等疾病的诊断识别上，现代检测方法主要有三大类：分子生物学检测、免疫学检测和生物传感器法检测技术。

分子生物学检测主要有核酸杂交技术、基因芯片技术（又称 DNA 芯片、DNA 微阵列技术）、聚合酶链反应技术（PCR）以及基因芯片技术与 PCR 技术的结合等。

免疫学检测主要有血清凝集技术、乳胶凝集实验、荧光抗体检测技术、协同凝集试验、酶联免疫测试技术和免疫磁珠分离技术等。

生物传感器法检测技术主要是流式细胞术，目前在食物微生物的检测中应用广泛。

（二）流行病学与卫生统计学分析技术

流行病学与卫生统计学分析技术是公共卫生监测最常用的数据分析方法，主要有描述性分析、推理分析和预测预警分析。

描述性分析适用于大多数监测资料，在监测数据的日常监控和报告中尤其重要。经常用到的描述性分析参数有频数（计数）、率、比例和集中趋势、95%置信区间等。描述性分析涉及的分析方法有 Z 检验、t 检验、方差分析、卡方检验等。

推理分析可以进行混杂因素的控制和纵向数据的多因素分析，此外，其获得的分析结果具有较强的政策说服力。

预测预警分析主要涉及数学模型和算法的应用，如隐马尔科夫模型、贝叶斯网络建模等。

（三）互联网监测技术

常用的互联网监测技术涉及 Web 信息采集技术、网络调查、RSS 技术（丰富站点摘要）和搜索引擎技术等，这些技术旨在利用互联网中专业机构发布的信息与海量网络信息进行突发公共卫生事件监测。从 2008 年开始，中国疾控中心疾病控制与应急处理办公室启动了互联网公共卫生相关信息检索的服务，检索范围包括卫生官方网站信息、电子期刊、谷歌和百度的关键词、国内各大论坛等。广州市疾控中心受 WHO 的资助开通了公共卫生媒体监测平台，此平台可在短时间内完成全球 1000 个以上的主流中文新闻媒体网站的监测，平台主要发布公共卫生事件新闻和预警及健康相关新闻。

（四）公共卫生大数据监测技术

大数据是互联网时代出现的一个专有名词，指的是通过数据库软件工具对互联网数据进行分析、存储、管理的超大规模数据集合，利用大数据中的高速捕捉和分析技术，专家能够把众多数据中有价值的信息提炼出来，应用到各个方面。目前公共卫生应急领域的大数据监测主要采用的是大数据技术和大数据思维。公共卫生大数据主要包括以下内容。

① 疾病预防控制中心产生的数据。如传染病预防与控制、慢性病防治管理、免疫规划、健康风险监测、精神疾病管理等数据。专科疾病防治机构产生的结核病防治、职业病防治等数据。

② 卫生监督机构产生的数据。如卫生计生监督机构与人员信息、卫生行政许可与登记数据、卫生计生监督检测与评价数据、卫生计生监督检查与行政处罚等数据。妇幼保健机构产生的产前保健、产时保健、产后保健、出生医学证明、儿童健康体检、新生儿访视等数据。

③ 健康教育机构产生的数据。如教育机构管理、教育对象管理、健康教育资料管理、健康教育计划、指导与评估等数据。

④ 医疗急救机构产生的数据。如急救资源管理、急救事件管理、120 调度管理等数据。

⑤ 血液管理机构产生的数据。如采血统计信息、供血统计信息、献血者个人信息、献血过程信息、血袋信息、用血明细、血站库存统计信息、采供血信息月报表、采供血信息日报表等数据。

⑥ 计划生育服务机构产生的数据。如家庭成员信息、已婚育龄妇女信息、妊娠信息、生育信息、孕育情况信息、生殖健康信息、成员流动信息、计划生育技术服务、奖励扶助、计生证件等数据。

基于公共卫生大数据进行突发公共卫生事件监测是重要的科技发展趋势，基于国家传染病与突发公共卫生事件网络直报系统产生的传染病监测数据，结合电子病历、电子健康档案、全员人口库，借助网络信息处理技术、文本挖掘技术、GIS、遥感技术以及数据挖掘技术等对医疗数据、病原监测数据、地理信息、互联网信息等进行关键数据提取，建立动态自动监测预警模型，实现对传统传染病/新型传染病暴发的早期智能预警。在传染病控制方面，公共卫生大数据提供了传染病从产生、发展到治愈的全过程监测，通过大数据分析有利于筛选传播源、传播途径、传播人群控制、传染病治疗等的关键信息，为有效控制疫情提供决策支持。基于全球定位系统和健康危险因素监测数据，分析患者到过的场所，确定其时空轨迹，利用关联算法、神经网络等大数据技术分析患者的时空轨迹，查找传播源、传播途径关键信息。疫情发生后，通过对病人的电子病历、电子健康档案、监测设备等数据进行智能筛选，挑选出病情好转的病人资料，为疫苗和药物研发部门提供迅速而有用的参考。

除了上述几类技术外，近几年物联网与智慧社区的发展也为突发公共卫生事件的监测提供了新的途径与方式。物联网是 21 世纪逐渐发展起来的关于互联网、传统电信网等的信息承载体，主要是将独立运行的万物实体连接在一张网络平面上，这个无线网络既可以超越时间，更可以跨越空间，并且网络中的连接设备可以成百上千，其范围可以囊括人们生活活动的绝大部分，比如家庭、办公、购物、娱乐、医疗健康等。物联网这一强大的网络可以随时随地将人与人、人与物、人与机互通，促进实现现实世界数字化的进程。智慧社区是充分利用物联网、云计算、移动互联网等高新信息进行技术集成的模式，为社区居民提供了一个安全、舒适、便利的现代化生活环境，是未来社区发展的趋势。智慧社区基于信息数字化技术，将社区管理与社区服务结合为一体，从而形成一种全新的社区管理模式。简而言之，智慧社区就是万物相连的物联网与社区管理平台以及大数据信息的叠加。智慧社区中覆盖的物联网，可以对社区内异常信息进行实时的感知，如社区患病人员异常监测、社区卫生站流量异常监测等。

第三节 突发公共卫生事件预警技术

一、突发公共卫生事件预警内容

突发公共卫生事件预警，是指收集、分析、评估相关信息资料，按照突发公共卫生事件的发生、发展规律和特点，评估可能的危害程度和发展趋势，在事件发生之前或早期发出警报，以便及时做出反应，避免或减少事件的损害。预警的制度功能在于事先预防，即力求防患于未然，这是公共卫生领域长期历史经验的凝结。公共卫生事件不仅会严重威胁公众健康和生命，也会沉重打击社会秩序和经济发展。如能事先预防公共卫生事件，避免其发生，代价将远远小于事后去控制和补救。特别像SARS和新冠感染这样的重大疫情，及时预警至关重要，因为公共防疫存在黄金窗口期，即在流行病以零星个案或小范围聚集发生的初始阶段，及时采取“早发现早隔离”等措施即能扼制其发展；这个时间窗口一旦错过，原本有效的防疫手段就可能变得无效。当感染人数呈指数级剧增之后，做出有效应对的难度和成本也将随之剧增。正是基于此认识，我国《突发事件应对法》《传染病防治法》和《突发公共卫生事件应急条例》都明确规定了“预防为主”的原则。

就法理而言，要全面准确地把握预防原则，有必要区分损害预防（prevention）与风险预防（precaution）。损害预防指对可预见的未来损害，事先防范重于事后补救，强调的是运用既有知识和经验，提前采取措施以避免或控制未来将要发生的损害；风险预防则特指对风险，即未来可能发生的不利后果，“安全好过后悔（better safe than sorry）”，强调的是，根据当下并不充分的知识和信息，即使不能完全确定，也最好及时采取防范措施以避免或降低风险。公共卫生法上的预防，长期以来更偏损害预防，对风险预防重视不够。例如，预防医学上所谓三级预防，即预防接种等病因预防、早发现早诊断早治疗的临床前预防和预防并发症等临床预防，严格说来，均是损害预防意义上的预防。在我国，直到2003年SARS之后，风险预防的意识才有了明显提升。体现在立法上，如我国《传染病防治法》在2004年修订时引入了预警制度；卫生部还颁布了《突发事件公共卫生风险评估管理办法》。就实践而言，我国原卫生部曾在SARS之后的数年里坚持发布食品卫生“预警公告”，中国疾控中心也多年坚持在其主办的《疾病监测》上逐月发布《中国大陆需关注的突发公共卫生事件风险评估》。

二、突发公共卫生事件预警的主要方法与技术

突发重大公共卫生事件预警的方法可以分为专家预警类、统计模型类、信息技术及其他类。这些预警方法并非相互独立、毫无关联的，而是取长补短、相互配合的。目前突发重大公共卫生事件预警的领域主要集中于重大传染病，如艾滋病、鼠疫、甲型 H1N1 流感、麻疹等，其他如职业中毒、环境污染、食品安全等领域的预警相对缺乏，显示出突发重大公共卫生事件预警的不均衡性。

（一）专家预警类

目前我国的突发重大公共卫生事件预警方法的基础是专家预警法，这也是其他预警方法的基础，且经过多年的实践，显示出其无可替代的重要性。专家依据获得的监测信息，结合其专业知识、丰富经验，合理判断突发重大公共卫生事件是否会发生，何时、何地、何人群中发生，并估计发生的规模和严重程度。专家预警法已经较大规模地应用于突发重大公共卫生事件预测、预警中，并且已经根据专家预警法的经验，通过计算机形成自动化预警。如国家突发性公共卫生信息统计分析系统就是通过专家对国家突发事件预警信息统计分析中心收集到的国际、国内数据进行综合分析，以便于及时发布预警信息。

（二）统计模型类

统计模型法是目前应用最为广泛的预警突发重大公共卫生事件的方法，并在局部领域取得了一定效果。预警模型众多，如灰色模型 GM(1,1)、贝叶斯推理模型、发病率衰减指数调整模型、回归残差模型、演化博弈模型、时间序列模型等。其中灰色模型 GM(1,1) 可以预警异常数据发生时间、大小，由于它对分析数据的要求较低，即使无典型分布数据也能预警，且计算过程简单，是目前应用范围较广、预警效果较好的方法之一。

突发重大公共卫生事件在发生前能供我们研究的信息量往往非常少，且模糊。灰色模型 GM(1,1) 正是针对这种类型的数据而发展起来的一种预警方法，它通过对这些稀少而朦胧不清的信息，建立灰色微分预警模型，以此对事件进行解释或预警。学者利用灰色模型 GM(1,1) 原理建立南宁市常规疫情辅助分析系统，对我国法定传染病进行预警。该系统可自动调用南宁市历年传染病原始数据，根据灰色模型 GM(1,1) 原理得出该传染病的模型方程及计算预期值，当某段时间内实际值超过预期值时，该系统会发出警报。埃博拉病毒于 2014 年 3 月在西非暴发，疫情主要集中在利比里亚、塞拉利昂及几内亚等重灾区。截至 2016 年 1 月，WHO 发布的数据显示，此次西非埃博拉疫情累计导致超过 1.13 万人死亡，确诊和可能感染

病例超 2.85 万例。西非埃博拉疫情给世界带来了前所未有的公共卫生挑战。贝叶斯推理模型是较早对西非埃博拉疫情进行预警的模型之一，有学者根据世界卫生组织动态发布的埃博拉疫情数据，采用贝叶斯推理模型预警几内亚、塞拉利昂、利比里亚的埃博拉暴发情况，并与接下来数周实际疫情进行对比，结果该贝叶斯推理模型准确预警几内亚和塞拉利昂的疫情变化，却高估了利比里亚的发病率和死亡率。贝叶斯推理模型发展于经典的统计归纳推理——估计和假设检验，与经典统计归纳推理方法注重以往记录的信息相比，贝叶斯推理在操作时不仅要依据当前所收集的样本信息，而且还要根据推理者积累的有关经验和知识，因此贝叶斯推理模型往往比单纯的统计模型更有优势。另一个较早预警西非埃博拉暴发情况的模型是发病率衰减指数调整模型。该模型的数据来源于世界卫生组织动态发布的埃博拉疫情公告，采用几内亚、塞拉利昂、利比里亚和尼日利亚的累积发病率及死亡数量，建立数学模型，评估西非疫情控制的程度，并评估潜在的增长模式对疫情流行的影响。

在统计模型中，还有一个非常重要的方法就是回归残差法。学者利用国家疾病监测信息报告管理系统历史数据，运用回归残差法建立麻疹暴发预警模型，对四川省南充市麻疹 2007 年突发重大公共卫生事件做回顾性预警分析。结果回归残差法预警模型预警麻疹突发重大公共卫生事件灵敏度为 83.33%，特异度为 37.50%，阳性似然比为 1.33，阳性预警值为 40.00%。

（三）信息技术及其他类

现代信息技术高速发展，已经广泛应用于预警突发重大公共卫生事件中。如学者基于数据仓库开发的突发重大公共卫生事件预警预报系统。该方法将气象因素用于预警预报，挖掘出气象因素和疾病暴发的关系并据此实现预警预报。此外还有学者采用灰色马尔可夫预警模型结合数据仓库技术建立了一个具有普适性的预警系统，通过对数据仓库中的前期数据的相关分析，构建该病例的状态转移矩阵，通过数学运算公式进行下一状态内该疾病发病人数的预警。将预警数据以过程线图的形式表示出来，以方便管理人员分析决策。

其他预警方法还有“3S”技术［遥感技术（RS）、地理信息系统（GIS）、全球定位系统（GPS）］、危害分析和关键控制点（HACCP）模型等。值得注意的是 HACCP 模型原是用于食品安全生产的一套控制体系，目的是确保宇航员的饮食安全。HACCP 模型核心是 7 个基本原则：确定工艺流程，分析潜在危险物质；确定流程中易出问题的关键点；针对关键点明确预防措施；建立相对独立的监测体系；确定校正方法；系统地管理档案；最后是建立检验程序。有学者构建了基于 HACCP 原理的突发重大公共卫生事件预警和应对模型，根据 HACCP 体系的 7 个原则提出：确定突发重大公共卫生事件的发生过程；明确过程中易于控制的关键环节；针对关键环节明确预防措施；对关键环节进行监测；确定校正方法；有效地管理档案；对整个过程进行检验。基于 HACCP 原理的突发重大公共卫生事件预警模型，试图找到一个规范、统一、适用性强的突发重大公共卫生事件预警模型，以提高突发重大公共卫生事件预警效率和效果，对学术界具有一定的启迪作用，但可惜该模型未见应用于突发重大公共卫生事件预警的报告，其预警效率和效果如何，仍有待进一步研究。

第四节 监测与预警系统构建与实施步骤

一、完整监测系统设计与实施

做好设计对于一个监测系统正常运转并实现其预期目标至关重要。监测系统设计一般有以下几个步骤：确定监测目的、明确监测对象与病例定义、确定监测框架及资料来源和报告方式、制定数据分析方案、确定监测信息发布和使用机制、确定监测系统评价方法和评价指标以及监测系统的建立与管理。

（一）确定监测目的

通常疾病监测的目的是掌握疾病的发生、发展规律及其相关因素，为制定预防、控制策略和措施，评价效果提供科学依据。但在实际建立一个监测系统时，如此表述监测目的显得大而无当，过于笼统和模糊。不同的监测系统，其目的是不同的，概括起来疾病监控的目的主要包括几个方面：

① 定量描述或估计传染病的发病规模、分布特征、传播范围，如法定传染病的常规报告系统；

② 早期识别流行和暴发，如麻疹监测的识别；

③ 了解疾病的长期变动趋势和自然史；

④ 对于已消灭（消除）或正在消灭（消除）的传染病，判断疾病或病原体的传播是否被阻断，如在消灭脊髓骨质炎过程中，开展急性弛缓性麻痹病例监测；

⑤ 病原学监测：监视病原微生物的型别、毒力、耐药性及其变异，如监测细菌的耐药性、流感病毒的抗原变异、流脑的流行病菌群的变迁等；

⑥ 人群免疫水平监测：通过血清学监测进行人员免疫水平的监测；

⑦ 相关危险因子监测：如动物宿主或病媒昆虫等的密度、季节消长、病原携带率等；

⑧ 评价预防控制策略和措施的效果，如疫苗可预防传染病等；

⑨ 建立和检验传染病流行病学研究假设；

⑩ 进行传染病流行趋势的预测、预报和预警；

⑪ 发现新发传染病。

实际上每一个特定的监测系统，一般并不需要实现上述所有目的。在着手建立一个新的监测系统时，必须审慎地考虑并充分论证监测需求和目的，即到底需要通过监测获得什么信息，这些信息可否从已有的监测系统或其他途径获得，对监测的目的和需求做出清晰和有针对性的界定。同时，还要对监测目的和监测信息获得的难度、经费、人力投入及数据质量进行反复的权衡。一般情况下，监测的目的和需求越多、变量越丰富，则监测系统可接受性越差，数据收集的难度越大，同时成本也越高。此外，还应考虑监测系统是否能够兼顾不同层次公共卫生部门和疾控预防机构的需要。

（二）明确监测对象与病例定义

在设计监测方案时，应根据监测目的、疾病控制目标、资源的可利用性、目标疾病的特征等确定监测对象，即对监测对象的人、时、地、范围和特征加以限定与明确。如脊髓灰质炎监测对象是全国范围内 15 岁以下青少年儿童中发生的所有急性弛缓性麻痹病例。高危人群 HIV 感染监测则是按照一定条件选择娱乐场所女性服务人员或者吸毒人员等作为监测对象和监测入口。

无论是法定传染病的常规报告系统还是特定传染病的监测，都要建立适当的病例定义。制定病例定义是为了保证报告的一致性和可比性。在制定病例定义时，应考虑监测目的、基层诊断条件和能力、疾病控制目标、目标疾病是否具备常见性等因素。

（三）确定监测框架及资料来源和报告方式

监测框架的设计应该根据监测需要和目的进行确认，主要包括以下内容。

① 监测的类型和监测方式：如普遍报告还是哨点监测，被动监测还是主动监测，是人群监测还是危险因素调查，是否需要建立实验室监测网络等。

② 报告的起始点及报告人是谁；是否进行病例的个案追踪，是否需要采集病例的样本。

③ 监测内容及报告卡（表），个案调查表的格式化、标准化。

④ 病理报告和数据传送的及时性要求：是立即报告还是周报或月报。

⑤ 报告方式：计算机网络报告还是人工报告（报告卡、表格），个案报告还是汇总报告。

⑥ 数据报告流程和方式：逐级上报还是直接上传至系统。

⑦ 各级的职责和权限。

除了上述内容外，还应明确对监测信息如何做出反应。如监测系统监测到疾病暴发，应由哪级疾病预防控制机构开展调查和控制，社区应第一时间采取哪些应急措施。

（四）制定数据分析方案

监测数据的分析方案和分析指标在监测方案制定时即应确定，通常是由专业卫生机构或者实验室完成，这项工作对进一步澄清和明确监测需求和目的、确定监测方式非常重要。

（五）确定监测信息发布和使用机制

在监测方案设计时，还应对监测信息分发和常规使用机制做出规定，即监测数据的分析结果分发给谁（人员和机构），原始数据向谁开发，是否以及以何种方式向公众发布监测信息等。监测结果除了向上级和决策机关报送外，还应将监测信息以适当形式向下级和报告人反馈，这对于保持监测工作的可持续性和提高报告质量相当重要。

（六）确定监测系统的评价方法和评价指标

对监测系统的评价内容包括对监测的必要性、监测目的的合理性及是否达到预警目的、监测系统的机构和特性以及运行成本等方面的评价，以便对监测系统和监测工作进行动态的改进。监测系统特性的评价主要从监测系统的可用性（usefulness）、可接受性（acceptability）、灵活性（flexibility）、简易性（simplicity）、敏感性（sensitivity）、阳性预测值（predictive value positive）、代表性（representativeness）、及时性（timeliness）等方面进行。评价包括随时评价和阶段性评价。

（七）监测系统的建立与管理

① 制定监测方案或工作指南。一个监测方案和指南的核心内容应包括：监测目的、病例定义和分类、病例报告要求（方法和程序及原始报告和报表格式）、病例调查和标本采集、数据管理和分析、信息利用（上报、反馈和发布）、监测系统中各级人员的职责和任务、监测系统的质控指标等。数据分析指标在方案和指南中应予以明确。

② 监测哨点或监测人员的确定。如果病例的报告不是法定义务，则应在监测点或者资料的报告机构与监测人员达成报告协议。

③ 监测方案的预试验和修订，应着重考察监测方案的可接受性和可行性。

④ 开展人员培训。

⑤ 监测系统的启动和运转。

二、我国预警制度与预警发布实施步骤

我国《突发公共卫生事件应急条例》要求，县级以上地方政府应当建立和完善卫生事件监测与预警系统，并将“监测与预警”列为卫生事件应急预案的重要内容。着眼于预警机制的运作原理和过程，可从如下关键节点把握我国公共卫生预警制度的基本内容。

（一）基础信息收集

目前我国公共卫生预警系统的信息输入主要来自自下而上的“报告”制度。根据

《传染病防治法》第四十五条的规定，疾病预防控制机构、医疗机构和采供血机构及其执行职务的人员发现甲类传染病患者、病原携带者、疑似患者或者新发传染病、突发原因不明的传染病，以及其他传染病暴发、流行时，应当于两小时内进行网络直报；发现乙类传染病患者、疑似患者或者国务院疾病预防控制部门规定需要报告的乙类传染病病原携带者时，应当于二十四小时内进行网络直报；发现丙类传染病患者时，应当于二十四小时内进行网络直报。《突发公共卫生事件应急条例》第十九条、第二十条还规定了每一报告步骤的具体时限，如图 6-1 所示。

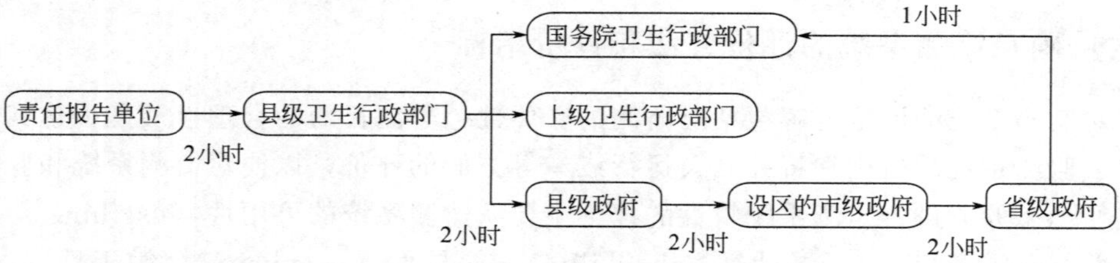

图 6-1　我国疫情报告示意图

也就是说，报告责任者如果通过地方政府系统逐级上报的话，从发现疫情到国务院卫生行政部门接到报告，可在 10 小时内完成；如果通过卫生行政系统上报，则无须“逐级”上报，由一线医疗机构经县级直达国家级卫生行政机关，可在 4 小时内完成。并且，根据《突发公共卫生事件应急条例》第二十二条的规定，接到报告的地方政府和卫生行政部门应在继续上报的同时，对报告事项进行调查核实；这就意味着，相关行政机关虽有查证核实所报疫情的职责，但并不能以查核为由拖延不遵法定时限。社区的突发公共卫生事件的报告可向上级卫生行政部门或辖区政府上报，理论上可在 4 小时内完成。

（二）早期警示

收集到特定信息或收集到的信息显示出特定的特征，即触发早期警示。这一机制的关键在于：设定的预警指标既要足够灵敏以免错失提前干预的机会，同时也要避免过于敏感的误报。在科学知识有限、预警技术不够成熟时很难做到十分精确。从风险预防的角度，对于那些一旦发生将严重危害民众健康和生命、造成社会经济巨大损失的卫生事件，应本着“安全好过后悔”的基本思路，在科学技术允许的范围内，更倾向于增加预警的灵敏性，借助于专业的预警技术进行风险评估。

不同类型的卫生事件，预警指标各有不同。就传染病的早期警示而言，研究者一直在努力寻找量化阈值，即预警界值。我国《突发公共卫生事件应急条例》第十五条规定，“对早期发现的潜在隐患以及可能发生的突发事件”应当及时报告。原卫生部颁布的工作规范，为此报告信息范围提供了具体标准。这些标准虽未使用预警界值这一术语，但在很大程度上与上述预警界值设定原理是一致的，即越是后果严重的卫生事件，设定的门槛越低。这些门槛通常以病例数为依据。非零病例数标准一般与发病的时空特性相结合。有时还会加上出现死亡病例这一标准，如“1 周内，同一乡镇、街道等发生 5 例及以上乙脑病例，或者死亡 1 例及以上”等。值得注意的是，此工作规范对信息报告范围的列举，还包括了新发传染病、不明原因肺炎和群体性不明原因疾病。据此，2019 年新冠疫情在刚开始时传染性并未得以确认，所以在最早阶段不能被认定为新发传染病，但若以部分患者出现了肺炎症状而将其认定为“不明原因肺炎”，就属于一经发现即应报告的范围；如果考虑到一开始也有很多轻症患者并未出现肺炎症状，也可定性为“群体性不明原因疾病”，即在同一社区出现 3 例及以上，即应报告。

（三）早期警示的验证与评估

如前所述，早期警示指标设定由于知识和技术的局限不可能十分精确，加上执行过程中可能出现的偏差失误，早期警示存在着被误触发的可能，有必要进行一定的验证。同时，为了方便操作，早期警示指标设计往往更看重客观指标，尤其是量化标准，但预警的核心在于预测，为此，需要对早期警示信息进行综合评估，即对可能发生事件的性质、规模、影响范围、危害程度等做出科学上合理的推测并立足于相关专业知识和经验给出整体判断。需要特别强调的是，疫情暴发式传播现实要求这种验证和评估只能是快速的，因此预警中的判断只能基于当时现实可得的、科学技术上可接受的信息和证据，而不能等待空想中的完美证据或完全信息。

早期警示信息的验证评估方式主要包括了数据核校、现场调查、专家会商、专题分析、风险评估、影响评估等。如《突发事件应对法》第六十二条规定，在分析突发事件预警信息时，可以“组织相关部门、专业技术人员、专家学者进行会商，对发生突发事件的可能性及其可能造成的影响进行评估”。我国原卫生部发布的《全国不明原因肺炎病例监测、排查和管理方案》对这种快速验证、分析与评估规定较为详细：医疗机构发现符合不明原因肺炎定义的病例后，应立即报告医疗机构相关部门，由医疗机构在 12 小时内组织本单位专家组进行会诊和排查，仍不能明确诊断的，应立即填写传染病报告卡，注明“不明原因肺炎”并进行网络直报；不具备网络直报条件的医疗机构，应立即向当地县级疾控机构报告，并于 24 小时内将填写完成的传染病报告卡寄出。县级卫生行政部门接到不明原因肺炎病例报告后，应于 24 小时内组织县级专家组进行会诊。对明确诊断为其他疾病或明确排除 SARS 和人禽流感的病例，应订正为已明确诊断疾病或“其他不明原因疾病”，并报市（地）级卫生行政部门备案。县级专家组会诊后仍不能明确排除 SARS 或人禽流感的，县级卫生行政部门应立即报告市（地）级卫生行政部门，市（地）级卫生行政部门接到报告后，应于 24 小时内组织专家组进行会诊。市（地）级专家组会诊后，排除 SARS 和人禽流感的，应订正为明确诊断的疾病或“其它不明原因疾病”，并由市（地）级卫生行政部门报省级卫生行政部门备案。市（地）级专家组无法排除 SARS 或人禽流感的，市（地）级卫生行政部门应立即报告省级卫生行政部门，省级卫生行政部门接到报告后，应立即组织省级专家组进行会诊。在各级专家组会诊的基础上，对报告的不明原因肺炎病例均应在发病后 1 个月内订正报告。县级疾控机构接到不明原因肺炎病例报告后，应于 24 小时内对病例完成初步流行病学调查，并及时进行密切接触者登记；接到聚集性不明原因肺炎病例报告后，应立即进行流行病学调查，同时组织对病例的密切接触者进行登记、追踪和医学观察。发现聚集性不明原因肺炎病例后，应立即采集相关标本进行 SARS、人禽流感以及其他传染性呼吸道疾病的实验室检测。

（四）发布预警

我国公共卫生事件根据性质、危害程度、涉及范围划分为特别重大（Ⅰ级）、重大（Ⅱ级）、较大（Ⅲ级）和一般（Ⅳ级）四级。这一分级同时对应着公共卫生事件的四个预警级别，分别用红色、橙色、黄色和蓝色标示，Ⅰ级为最高级别。

1. 预警主体

是否发出以及发出何种级别的预警，应基于相关专业人员的前述技术评估。如我国《突发事件应对法》第六十四条规定，可以预警的公共卫生事件即将发生或者发生的可能性增大时，县级以上地方人民政府应当根据有关法律、行政法规和国务院规定的权限和程序，发布相应级别的警报。这里的“即将发生或者发生的可能性增大时”显然离不开专业判断。《传染病防治法》第五十三条规定，疾病预防控制机构根据传染病监测信息和传染病疫情风险评估结果，向社会发布健康风险提示；发现可能发生突发公共卫生事件，经评估认为需要发布预警的，向同级疾病预防控制部门提出发布预警的建议。疾病预防控制部门收到建议后应当及时组织专家进行分析研判，需要发布预警的，由卫生健康主管部门、疾病预防控制部门立即向同级人民政府报告。同样，这当中的每个过程均有专业人员参与评估。

2. 预警范围

公共卫生预警发出的范围，通常认为应包括负有卫生职责的相关公共部门及受事件影响的目标人群。公共卫生预警首先应发送到负有公共卫生法定职责的各机关和单位。在我国，主要包括了各级政府、卫生行政部门、疾控单位、医疗机构等，视具体情形也会涉及交通管理、出入境检疫、动物检疫等相关部门。这些机关和单位可能各自在自己职责范围内已经掌握了一些零碎、局部的相关信息，但卫生事件的有效应对要求这些部门和机构在有需要时能够打破常规状态下的分工壁垒，进入统一协调行动的响应状态。公共卫生预警也应当及时、准确地向相关公众发出。

3. 预警效力

对法定的预警响应主体而言，预警发出同时意味着赋予责任和授权。一方面，接到预警的公共部门和机构，应当及时按相关预案采取相应的预防、控制措施，如本着“防患于未然”的精神，基于对事态未来发展的预测而展开防备工作。包括但不限于应急设施设备、应急药品器械和卫生防护用品的储备，应急供应或调用渠道安排，人力资源（医护人员和专家）调配、培训及演练等；不及时采取必要的预防控制措施可能构成未完全履责的违法失职。另一方面，以将预测中突发事件扼制在萌芽状态为目标的预防控制措施，有不少内容涉及对民众行动自由的限制，如“关闭或者限制使用易受突发事件危害的场所，控制或者限制容易导致危害扩大的公共场所的活动”，特别是隔离已发现的确诊病人和疑似病人、对密切接触人员进行医学观察、展开紧急流行病学调查并据调查结果控制传染源、切断传播途径、保护易感人群等等直接涉及对公民人身自由的限制，属于“无授权不可为”法律保留范围，突发事件防控部门在采取这些措施时，需要符合法律所规定的适用条件和范围。而我国《突发事件应对法》第六十六条、第六十七条授权相关公共部门采取这些预警响应措施的法定前提条件包括了特定级别的预警发布。

4. 预警解除

在预警发出之后，预警主体仍有义务不断跟踪预警事件的发展变化：对事态和影响不断扩大的事件，预警级别应及时升级；对范围局限、不会进一步扩散的事件，预警级别相应降低；“有事实证明不可能发生突发事件或危险已经解除的”应及时解除警报。

第五节 社区突发公共卫生监测预警

社区网格化监测与预警能够快速、有效地应对公共卫生危机，能够为政府决策提供全面、完整的信息，网格化管理具有持续、动态、实时的特点，利用其监测数据能够为公共卫生危机动态科学决策提供指导。中国传统的公共卫生应急管理体制是一种建立在政治动员基础上的平战转换和部门分割型体制，存在临时性、模糊性、协调不畅等问题。基层社区在公共卫生应急处置联防联控机制方面具有高效动员、综合协调、基层防控等优势。

网格化管理的体系中，将管理对象置于网格单元，并对其日常问题进行处理，相应处理情况能够实时跟进获知。在此机制下，诸多可能导致突发公共卫生事件的隐患都能及时处理。2019 年新冠疫情危机产生后，基层社区积极响应党中央、省、市、区、街道的各级号召，在相关部门指导下迅速建立起危机应急管理指挥机制。各社区在将疫情防控列为最高优先级任务的同时，更以网格为单位对应急管理工作中的各项任务进行分配部署，以网格员为网格单元主体不断“摸实、摸透”网格内部的社会人际关系、民众社交网络、民众沟通状况、社区安全隐患、社区人员往来等社会基本情况，建立起了人际互动交流网络，并通过工作中的交流访谈、入户走访、安全排查等形式不断强化网格内部的网络连接。依靠优化社区网格化管理打赢疫情防控阻击战，实现了以网格为基本单位对网格内的出租屋、公寓楼、宾馆、集体宿舍等进行全覆盖、全掌握，清除疫情防控工作死角。此外，在移动通信网络全覆盖和移动通信设备迅速普及的情况下，民众依靠手机就能够作为网格联系中的节点快速加入网格信息互动中。社区治理作为社会治理的基本末梢单元，与各级政策方针能否真正贯彻落实直接相关。将社区的网格化管理与“大数据”手段相结合，对密切接触者及相关人员做好追踪、管理与居家隔离，对聚集性活动进行有效监测与预警。

在突发公共卫生监测预警中基层社区应充分利用其优势与定位，利用现代化信息等高科技技术，实施全方位、精准高效的社区公共卫生隐患监测预警，并将信息整合、信息共享、统一指挥、单元化管理和互联网等相关理念融合在一起，提升各级部门对突发公共卫生事件的发现和处理时效，实现公民和政府间的双向联通，促进政府与社会间的良性互动。

第七章
突发公共卫生事件信息报告技术

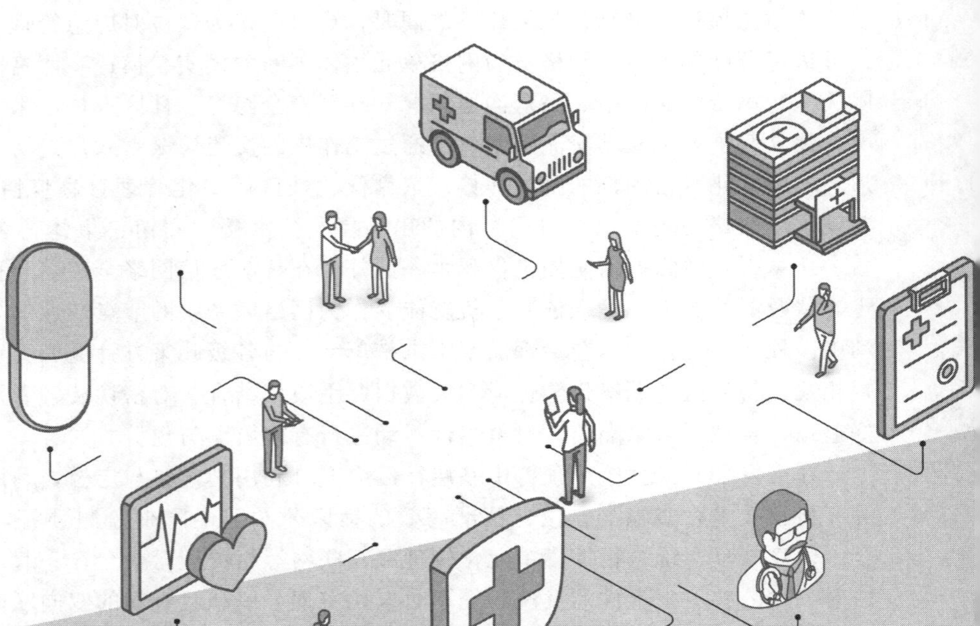

突发公共卫生事件的及时发现，能够保证事件报告工作的质量和资料的及时性、准确性、完整性，及时采取控制措施，防止事件危害的扩散、蔓延，消除突发事件的危害，切实保障人民群众的身体健康与生命安全。突发公共卫生事件信息报告是对突然发生的、直接关系到公众健康和社会安全的公共卫生事件（重大传染病疫情、危害严重的中毒事件、影响公共安全的放射性物质泄漏事件、群体性不明原因疾病，以及其他严重影响公众健康事件）及处置信息的报告。本章依据 2016 年制定的《国家突发公共卫生事件相关信息报告管理工作规范（试行）》的内容和要求，在总结分析近几年突发公共卫生事件相关信息报告工作的基础上，以社区网格员为主体，对突发公共卫生事件信息报告技术做简单梳理。

第一节 突发公共卫生事件信息报告

社区处在服务公众最前沿的位置，是应对突发公共卫生事件的基层战斗堡垒，是第一道防线，要充分发挥社区动员能力，实施网格化、地毯式管理，对于突发公共卫生事件，要第一时间发现，第一时间报告，做到守土有方，守土尽责，及时发现隐患，及时摸排线索，及时报告情况。

一、突发公共卫生事件信息报告概念

信息报告主要是接受公众对突发公共卫生事件的举报、咨询和监督，负责收集、核实、分析辖区内来源于其他渠道的突发公共卫生事件相关信息。信息报告技术在突发公共卫生事件的处置中发挥着重要的作用，是社区应对突发公共卫生事件的重要基础和关键环节，对于及时、准确掌握突发公共卫生事件的动态和发展趋势，提前采取积极有效措施，科学规范实施预防和应对处置工作，具有十分重要的作用。表 7-1 所示为社区网格员疫情防控居民信息填报表。

表 7-1　社区网格员疫情防控居民信息填报表

(一)基本信息填写	
1. 您的姓名(必填)：	
2. 您的手机号(必填)：	
3. 现居住小区名称(必填)：	
4. 详细地址(楼门牌号)(必填)：	
5. 您的身份证号码：	
(二)行程信息填写	
6. 您当前是否在本小区居住;您近期内是否前往过本市以外的地区？(必填)	

续表

(三)健康信息填写	
7. 您是否出现发热/干咳/乏力/连续拉肚子等感冒症状(必填):	
8. 您是否接触过疑似病患/接待来自湖北的亲友(必填):	
9. 您是否知道身边人员有上述情况:	
10. 有上述情况之一的详细描述:	

二、突发公共卫生事件信息报告范围与标准

突发公共卫生事件相关信息报告范围，包括可能构成或已发生的突发公共卫生事件相关信息。在社区层面，报告标准不完全等同于《国家突发公共卫生事件应急预案》的判定标准，而突发公共卫生事件的确认、分级最终需由卫生行政部门组织实施。社区网格员需要熟悉与了解突发公共事件报告范围。

（一）传染病

① 鼠疫：发现 1 例及以上鼠疫病例。

② 霍乱：发现 1 例及以上霍乱病例。

③ 传染性非典型肺炎：发现 1 例及以上传染性非典型肺炎病例或疑似病例。

④ 人感染高致病性禽流感：发现 1 例及以上人感染高致病性禽流感病例。

⑤ 新型冠状病毒感染：发现 1 例及以上新型冠状病毒感染病例或疑似病例。

⑥ 炭疽：发生 1 例及以上肺炭疽病例；或 1 周内，同一社区发生 3 例及以上皮肤炭疽或肠炭疽病例；或 1 例及以上职业性炭疽病例。

⑦ 甲肝/戊肝：1 周内，同一社区发生 5 例及以上甲肝/戊肝病例。

⑧ 伤寒（副伤寒）：1 周内，同一社区发生 5 例及以上伤寒（副伤寒）病例，或出现 2 例及以上死亡。

⑨ 细菌性和阿米巴性痢疾：3 天内，同一社区发生 10 例及以上细菌性和阿米巴性痢疾病例，或出现 2 例及以上死亡。

⑩ 麻疹：1 周内，同一社区发生 10 例及以上麻疹病例。

⑪ 风疹：1 周内，同一社区发生 10 例及以上风疹病例。

⑫ 流行性脑脊髓膜炎：3 天内，同一社区发生 3 例及以上流行性脑脊髓膜炎病例，或者有 2 例及以上死亡。

⑬ 登革热：1 周内，同一社区发生 5 例及以上登革热病例；或首次发现病例。

⑭ 流行性出血热：1 周内，同一社区发生 5 例（高发地区 10 例）及以上流行性出血热病例，或者死亡 1 例及以上。

⑮ 钩端螺旋体病：1 周内，同一社区发生 5 例及以上钩端螺旋体病病例，或者死亡 1 例及以上。

⑯ 流行性乙型脑炎：1 周内，同一社区、街道发生 5 例及以上流行性乙脑病例，

或者死亡 1 例及以上。

⑰ 疟疾：以社区、行政村为单位，1 个月内，发现 5 例（高发地区 10 例）及以上当地感染的病例；或在近 3 年内无当地感染病例报告的社区，以社区、行政村为单位，1 个月内发现 5 例及以上当地感染的病例；在恶性疟流行地区，以社区、行政村为单位，1 个月内发现 2 例及以上恶性疟死亡病例；在非恶性疟流行地区，出现输入性恶性疟继发感染病例。

⑱ 血吸虫病：在未控制地区，以社区、行政村为单位，2 周内发生急性血吸虫病病例 10 例及以上，或在同一感染地点 1 周内连续发生急性血吸虫病病例 5 例及以上；在传播控制地区，以社区、行政村为单位，2 周内发生急性血吸虫病 5 例及以上，或在同一感染地点 1 周内连续发生急性血吸虫病病例 3 例及以上；在传播阻断地区或非流行区，发现当地感染的病人、病牛或感染性钉螺。

⑲ 流感：1 周内，在同一社区发生 30 例及以上流感样病例，或 5 例及以上因流感样症状住院病例，或发生 1 例及以上流感样病例死亡。

⑳ 流行性腮腺炎：1 周内，同一社区发生 10 例及以上流行性腮腺炎病例。

㉑ 感染性腹泻（除霍乱、痢疾、伤寒和副伤寒以外）：1 周内，同一社区发生 20 例及以上感染性腹泻病例，或死亡 1 例及以上。

㉒ 猩红热：1 周内，同一社区发生 10 例及以上猩红热病例。

㉓ 水痘：1 周内，同一社区发生 10 例及以上水痘病例。

㉔ 新发或再发传染病：发现本区从未发生过的传染病或发生本区近 5 年从未报告的或国家宣布已消灭的传染病。

㉕ 不明原因肺炎：发现不明原因肺炎病例。

（二）食物中毒

① 一次食物中毒人数 30 人及以上或死亡 1 人及以上。

② 社区重要活动期间发生食物中毒，一次中毒人数 5 人及以上或死亡 1 人及以上。

（三）职业中毒

发生急性职业中毒 10 人及以上或者死亡 1 人及以上的。

（四）其他中毒

出现食物中毒、职业中毒以外的急性中毒病例 3 例及以上的事件。

（五）环境因素事件

发生环境因素改变所致的急性病例 3 例及以上。

（六）意外辐射照射事件

出现意外辐射照射人员 1 例及以上。

（七）传染病菌、毒种丢失

发生鼠疫、炭疽、非典、艾滋病、霍乱、脊灰等菌毒种丢失事件。

（八）预防接种和预防服药群体性不良反应

① 群体性预防接种反应：一个预防接种单位一次预防接种活动中出现群体性疑似异常反应；或发生死亡。

② 群体预防性服药反应：一个预防服药点一次预防服药活动中出现不良反应（或心因性反应）10 例及以上；或死亡 1 例及以上。

（九）群体性不明原因疾病

2 周内，同一社区发生有相同临床症状的不明原因疾病 3 例及以上。

（十）各级人民政府卫生行政部门认定的其他突发公共卫生事件

三、突发公共卫生事件信息报告方式、时限和程序

获得突发公共卫生事件相关信息的责任报告社区和责任报告网格员，应当在 2 小时内以电话或传真等方式向属地卫生行政部门指定的专业机构报告，如果具备网络直报条件，需同时进行网络直报，直报的信息由指定的专业机构审核后进入国家数据库。不具备网络直报条件的责任报告社区和责任报告网格员，应采用最快的通信方式将《突发公共卫生事件相关信息报告卡》报送属地卫生行政部门指定的专业机构，接到《突发公共卫生事件相关信息报告卡》的专业机构，应对信息进行审核，确定真实性，2 小时内进行网络直报，同时以电话或传真等方式报告同级卫生行政部门。如尚未达到突发公共卫生事件标准的，社区网格员需协助专业防治机构密切跟踪事态发展，随时报告事态变化情况。

第二节 突发公共卫生事件信息报告内容

突发公共卫生事件信息报告涉及：有关本地区发生的传染病疫情、群体性不明原因疾病、食物中毒、职业中毒、事故灾难救援等突发公共卫生事件信息；尚未发生，但可能演变为突发公共卫生事件的预测预警信息；突发公共卫生事件信息报告分为首次报告、进程报告和结案报告。要根据事件的严重程度、事态发展和控制情况及时报

告事件进程。

一、信息报告的主要内容

信息报告主要内容包括：事件名称、事件类别、发生时间、地点、涉及的地域范围、人数、主要症状与体征、可能的原因、已经采取的措施、事件的发展趋势、下步工作计划等。

（一）突发公共卫生事件相关信息报告

1. 信息报告具体内容

突发公共卫生事件相关信息报告卡见表7-2。

2. 信息报告卡的填报说明

① 填报单位（盖章）：填写本报告卡的单位全称。

② 填报日期：填写本报告卡的日期。

③ 报告人：填写事件报告人的姓名，如事件由某单位上报，则填写单位。

④ 联系电话：事件报告人的联系电话。

⑤ 事件名称：本起事件的名称，一般不宜超过30字，名称一般应包含事件的基本特征，如发生地、事件类型及级别等。

⑥ 信息类别：在作出明确的事件类型前画“○”。

⑦ 突发事件等级：填写事件的级别，未经过分级的填写“未分级”，非突发事件仅适用于结案报告时填写。

⑧ 确认分级时间：本次报告级别的确认时间。

⑨ 初步诊断及时间：事件的初步诊断及时间。

⑩ 订正诊断及时间：事件的订正诊断及时间。

⑪ 报告地区：至少填写到县区，一般指报告单位所在的县区。

⑫ 发生地区：须详细填写到乡镇（街道），如发生地区已超出一个乡镇范围，则填写事件的源发地或最早发生的乡镇（街道），也可直接填写发生场所所在的地区。

⑬ 详细地点：事件发生场所所处的详细地点，越精确越好。

⑭ 事件发生场所：在作出明确的事件类型前画“○”。

⑮ 如是医疗卫生机构，其类别：选择相应类别，并选择事件发生的部门。

⑯ 如是学校，其类别：选择学校类别，如发生学校既有中学，又有小学，则为综合类学校，其余类似。

⑰ 事件信息来源：填写报告单位接收到事件信息的途径。

⑱ 事件信息来源详细：填写报告单位接收到事件信息的详细来源，机构需填写机构详细名称，报纸注明报纸名称、刊号、日期、版面；电视注明哪个电视台、几月几日几时哪个节目；互联网注明哪个URL地址；市民报告需注明来电号码等个人详细联系方式；广播需注明哪个电台、几时几分哪个节目。

⑲ 事件波及的地域范围：指传染源可能污染的范围。

表 7-2　突发公共卫生事件相关信息报告卡

□初次报告　□进程报告(　次)　□结案报告

突发公共卫生事件相关信息报告卡
填报单位(盖章)：____________　填报日期：______年____月____日
报告人：____________　联系电话：______________
事件名称：____________
信息类别：1. 传染病；2. 食物中毒；3. 职业中毒；4. 其他中毒事件；5. 环境卫生；6. 免疫接种；
7. 群体性不明原因疾病；8. 医疗机构内感染；9. 放射性卫生；10. 其他公共卫生
突发事件等级：1. 特别重大；2. 重大；3. 较大；4. 一般；5. 未分级；6. 非突发事件
初步诊断：____________　初步诊断时间：______年____月____日
订正诊断：____________　订正诊断时间：______年____月____日
确认分级时间：______年____月____日　订正分级时间：______年____月____日
报告地区：__________省__________市__________县(区)
发生地区：__________省__________市__________县(区)________乡(镇)
详细地点：________________________
事件发生场所：1. 学校；2. 医疗卫生机构；3. 家庭；4. 宾馆饭店写字楼；5. 餐饮服务单位；6. 交通运输工具；7. 菜场、商场或超市；8. 车站、码头或机场；9. 党政机关办公场所；10. 企事业单位办公场所；11. 大型厂矿企业生产场所；12. 中小型厂矿企业生产场所；13. 城市住宅小区；14. 城市其他公共场所；15. 农村村庄；16. 农村农田野外；17. 其他重要公共场所；18. 如是医疗卫生机构，则：(1)类别：①公办医疗机构；②疾病预防控制机构；③采供血机构；④检验检疫机构；⑤其他及私立机构；(2)感染部门：①病房；②手术室；③门诊；④化验室；⑤药房；⑥办公室；⑦治疗室；⑧特殊检查室；⑨其他场所；19. 如是学校，则类别：(1)托幼机构；(2)小学；(3)中学；(4)高校或专科院校；(5)综合类学校；(6)其他
事件信息来源：1. 属地医疗机构；2. 外地医疗机构；3. 报纸；4. 电视；5. 特服号电话 95120；6. 互联网；7. 市民电话报告；8. 上门直接报告；9. 本系统自动预警产生；10. 广播；11. 填报单位人员目睹；12. 其他
事件信息来源详细：________________________
事件波及的地域范围：____________
新报告病例数：__________　新报告死亡数：__________　排除病例数：__________
累计报告病例数：____________　累计报告死亡数：____________
事件发生时间：______年____月____日______时______分
接到报告时间：______年____月____日______时______分
首例病人发病时间：______年____月____日______时______分
末例病人发病时间：______年____月____日______时______分
主要症状：1. 呼吸道症状；2. 胃肠道症状；3. 神经系统症状；4. 皮肤粘膜症状；5. 精神症状；6. 其他(对症状的详细描述可在附表中详填)
主要体征：(对体征的详细描述可在附表中详填)
主要措施与效果：(见附表中的选项)

附表：传染病、食物中毒、职业中毒、农药中毒、其他化学中毒、环境卫生事件、群体性不明原因疾病、免疫接种事件、医疗机构内感染、放射卫生事件、其他公共卫生事件相关信息表。

注：请在相应选项处画“○”。

⑳ 新报告病例数：上次报告后到本次报告前新增的病例数。
㉑ 新报告死亡数：上次报告后到本次报告前新增的死亡数。
㉒ 排除病例数：上次报告后到本次报告前排除的病例数。
㉓ 累计报告病例数：从事件发生到本次报告前的总病例数。
㉔ 累计报告死亡数：从事件发生到本次报告前的总死亡数。
㉕ 事件发生时间：指此起事件可能的发生时间或第一例病例发病的时间。
㉖ 接到报告时间：指网络报告人接到此起事件的时间。
㉗ 首例病人发病时间：此起事件中第一例病人的发病时间。
㉘ 末例病人发病时间：此起事件中到本次报告前最后一例病例的发病时间。
㉙ 主要症状：填写症状的分类。
㉚ 主要措施与效果：选择采取的措施与效果。

（二）传染病疫情和突发公共卫生事件处理

1. 处理记录内容和形式

传染病疫情和突发公共卫生事件处理记录见表 7-3。

表 7-3　传染病疫情和突发公共卫生事件处理记录

信息来源：	
基本情况：	
处理事件：	
参与处理人员：	
处理记录：	

2. 传染病疫情和突发公共卫生事件处理记录表的填表说明

① 此表作为社区网格员处理辖区内传染病疫情和突发公共卫生事件的记录表。一起疫情填写一张表（如果有医学处理意见书、消毒记录、个案资料可以附到后面）。

② 事件信息来源：指接到疫情的方式、时间、报告人员或单位。

③ 基本情况：指疫情的基本情况，包括发生时间、地点、性质、现况和采取的措施。

④ 处理时间：前往现场调查处理的时间，要明确到小时数。

⑤ 处理人员：所有参与现场调查处理的社区领导、网格员、卫生专业人员。

⑥ 处理记录：动态的进展记录。协助卫生专业人员的资料，主要包括以下内容：病人的治疗或转诊资料；流行病学调查记录；疫点或疫源地消毒记录；卫生学处理意见书。动态进展记录资料可附在本表之后。

⑦ 此表统一由 A4 纸印刷，用中性笔或钢笔填写，年底统一装订，作为检查传染病处理工作的文字依据。

二、事件发生、发展、控制过程信息

事件发生、发展、控制过程信息分为初次报告、进程报告、结案报告。

（一）初次报告

报告内容包括事件名称、初步判定的事件类别和性质、发生地点、发生时间、发病人数、死亡人数、主要的临床症状、可能原因、已采取的措施、报告单位、报告人员及通信方式等。

（二）进程报告

报告事件的发展与变化、处置进程、事件的诊断和原因或可能因素，势态评估、控制措施等内容。同时，对初次报告的《突发公共卫生事件相关信息报告卡》进行补充和修正。重大及特别重大突发公共卫生事件至少按日进行进程报告。

（三）结案报告

事件结束后，应进行结案信息报告。达到《国家突发公共卫生事件应急预案》分级标准的突发公共卫生事件结束后，经由相应级别卫生行政部门组织评估后，在确认事件终止后 2 周内，社区网格员需及时针对事件的发生和处理情况进行总结，分析其原因和影响因素，并提出今后本辖区出现类似事件的防范和处置建议。

第三节 突发公共卫生事件信息管理与技术保障

一、突发公共卫生事件相关信息监控、分析和反馈

① 应根据卫生行政部门和社区工作要求，建立突发公共卫生事件分析制度，每日对报告的突发公共卫生事件进行动态监控，定期进行分析、汇总，并根据需要随时做出专题分析报告，强化“早发现、早报告、早隔离、早诊断、早治疗”。

② 对突发公共卫生事件专题分析结果以定期简报或专题报告等形式向社区负责人以及指定的卫生行政部门报告和反馈。

二、突发公共卫生事件相关信息技术保障

当前，在国家层面，建立有突发公共卫生事件相关信息报告管理系统，为全国提

供统一的突发公共卫生事件相关信息报告网络平台，用于收集、处理、分析和传递突发公共卫生事件相关信息。信息系统覆盖中央、省、市（地）、县（市）、乡（镇、街道）。其中，卫生行政部门指定的专业机构，负责辖区内网络密码的分配和管理。

在社区层面，完善硬件的同时，需尽快构建社区突发公共卫生事件信息报告管理系统，作为国家信息报告管理系统的补充，以有效应对突发公共卫生事件。突发公共卫生事件很重要的特点就是“突发、传播快、涉及面广”，因此，快速反应和紧急施策最为重要，高效的信息处理与报告技术是重中之重，技术保障是关键。

三、突发公共卫生事件信息的监督管理与考核指导

国家层面，各级卫生行政部门对突发公共卫生事件相关信息报告工作进行监督管理，对辖区内各级各类医疗机构、疾病预防控制机构、卫生监督机构以及其他专业防治机构相关的突发公共卫生事件相关信息报告和管理情况进行经常性的监督，对违法行为依法进行调查处理；社区层面，社区管理部门对辖区内的突发公共卫生事件相关信息报告工作负有监督管理责任，监督指导社区网格员的具体落实工作，并对本社区突发公共卫生事件相关信息报告工作按照相关规范和要求进行检查与考核。

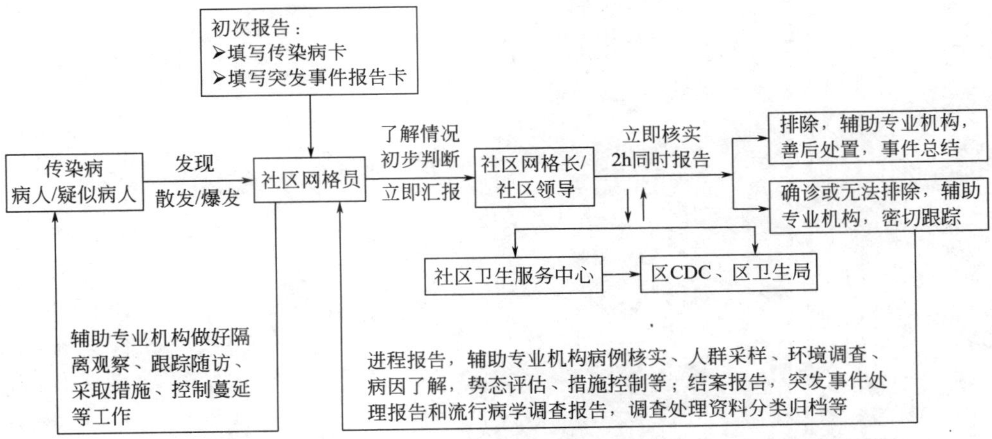

图 7-1　社区网格员传染病和突发公共卫生事件报告流程图（以传染病为例）

第八章
突发公共卫生事件现场调查技术

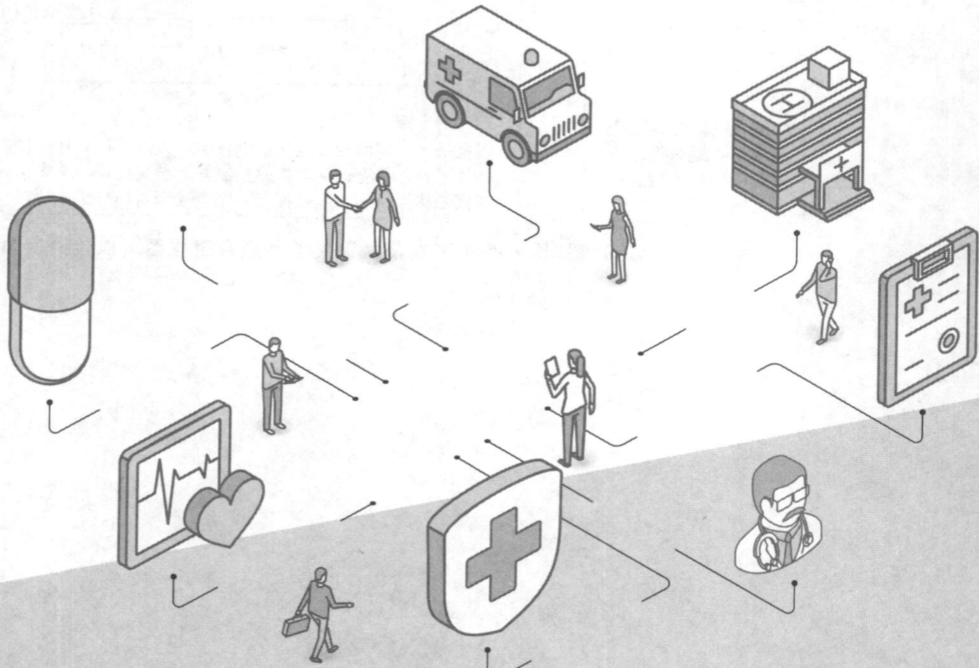

调查是获得第一手数据的重要途径，也是收集信息的一种有效方法，特别是当信息系统不够健全或常规信息不能满足需要时，调查显得格外重要。突发公共卫生事件情景下的社区现场调查是一项技术性很强的工作，对于社区网格员而言，掌握辖区具体情况的基础上，需参照规范的现场调查步骤，在自身能力与工作范围内，遵循“核实事实确定事件性质，弄清事件‘三间’分布，注意把握全局注意细节，根据事实分析问题，调查、控制并举，寻找病因与查清传播途径并重”的思维方法，能够配合和辅助卫生专业人员开展和进行社区突发公共卫生事件的现场调查。社区突发公共卫生事件现场复杂多样，熟悉现场调查的程序和步骤，掌握基本的调查方法和报告撰写要求，对于科学、高效的实施现场调查是基本功，也是基本要求。

第一节 突发公共卫生事件现场调查

社区突发公共卫生事件的发生往往让人措手不及，具有突然性；同时，社区突发公共卫生事件还具有多样性，不仅包括法定传染病的暴发，也包括核辐射、食物中毒、水污染等；由于社区突发公共卫生事件危害因素多、发生时间短、影响范围广，所以处理起来也具有明显的任务艰巨性。随着社区网格员工作领域的不断深入，社区现场调查作为一种收集信息的有效方法，已逐渐成为应对突发公共卫生事件的基础性工作。

一、突发公共卫生事件现场调查的概念

社区突发公共卫生事件现场调查是在突发公共卫生事件实际发生地，有计划地收集资料的过程。现场是一切疾病和流行因素的来源地，新技术和方法固然重要，但必须始终立足现场。突发公共卫生事件现场调查通常在一般人群中进行，而现场就是辖区。

现场调查是应对与处置突发公共卫生事件的一项基本技能，现场调查可以协助专业人员查明突发公共卫生事件发生原因，搜索需要重点管理的人或物，采取控制措施防止事件的进一步恶化，为措施的实施提出建议，以预防类似事件的再次发生。此外，现场调查目的还包括评估已采取措施的效果、发现目前应对工作的问题、为制定和修改相关策略提供参考等。调查时可根据突发公共卫生事件的特点，并结合政策、指南和现场的实际情况，确定调查目的。

二、突发公共卫生事件现场调查的一般程序和步骤

虽然突发公共卫生事件现场各不相同，但是在现场调查中采用的资料收集和分析

方法，以及提出的预防和控制措施建议可以遵循相同原则。完整的现场调查共包括9个基本步骤：①准备工作；②社区调查；③重点管理人和物搜索；④个案调查；⑤描述性分析；⑥形成假设和检验假设；⑦现场卫生学调查；⑧采取控制措施；⑨结果交流和反馈。专业性较强的第5步、第6步、第7步需要专业卫生从业人员开展，社区网格员应以自身熟悉辖区情况的优势，积极配合卫生专业人员现场调查。实际调查中，社区网格员可根据实际情况进行适当调整步骤的先后顺序，也可多个步骤同步进行。

（一）准备工作

在现场调查前，要做好充分的准备工作。主要从以下几个方面做好准备工作：①相关知识的准备。调查前应通过查阅资料和咨询相关领域专家等途径尽量收集学习相关背景知识。②组织和实施方面的准备。社区要建立工作组织体系，建设专兼职结合的工作队伍，责任到人。③相关物品和后勤保障的准备。包括统一或自制的调查问卷、个人防护用品、电脑、移动电话以及住宿和交通等安排。另外，如果无法判断调查需要多长时间的情况下，还需要处理好个人事务。

（二）社区调查

以入户走访、网格巡防、问卷调查、座谈交流等形式，按照真实性、准确性、全面性、时效性的原则，全面及时采集网格内的基本信息，并对网格内变化的信息进行动态更新完善，做到底数清、情况明、信息准。及时发现并上报造成或者可能造成社会公众健康严重损害的情况和重点管理人群。

（三）重点管理人和物搜索

探测和识别到突发公共卫生发生某些异常情况后，应及时了解情况，迅速启动相应应急预案。根据突发公共卫生事件的性质，政策或上级单位定义的重点管理人和物，及时迅速对辖区进行全面排查。锁定重点管理的人和物，如传染病流行时的确诊病例、疑似病例、密切接触病例，食物中毒事件中的确诊病例、与确诊病例共同进餐的人员，不明原因群体性疾病中出现相关症状的人员、对人能造成或可能造成健康危害的物品等。必要时，可积极发动社区群众的力量。

（四）个案调查

搜索到重点管理的人员后，需要采用统一的个案调查表对其进行个案调查。采用面访、电话访谈或自填等调查形式，收集该人员的基本信息，主要内容包括：①个人信息，如姓名、住址、联系方式等，以便取得进一步联系；②人口学信息，如年龄、性别、种族、职业等；③临床信息，如发病日期或时间、临床症状和体征、病程、实验室检测结果等；④流行病学信息，调查现场不同、突发事件不同，流行病学的暴露信息也不尽相同；⑤调查员信息，包括调查员姓名、单位和调查时间等，以便进行问卷调查质量的分析和评估；⑥调查日期。

（五）描述性分析

个案调查完成后，将信息进行整理、汇总和分析，以明确事件在时间、空间和人群中的分布特征，即阐明什么人、在什么时间和什么地点，这就是描述性流行病学分析的内容。流行病学是研究人群中疾病与健康状况的分布及其影响因素，并研究防治疾病及促进健康的策略和措施的科学。调查人员通过比较不同时间、地点和人群之间的区别，形成调查的结果，分析高发地区和高危人群范围，尽早采取防控措施。描述性流行病学分析不必等到事件结束或者所有重点管理人和物都搜索完成后再进行，可边搜索边描述分析，更早地有针对性地采取预防和控制措施。

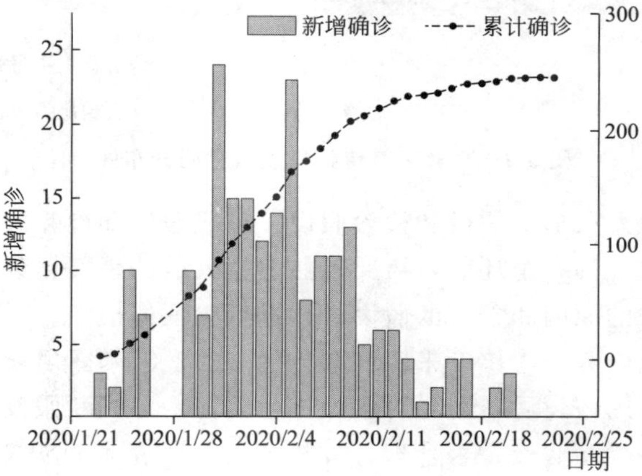

图 8-1　某地某传染病时间分布图

① 时间分布　如图 8-1，某地某传染病 2020 年 1 月 21 日～2 月 25 日时间分布图，该传染病确诊病例数持续升高。传染病时间分布特征描述可以辅助卫生专业人员判断疾病的传播模式、推断可能暴露的时间、识别特殊病例、及时启动应急响应及评价控制措施。

② 地区分布　地区分布特征可以描述事件涉及的地区范围，能判断是否存在聚集性，帮助建立有关地点的联系。如图 8-2，某社区发现某传染病疑似病例 2 例。地图、社区和楼层示意图等是描述地区分布特征的有力工具。

③ 人群分布　人群特征包括年龄、性别、民族、职业、旅居史等人口学指标。按照不同人群特征分类后，计算并比较各组人群的发生率，可以了解哪些人群是易受损害的人群，并分析易受损害人群与非易受损害人群在饮食、饮水、个人习惯等哪些因素上可能存在差异，从而发现可能造成突发公共卫生的原因，为专业卫生人员提供有用信息。

（六）形成假设和检验假设

在这一阶段，网格员主要负责将信息汇报给当地上级组织、疾病预防控制中心或

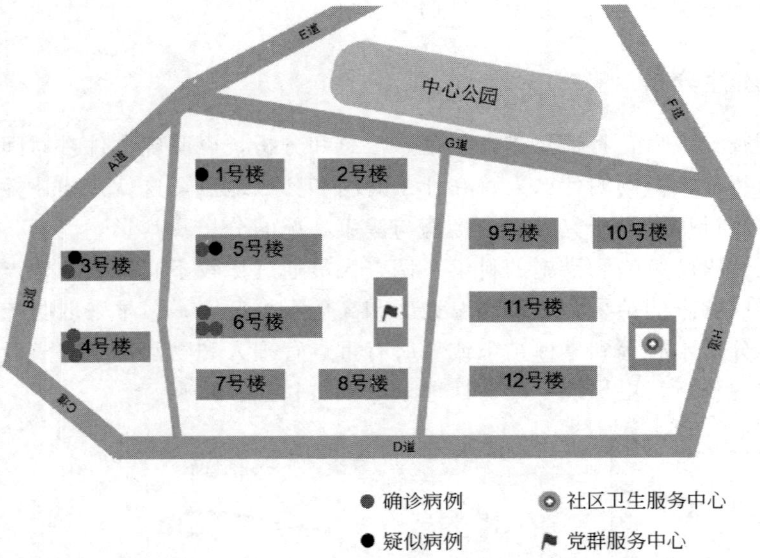

图 8-2　某社区某传染病疫情空间分布图

医疗机构，辅助专业人员形成假设和检验假设。形成假设和检验假设是现场调查中非常关键而且具有挑战性的一个环节，需要专业卫生人员从事实、数据和信息中提出造成危害人群健康事件的原因和条件的假设，并进行验证的推断。

假设中包括几个内容：①传染来源；②传播方式；③暴露因素；④高危人群。在现场调查中，形成病因假设后，需要对假设进行验证，以判断假设的合理性。通常采用分析流行病学方法检验假设是否合理，分析流行病学是通过设立对照组进行比较，分析暴露能否增加风险，并通过统计学检验判断。现场中常用的分析流行病学方法包括病例对照研究和回顾性队列研究。如果分析流行病学结果不支持假设，则需要继续调查，获得更多信息来重新形成新的假设，并再次验证。

（七）现场卫生学调查

现场调查的不同阶段，都需要开展现场卫生学调查。社区网格员掌握辖区网格内的“人、事、房、企、物、组织”基本信息，能有效配合专业人员进行现场卫生学调查。比如现场调查早期，首先需要对现场环境进行调查，如水源位置及周边环境情况，病例工作场所环境、食品加工场所的条件等。现场卫生学调查获得的信息可帮助调查人员形成假设。

随着调查的深入，此时还需要继续开展相关的现场卫生学调查，以提供更多证据，帮助专业卫生人员进一步验证该假设。如分析流行病学研究结果显示饮用未加热的自备井水是发病的危险因素，继续开展现场卫生学调查，调查该水井的构造、水井周围是否存在厕所、排污沟、化粪池等污染源，污染源距离水井多远，从卫生学角度收集支持水井受到病原体污染的相关证据。调查时常结合实验室检测。所有这些调查都是为了使假设更合理，而且能找到暴发的真正根源所在，这样才能采取有针对性的防控措施，防止类似暴发的情况再次发生。

（八）采取控制措施

在现场调查的早期，虽然可能还未找到导致暴发的直接原因，但可以根据经验或已有的知识采取一些通用的预防和控制措施，如督促来自疫点或疫区的人员进行隔离管理。在疑似呼吸道传染病流行初期，通过健康教育号召居民做到勤洗手、戴口罩等防护措施。在甲肝暴发疫情中，当尚未明确暴发的真正原因时，教育群众注意食品卫生、不饮用生水，以防止疾病的进一步传播。随着调查的进展，结合上级组织的工作安排，采取有针对性的预防和控制措施。开展控制措施后，还需要继续开展监测，以判断本次疫情是否真正结束，并评价控制措施的效果。

（九）结果交流和反馈

在调查过程中，调查组需要向相关部门及时汇报调查进展及调查结果。调查结束后，调查组需要口头或书面向疫情所在地相关部门及时进行信息反馈，阐明突发公共卫生事件发生的原因、采取的措施及目前的状况，并撰写最终调查报告，总结经验和教训。调查结果也可根据需要撰写成新闻稿件发布、会议投稿或发表文章等形式，以便于将本次调查的发现与同行交流和共享。

三、突发公共卫生事件现场调查常用方法

突发公共卫生事件现场调查常用方法有询问法、现场观察法、检查测量法、问卷调查法等。

（一）询问法

询问法就是用口头提问的方式收集信息，包括入户调查、电话调查、网络调查等。由于流行病学调查的调查内容大多是过去发生的信息，详细地询问是获取信息的重要方法之一。

入户调查指网格员到被调查者家中、工作（学习）单位、隔离治疗机构等，网格员直接与被调查者接触。也可将被抽中的调查对象集中到某固定场所进行座谈交流。为取得第一手资料，首先应向本人询问，如本人病重不能对话，或患者为婴幼儿，则询问与患者最接近的人。除了询问患者以外，还须通过询问患者周围的人了解有关情况（如患者家属、邻居或同单位、同宿舍的人）。询问时切忌提有暗示性的问题，要启发他们自己作出确切回答。若一次询问所得的资料不全，可反复询问，请受询问者能提供更多的资料。

电话调查指调查者通过已知或从电话簿查找到的电话号码，用电话的形式向被调查者进行询问以获取信息的调查方法。

网络调查，又称在线调查，是指通过互联网及其调查系统把传统的调查分析方法在线化、智能化。电话调查和网络调查的突出特点是“短、平、快”，适用于样本数

量多、调查内容少且单一、非敏感问题的调查，可应用于被隔离的传染病密切接触者调查。

（二）现场观察法

现场观察法就是以视觉为主的资料收集方法。应该仔细观察患者所在环境的情况。通过现场观察能为进一步探究该疫源地的发生经过和造成疾病发生的关键性问题收集资料，以便按照实际决定下一步工作方案，采取相应措施。一般应根据不同病种确定现场观察的重点内容。

（三）检查测量法

在人口摸排中，可以对调查对象进行简单检查测量，如体温测量等。必要时，配合医务人员采集检测标本（如鼻咽拭子、粪、尿、血液或其他体液、水、食物及昆虫媒介等）。

（四）问卷调查法

问卷调查法是运用统一的有问有答的资料收集工具，向各个被调查对象了解情况与意见的方法。统一的有问有答的资料搜集工具即是问卷。入户调查、电话调查、网络调查均可利用问卷逐一询问，并记录对方的回答。问卷调查法是现代调查研究中最常用的资料收集方法，是高效率地了解总体的一种调查方法。

第二节 突发公共卫生事件现场调查报告撰写

为了保证重大传染病疫情和其他突发公共卫生事件信息的及时、规范传递与总结，有必要对突发公共卫生事件调查报告写作进行明确的分类和科学规范。良好的调查报告写作有利于及时明确调查工作的目的，真实反映突发公共卫生事件发生的起因，并客观评估各种暴露的危害，科学回顾与总结整个过程中所采取的干预措施及效果，并对有效防控公共卫生事件发展提出合理化建议。突发公共卫生事件调查报告写作是促进现场流行病学调查工作不断完善的重要手段，是现场流行病学调查工作的重要组成部分，是重要的历史档案和法律证据，也是基层公共卫生业务人员及社区医疗保健人员开展应急报告写作学习的范式。

一、突发公共卫生事件调查报告类型

突发公共卫生事件调查报告类型，根据调查事件发展过程、应用目的、所涉及的内容通常分为三大类型。

(一) 根据调查事件发展过程分类

根据所调查事件的发生发展过程及相关调查报告的撰写时间，调查报告分为发生报告、进程报告、结案报告、阶段报告 4 类。

1. 发生（初次）报告

发生（初次）报告是在事件发生后或到达现场对事件进行初步核实后，根据事件发生情况及初步调查结果所撰写的调查报告。主要针对事件的发生信息来源、发现过程及事件的诊断或特征进行描述，简要分析对事件性质、事件背景、波及范围以及危害程度的判断等；简要介绍已经掌握的事件相关特征资料，如病例的时间、人群、地区分布；简要分析事件可能的发展趋势；初步分析事件的原因（可疑因素）；简要介绍临床症状和实验室依据和已采取的干预措施等，如事件名称、初步判定的事件类别和性质、发生地点、发生时间、发病人数、死亡人数、主要的临床症状、可能原因、已采取的措施、报告单位、报告人员及通讯方式等。

2. 进程报告

进程报告主要用于动态反映某事件调查处理过程中的主要进展、干预效果及发展趋势，以及对前期工作的评价和对后期工作的安排或建议，同时也是对初次报告进行的补充和修正。一般地，发生报告应在开展初步调查后的当天完成，进程报告应在开始调查后每隔 1～2 天完成一份。随着调查工作的开展和现场控制措施的落实，如果事件趋于逐步稳定，没有什么新的变化，在现场调查处理的中后期，进程报告的时间间隔可根据情况相应延长。

3. 结案报告

结案报告是在事件调查处理结束后，对整个事件调查处理工作的全面回顾与总结，包括事件的发现、干预措施、调查研究工作的开展及其结果、预防控制措施及其效果、事件发生及调查处理工作中暴露出的问题、值得总结的经验教训、处置或防止类似事件发生的建议等。

4. 阶段报告

阶段报告是在事件调查处理持续较长时间时，每隔一段时间对调查事件所进行的阶段性总结报告，主要用以对前期调查研究工作进行全面回顾，对事件处理情况进行阶段性评价，并对事件发展趋势及后期工作进行展望。

(二) 根据应用目的分类

根据调查报告使用对象和撰写目的的不同，调查报告可以分为行政报告、业务报告、医学论文等。

1. 行政报告

行政报告主要是向政府及卫生行政部门所作的报告。报告应简明，速度要快，主要介绍事件发生、发展情况和原因；已经开展的工作和成绩；存在的主要问题；下一步工作打算和建议；需要政府或卫生行政部门解决的问题等。

2. 业务报告

业务报告类似于一般结案报告，多为一起事件调查处理结束后所撰写的全面报告，较之论文该报告相对自由，不受论文格式和篇幅的制约，可根据内容需要对各部分进行较为灵活的安排。

3. 医学论文

医学论文是就整个事件或事件调查处理的某个侧面，严格按照医学论文的格式和要求所撰写的调查报告。

二、调查报告撰写的格式

重点介绍行政报告、业务报告、医学论文类调查报告写作的格式及内容要求。

（一）行政报告

突发公共卫生事件调查处理后，应迅速撰写行政调查报告并及时上报有关政府、行政部门。

行政报告提纲包括标题、前言（事件发生的简单经过）、事件概况、已采取的措施及效果评价、调查结论与趋势分析、下一步建议与要求、报告单位和报告日期。

① 标题　标题是报告的高度概括，包括时间、地点及主要内容，有时时间、地点也可省略。题目应简练、准确，其基本格式为："××关于××××的调查报告，关于××××的评价报告，××××调查"等。一般用"关于+地点+事件名+的调查报告"表示。

② 前言　说明突发公共卫生事件发现的简单经过、该起突发公共卫生事件发生的接报与上报情况、本级负责该事件应急处理人员的组成情况，并说明这是一项什么样的调查工作。

③ 事件概况　简单描述事件发生的经过，调查处理的经过（主要做了哪些事、工作进行的地点和日期等），工作的主要结果（少数主要的），总体评价，调查、采样与检测中获得的各项信息。

④ 已采取的措施及效果评价　说明针对该起事件目前已采取的控制措施，并评价这些措施对控制事件发展的效果。

⑤ 调查结论与趋势分析　根据调查结果、流行因素分析及措施评价后得出的结论，分析预测该重大灾害事件的发展趋势。

⑥ 下一步建议与要求　根据调查结论及措施评价，对已采取的措施进行进一步修正或补充，提出下一步工作建议，包括进一步调查研究的建议和尚需解决的问题的对策与方法。

⑦ 报告单位和报告日期　在整个报告的结尾，应写明报告单位的全称，加盖公章，并用汉字写上报告发文的具体时间。

（二）业务报告

一起突发公共卫生事件调查处理结束后，应迅速撰写全面的业务调查总结报告。业务报告提纲包括标题、前言、基本情况、核实诊断（临床特点、临床辅助检查信息）、流行特点（流行强度、三间分布、相关图表）、病因或流行因素推测与验证（包括分析流行病学的应用、采样与实验室检测结果）、防制措施与效果评价、建议、小结、报告单位和报告日期。

① 前言　主要简述发现突发公共卫生事件的信息来源（包括接报与上报情况）、发生的经过，开展本次调查的性质和调查目的，简单描述现场工作的经过（包括听取基层汇报、核实诊断、现场调查内容等，地点和日期）。一般在200字左右。

② 基本情况　简述事件发生地的地理位置、环境、气候条件、人口构成状况、社会经济状况、卫生服务、平时疾病流行情况或历史上该疾病在该地区流行状况、该地区有关的预防接种情况等。重点说明与事件性质和原因有关的各种本底情况，如虫媒传染病应说明媒介虫种的种群、密度与变化情况。

③ 核实诊断　主要诊断依据，如果疾病无公认的诊断标准（如新发传染病和不明原因的疾病），应列出病例定义和分级定义。临床表现，描述病人的临床症状和体征、临床上的分型及其特点。辅助检查，各种临床辅助检查的结果。

④ 流行特点　描述流行强度，描述事件的总发病数、发病率、死亡数和死亡率等，事件的波及范围；描述三间分布，发病的时间分布、地点分布、人群分布，尤其要用相对数来进行描述；尽可能用图表来表示，以求简单明了。

⑤ 病因或流行因素推测与验证　综合临床信息、流行特点，提出病因假设。描述流行病学调查方法（病例对照研究和队列研究），分析调查结果，以及关联强度、剂量-反应关系等指标；给出传染来源与相关因素调查结果的分析结论；描述标本的采集和检测结果。综合干预效应等进行病因推断，对该事件做出可能的结论判断及排除其他的理由。

⑥ 防制措施与效果评价　描述各种技术措施的落实过程情况，采取措施的时间、范围和对象等。选择过程性指标进行描述，如疫苗接种率、传染源的隔离率等。防制措施实施后，应对其效果作出评价，反过来也可验证调查分析是否正确。如果效果不佳或发生续发病例，应说明原因。需要修正的控制措施，要分开描述已采取的防制措施和即将采取的防制措施。

⑦ 建议　综合各方面的情况，根据调查结果、流行因素分析及措施落实情况、事件的复杂程度，分析预测该事件的可能发展趋势，提出下一步工作建议，包括进一步调查研究的建议和尚需解决问题的对策与方法。根据该起重大公共卫生事件的病因调查和控制实践经验，提出将来类似事件发生的建议。

⑧ 小结　如果整个调查控制比较复杂，可将主要情况进行摘要小结。

（三）医学论文类调查报告

包括题名、作者及所在单位、摘要、关键词、前言、材料与方法、结果、讨论与结论、致谢、参考文献。全文字数要求控制在3000～5000字之内，字数不宜过长，一般有1500字就可构成单篇发表。具体参考国家标准《科学技术报告、学位论文和学术论文的编写格式》、国家标准《文摘编写规则》、国家标准《信息与文献　参考文献著录规则》、国家标准《标准化工作导则》的规定。科技论文的章、条的划分、编号和排列均应采用阿拉伯数字分级编写。

三、调查报告撰写的基本要求

调查报告撰写要有时效性与针对性、真实性与科学性、实用性与创造性、思想性与流畅性。

（一）时效性与针对性

调查报告所要反映的内容，多为疾病预防控制工作中亟待解决的问题，是及时开展深入调查和做出决策的重要依据，要求讲究报告时限和程序。

（二）真实性与科学性

客观真实是调查报告的基础，真实性是调查报告的生命。调查报告的全部写作过程，实际上就是通过客观事实去认识和说明调查事件的过程。调查报告必须以调查所得到的客观资料为依据，经过认真的分析研究，进行合理的推理，得出科学的结论。科学性是指调查报告在方法论的特点、论述的内容上要具有科学可信性。写作中一切要遵循科学原理，符合客观实际，一切要讲究理论依据和事实依据。所用的调查方法必须符合科学要求，不能凭主观臆断或个人好恶随意地取舍素材或得出结论，必须根据足够的和可靠的实验数据或现象观察作为立论基础。在业务报告或医学论文中尽量采用科学的专门术语。

（三）实用性与创造性

所写的调查报告或论文要具有实际应用价值，对社会、对学科有存在价值和推进的作用。特别是应对当前工作具有参考价值，对面上或全局工作具有指导意义。创造性被认为是论文的生命、灵魂，也是水平的标志。它要求文章所提示的事物现象、属性、特点及事物运动时所遵循的规律或者这些规律的运用必须是前所未有的、首创的或部分首创的，必须有所发现和有所创造，而不是简单地对前人工作的复述、模仿或解释。

（四）思想性与流畅性

通过调查报告的思想性引导群众、教育群众，提高人民群众的认识觉悟和自我保护能力。调查报告应注意审核和修改，注意主题突出、文字精练、笔调明快，用词准确，尽量避免使用模糊语言。

总之，突发公共卫生事件调查报告的写作形式多样，在实际工作中不同职能岗位的工作人员应该根据具体情况选择适合的形式，规范、及时地报告、传递信息。

第三节 突发公共卫生事件现场调查注意事项

一、突发公共卫生事件现场调查问题分类

问题通常分成两类。第一类被称为开放性的问题。开放性的问题允许回答者组成自己的答案，而不是在许多现有答案中进行选择，如“你的肺结核检查结果是哪个医院给出的?”。开放性的问题可以收获更多的信息。另一类问题被称为封闭性的问题，它要求回答者在两个或多个答案中选择一个或多个，如“你有症状后是否到医院或社区服务中心就诊？a 是，b 否”。与开放性问题相比较，封闭性问题的答案更容易分类和量化。

二、突发公共卫生事件现场调查技巧

调查者在证实已知情况的同时，要尽力去发现新的线索，因此要求调查者具有一定的技巧和经验，应注意的一些技巧如下。

① 向调查对象出示证件，说明调查目的，告诉他们谈话的内容绝对保密，取得调查对象的信任。必要时，入户调查中做好充分的个人安全防护和消毒措施。自我保护类：口罩（医用外科口罩、无呼吸阀类口罩，不可使用棉纱类可吸附口罩）、纸巾（湿巾）、免洗手消毒液（酒精、乙醇类）、护目镜（可购买工业用护目镜，正面无开孔即可，或游泳镜）及手套（橡胶手套、一次性医用检查手套，不能用棉质手套）。这些防护用品不仅能保证自己的安全，也让入户调查对象更放心。

② 在进行调查前要事先制订一份调查指南或提纲，选择合适的调查事件。网格员在进行调查前要熟悉调查内容，记住重点问题。调查中的谈话应自然流畅，并统筹规划、合理安排每天调查住户的数量、访问路线，尽量不打扰居民正常生活。

③ 调查的良好开端。调查者的仪表衣着须合适得体，应清楚地陈述问题，为调查的进行创造一种良好的气氛。开场白要简明扼要、富有亲和力，尽量穿着网格员制服，佩戴袖标或徽章等，便于居民辨别工作人员身份。例如：“您好，我是社区的网格员，针对当前紧张的疫情形势，我们需要了解您的家庭成员数量及健康情况，不会耽误您太长时间，谢谢您的配合。”

④ 调查的顺序。一般以随和的话题作为谈话的开始。如果被调查者的孩子在现场，那就可以从问有关孩子的问题开始；如果当地正在过节，可以从问一些与当地节

日有关的问题开始；调查者也可对自己的背景、家庭和经历作适当的自我介绍，以创造一种使被调查者能无保留地表达自己的意见和态度的气氛。开始的问题应该是简练易答的。

⑤ 调查所用的语言。调查者要注意问题所用语言必须是易于理解的，尽量使用当地通用的语言。不要同时提几个问题。

⑥ 换位思考。为了使调查的内容更具体，使被调查者毫无保留地回答，调查者往往可以设身处地换位思考。

⑦ 试探。熟练的试探，是了解详情的要点。成功的调查者在不使对象厌烦的情况下，探索、挖掘信息。询问应是轻松自如的交谈，而不是盘问。

⑧ 控制力。有时候，被调查者滔滔不绝，却离题万里。调查者必须善于驾驭交谈的方向。但决不能生硬粗暴，以免干扰对方情绪，影响资料收集。

⑨ 中立。调查者必须既是有共情的倾听者，又是一名中立的旁观者。讨论中不要表现出强烈地支持或反对某种观点，要让被调查者表达自己的意见。

⑩ 在交谈过程中一方面要注意听取调查对象的陈述，另一方面又要注意他的语气和表情。注意倾听的技巧，在对方愿意谈情况时要耐心倾听，而且在对方不想谈情况或不愿透露的时候，也必须耐心引导。

⑪ 网格员还可根据本社区工作实际情况及需要，动员民警、物业、业主委员会、村小组、社区党员及志愿者等多方力量开展现场工作，实现群防群治。

三、突发公共卫生事件现场调查资料的记录和整理

在现场调查时尽可能先将采访结果记录下来，然后及时（最好当天）再对记录作补充核对。要记录下调查对象原话，以及在采访过程中调查对象的非语言表达情况。非语言表达情况有助于判断调查对象回答问题的准确性和真实性。未经调查对象同意，调查过程中不可使用录音机。

案例 1——社区呼吸道传染病的现场调查与处理

以社区比较常见的呼吸道疾病的现场调查与处理为例介绍。呼吸道传染病通常经空气飞沫、接触患者分泌物等方式传播，以冬春季节多见，是社区常见的传染病之一。

一、疫情接报

社区网格员接到社区居民疫情报告后，按登记表逐项填写疫情记录，内容包括：病人或者疑似病人的个人信息、基本表现症状，报告人的基本情况、报告的时间等，同时立即报告社区管理人员和社区卫生服务部门，并相应做好现场调查前的信息和材料准备。

二、初步核实

到达现场后，调查人员协助专业卫生人员，首先对病人或者疑似病人的标本进行核实，如果是集体发热疫情，在专业人员实施流感快速检验后，排除流感；社区网格员协助专业人员进行病例登记内容的摘抄、核实诊断结果和结果的上报。根据调查资料进行初步的分析，并检验有关呼吸道传染病暴发的假设。

三、现场处理要求

在专业人员确诊和明确呼吸道传染病暴发的前提下，首先了解疫情的基本情况，包括首发病例的详细情况，如个人信息、家庭信息、发病经过、接触史、外出史、免疫史、就医过程及医院诊断经过等等；了解病人波及的辖区范围，通过了解首发病人所在家庭的免疫情况，初步大致推算易感者的数量；了解发病家庭的基本情况，如楼号、楼层、家庭成员数量和职业等，并做到及时与社区专业卫生人员沟通。

案例2——肠道传染病的现场调查与处理

一、疫情接报

社区网格员了解或接到疫情报告后，按登记表逐项填写相关疫情的记录，内容包括：病人或疑似病人的姓名、性别、年龄、现住址和联系电话、工作单位、发病时间和地点、是否就诊、疾病表现、就诊医院等。同时立即报告社区管理人员和社区卫生服务机构。

二、做好现场调查前的准备

根据疫情情况，报告给相关部门与人员，如社区网格长、社区管理人员，必要时可以直接报给社区卫生服务中心人员，或者区疾病预防控制中心等。在做好自身防护的前提下，清点被肠道感染疫情污染的相关物品。

三、辅助初步核实诊断

到达现场后，核实病人或者疑似病人的情况，包括其个人、家庭，及相关环境和物品，并填写急性肠道感染个案病例调查表。

四、上报现场调查结果

将核实调查的结果如实、及时报告给有关领导。

五、确诊后疫情处理

在专业人员对病例确诊后，社区网格员需协助专业人员完成对病例的追访及流行病学调查（病例的调查和密切接触者的调查）、现场采样（呕吐物、剩余食品或可疑食物、污染物品、送检单填写）、疫源地处理（划定社区疫点/疫区、疫点处理、疫点封锁和解除、病家疫点的处理、可疑食物采买点处理、传染源隔离）等工作。

案例 3——社区食物中毒的现场调查

一、接报与初步核实

当接到社区内发生疑似食物中毒的报告时，网格员应迅速通过电话或当面了解核心信息，包括不适人员数量、主要症状、发病时间以及共同进食的可疑餐次与地点。在初步掌握情况后，无论信息是否完整，都必须第一时间向街道、社区卫生服务中心及市场监督管理所等相关部门报告事件概况，确保专业力量能尽早介入。

二、现场控制与信息收集

到达现场后，网格员的首要职责是稳定现场秩序和安抚人员情绪。应立即建议并协助当事人暂停食用并妥善封存所有剩余的可疑食品及原料，防止危害扩大。同时，着手向发病人员和共同进餐但未发病的人员收集信息，使用统一表格分别记录其基本情况、发病症状与时间以及在可疑餐次中详细的进食情况，为后续的专业分析提供基础数据。

三、现场卫生学勘查

在等待专业人员期间，网格员应对食品制作和就餐环境进行初步观察。重点关注厨房的整体卫生状况、生熟食物是否分开存放和处理、餐饮用具的清洁情况等。此环节重在观察与记录，可使用手机拍照或录像的方式对现场情况进行客观记录，以备后续移交。切记不要随意触碰或移动现场物品，以免影响专业人员的勘查。

四、可疑样本的保全与移交

样本是锁定中毒原因的关键证据。网格员应指导当事人将剩余的可疑食物、呕吐物或排泄物等分别用洁净容器或包装袋装好并密封。在容器外清晰标注品名、来源和留取时间，如有条件将其置于阴凉处或冰箱冷藏保存，避免腐败。待专业人员到达后，协助办理清点和移交手续。

五、落实初步控制与健康宣教

在调查的同时，网格员需积极开展健康指导。敦促所有出现症状的居民立即就医，并提醒医生可能与食物中毒有关。对其他共同进餐者，即使暂无症状，也应告知其密切观察自身状况，一旦不适须及时就诊。通过科学解释和风险沟通，安抚社区居民情绪，避免不实信息传播，维护社区稳定。

六、资料整理与工作交接

当疾控、市场监督管理等部门的专业人员到达后，网格员应做好工作交接。首先全面、准确地口头汇报已掌握的事件概况、人员信息和现场初步观察情况。随后，将记录好的调查表格、现场照片或视频等所有资料，连同已保全的各类样本，与专业人员逐一核对、清点，并办理正式的交接手续，之后继续根据指令配合专业部门完成后续工作。

第九章
突发公共卫生事件健康教育技术

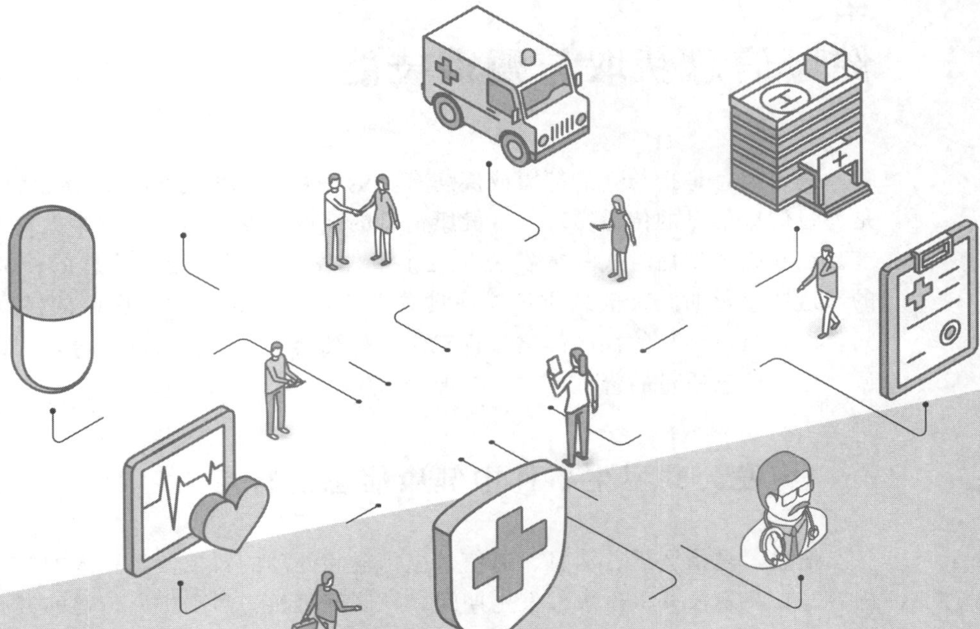

世界卫生组织将健康教育与健康促进、计划免疫和疾病监测确定为21世纪疾病预防与控制的三大战略措施。所谓健康教育，我国的学者将其定义为以传播、教育、干预为手段，以帮助个体和群体改变不健康的行为和建立健康的行为为目标，以促进健康为目的所进行的系列活动及其过程。健康教育工作力求通过改善人们的健康相关行为来预防疾病、促进健康，它既是卫生工作的一个重要领域，也是卫生工作的一种策略与方法。在发生突发公共卫生事件期间，国家、社会往往会采取积极、有效、及时的应对方式控制和降低突发公共卫生事件对人群生命财产的损害。其中，社区健康教育作为一项基本的公共活动，是突发公共卫生事件应急处置体系中的重要组成部分。

突发公共卫生事件中，社区健康教育工作主要通过讲授、咨询、传播、倡导等途径，面向社区居民，普及应对知识和自我防护技能及其他有关信息，从而提高社区居民突发公共卫生事件应对素养。从突发公共卫生事件应对的全过程来看，健康教育往往是突发公共卫生事件应对工作的基础和先导。它的价值主要体现在：①快速提高社区居民应对突发公共卫生事件的知识与技能；②实现政府意图，帮助社区居民采取必要行动；③缓解社区居民紧张压力，引导社会舆论，保证社会稳定；④消除信息不对等，保证社区内多方信息平衡。

网格员作为应急处置体系中社区应急工作的具体执行者，往往要参与到社区健康教育工作中来，因此，社区网格员应当具备基本的健康教育工作技能。从健康教育工作的内涵出发，这项工作对社区网格员提出了一定的能力与素质要求。本章主要介绍社区健康教育工作的实用技能，包括健康信息获取与甄别技能、健康传播技能、社区组织技能等。

第一节 健康信息获取与甄别技能

健康信息是指与人的健康或疾病有关的一切信息的总和。健康教育的社会价值，是通过健康信息的传播实现的。健康信息的获取与甄别是社区健康教育工作的首要环节。在新媒体传播时代，突发公共卫生事件发生期间，健康信息的传播往往是海量的，这些海量的健康信息质量往往良莠不齐，伪劣、错误、虚假的健康信息充斥其间。网格员所参与的社区健康教育工作，是社会主流、权威的发声，因此，要更加强调对健康信息质量的管理。

一、突发公共卫生事件中健康信息的特点

信息，是指音讯、消息、通信系统传输和处理的对象，泛指人类社会传播的一切内容。在突发公共卫生事件发生期间，社区健康教育活动中所传递的健康信息应当具

有以下特点。

① 符号通用　健康信息在传播过程中，所使用的符号必须是通用的，要充分考虑到社区居民的人群特点。符号是信息的载体，人们进行信息交流的过程本质上是交流双方或多方对符号感知和理解的过程，因此，通用的符号才能保证信息传播的顺畅。

② 科学性　科学性是健康信息的生命，也是健康教育活动最基本的伦理要求，只有科学正确的健康信息才能发挥促进健康的价值与作用。

③ 针对性　根据不同的突发公共卫生事件种类以及不同的健康教育目标，从而选取或加工相应的健康信息。

④ 通俗性　健康信息力求通俗易懂，从而实现更好的传播效果。

⑤ 时效性　健康信息代表的是某一阶段人们对健康与疾病规律的认知，然而这种认知可能会随着时间的推移而改变，因此健康信息具有一定的时效性。以新发传染病为例，在事件的不同阶段，我们对新发疾病的认识在持续更新。

二、健康信息的获取

信息获取是通过各种方式获取所需健康信息的过程，健康信息获取的能力，是健康教育工作者必备的能力之一。互联网时代，可获取的健康信息渠道越来越丰富，获取的难度越来越小，但并不意味着健康信息获取的质量会越来越高。

（一）健康信息获取的程序

对于社区网格员而言，程序化的健康信息获取方式，能尽可能地提高所获得的健康信息的质量。网格员在获取健康信息时，可以按照如下程序实施。

第一步：明确健康教育的主题及其内容框架，健康教育的主题一般与所发生的突发公共卫生事件相关。

第二步：预估健康传播的信息量。不同的传播途径对健康信息量的需求不同，从常用的健康传播途径来看，一般来说，健康课堂（讲座）对健康信息的需求量最大，其次为健康手册、健康展板（宣传栏）、健康折页、健康短信、健康提示、健康标语等。

第三步：选择获取健康信息的途径。健康信息的途径多种多样，在实际的工作中，往往会同时通过多种途径获取健康信息。

第四步：储存健康信息。将健康教育信息拷贝并存储于 U 盘、硬盘等移动存储介质中。值得注意的是，在存储图片类、视频类健康信息时，尽量保持信息的完整与无损。

（二）健康信息获取的途径

健康信息获取的途径又称健康信息源。所谓健康信息源是指组织或个人为了满足其健康信息的需要而获得信息的来源。按照信息源流通的渠道分类，信息源可分为线上和线下两类。近年来，随着互联网及新媒体传播的发展，线上的健康信息源建设非常活跃，越来越多的机构正在建设科学性与权威性兼备的健康信息分享平台。下面将列出部分可靠的信息源供大家参考，包括线下的信息源，如杂志、报纸以及线上的信息源，如网站、微信公众号（表 9-1、表 9-2）等。值得注意的是，在新媒体时代，线下的信息源纷纷转向线上，进一步丰富了人们信息获取的渠道，提高了信息获取的便捷度。

表 9-1　健康报纸、杂志（微信公众号）

报(刊)名	主办方
健康报(公众号)	国家卫生与健康委员会
健康时报(公众号)	人民日报社
健康文摘报(公众号)	国家卫生与健康委员会
大众医学(公众号)	上海科学技术出版社
家庭医学(公众号)	中华预防医学会
健康世界(公众号)	中华医学会
自我保健(公众号)	上海市卫生与健康委员会
健康管理(公众号)	健康管理杂志社

表 9-2　健康网站

网站名称	主办方	网址
世界卫生组织	世界卫生组织	http://www.who.int/
中华人民共和国国家卫生健康委员会	国家卫生健康委员会	http://www.nhc.gov.cn/
中国疾病预防控制中心	中国疾病预防控制中心	http://www.chinacdc.cn/
中国健康教育网	中国健康教育中心	http://www.nihe.org.cn/

此外，在突发公共卫生事件发生期间，政府机构（如各级卫生健康委员会、疾病预防控制中心等）往往会以组织下达任务的形式，要求社区开展健康教育工作。在这些任务中，一般会下达最权威的健康信息，这些官方传达的健康信息也是网格员获取健康信息的重要来源。

三、健康信息的甄别

2015 年国家卫生计生委颁布了《健康科普信息生成与传播技术指南（试行）》，该指南一定程度上确保了公众所获取健康信息的科学性与实用性。然而，新媒体时代，海量的健康信息出现在公众的视野，这些健康信息存在着诸多的问题。一方面表现在部分媒体特别是自媒体缺乏应有的健康信息把关能力，这部分媒体所发布的健康信息，大多属于典型的“三无”信息，即“无出处、无依据、无时间”。更有甚者，有些媒体为了吸引受众的眼球，主观杜撰健康信息。另一方面表现在有部分不法分子，为了某些不可告人的目的，通过媒介向大众散布谣言，主观传播一些错误的、反科学的健康信息，迷惑大众。那么，社区网格员如何去辨别所获取到的健康信息是否科学正确？健康信息的甄别可以从以下五个方面进行判别。

（一）信息的来源与出处

健康信息发布的平台，如果是经过认证的官方机构的媒介，这种平台所发布的健康信息可信度一般较高，如政府的卫生网站，包括并不限于各级卫生健康委员会官网、疾病控制中心官网、健康教育机构官网。此外，一些医学专业组织机构所掌握的媒介，他们发布的健康信息也具有较高的可信度，如中华医学会《健康世界》杂志及公众号、中华预防医学会《家庭医学》杂志及公众号等。

（二）信息的创作者及发布者

随着自媒体的兴起，公众所获取的健康信息可能来源于一些社交软件平台上个人所发布的信息，如微博、微信的朋友圈、公众号等。对于这种个人所发布的健康信息的鉴别，重点要关注信息创作者是否具有医学背景。如果是某一领域内的权威专家或学者所发布，这种健康信息的可信度往往更高。

（三）信息发布的时间

健康信息其本质是某阶段人类对生命科学的认知，这种认知往往受当前科学技术水平的制约。因此，健康信息的迭代速度特别快，健康信息具有一定的时效性。特别是对于一些新发的传染病，医学界对于这些新出现疾病的认知往往需要一个过程，比如新冠肺炎的出现，在不同的阶段，医学领域对这种疾病的传染性、诊断与治疗方案、预防措施等方面的认知都不尽相同。因此，卫生健康委员会所颁布的诊疗法案持续在更新。网格员在甄别健康信息时，要关注到信息所发布的时间，尽量获取最新的健康信息。

（四）信息表达观点的认同度

健康信息所表达的观点，应当与主流认知一致。海量的健康信息中，有些健康信息，特别是涉及疾病预防与治疗效果的健康信息，因为利益的存在，可能会出现夸大疗效，报道不实疗效、虚假疗效的情况。比如，在新冠疫情期间，但凡声称具有“预防、治疗、治愈”新型冠状病毒肺炎的偏方，对于这样的健康信息，就要引起足够的警惕。当然，作为大部分没有医学教育背景的网格员来说，甄别这些观点具有一定的难度，这就客观上要求网格员努力提高自身健康素养。

（五）信息语言特点

信息的语言特点是指健康信息的表达形式。科学的健康信息，其语言往往习惯于用探讨、商榷的形式表达，比如常常采用“需要考虑”“有可能”“有待进一步”等词汇。与之相反，如果健康信息的语言表述非常绝对，语言夸张，采用“绝对”“百分之百”“包治百病”等词汇，对于这种信息，网格员一定要提高警惕，仔细甄别，如果无法做出判断，可以直接向医学专业人士进行咨询。

第二节 突发公共卫生事件中健康传播技能

传播是社会性传递信息的行为，是人类生存与发展的一种基本的行为方式。健康传播是一种特殊的传播行为，特别是在突发公共卫生事件发生期间，健康传播是社区健康教育工作的主要手段和策略。作为健康教育理论与技能的重要组成部分，网格员在组织社区健康教育活动时，应当掌握基本的健康传播理论与技巧，这样才有利于健康教育工作的顺利开展。

一、健康传播

“传播（communication）”一词起源于拉丁文 communis 和 communicatio，意为“公共的”、“共用的”和“共有的”。我国《新闻学词典》将传播定义为“传播是一种社会学传递信息的行为，是个人之间、群体之间以及个人与群体之间交换、传递新闻、事实、意见的信息过程”。健康传播是指以媒介为信道，有效地传递那些与健康有关的、影响人们态度和行为方式改变的知识，从而有效预防疾病，提高人们生活质量和健康水平。健康传播活动是传播行为在公共卫生与医疗服务领域的具体和深化。

（一）传播的要素及基本过程

人类社会的传播行为具有明显的过程性和系统性。从传播的构成要素进行分析，传播是一个有结构的、连续的活动过程。基于传播学者拉斯韦尔“5W”传播理论，传播过程可以解释为传播者在一定的传播环境中，借助某一传播媒介将信息传递给受传者的过程。

① 传播者　传播者又称为传者，是传播行为的引发者，是传播过程中信息的发出者。传播者既可以是个体，也可以是组织或群体。随着传播的高度自由化与多元化，传播者和受传者的界限越来越模糊。

② 受传者　受传者是信息的接收者和反应者，是传播者的传播对象，多个受传者的集合称为受众。

③ 信息　信息泛指人类社会传播的一切内容，传播的本质是传受双方信息沟通交流的过程。

④ 媒介　媒介又称为传播渠道，是信息传播的载体，也是传播过程中将各个要素联结起来的纽带。

⑤ 传播环境　传播是在一个既互相联系又互相制约的社会运行系统中进行的。这个社会系统称为传播环境，传播环境又可以进一步区分为社会环境和自然环境。

（二）传播活动的分类

人类的传播活动纷繁复杂，形式多样，可以从多个角度进行分类。按照传播符号，可以分为语言传播和非语言传播。按照传播媒体，可以分为口头传播、文字传播、电子媒体传播与新媒体传播。从传播模式和传受双方的关系，可以将传播分为以下五类。

① 自我传播　又称人内传播，是指个人接受外界信息并在人体内部进行信息处理的活动。例如自言自语、独立思考、批评与自我批评等。自我传播是人类最基本的传播活动，是一切社会传播活动的生物学基础。

② 人际传播　又称亲身传播，是指个人与个人之间的信息交流。人际传播是社会上最常见、最直观的传播活动。例如两人之间的面对面谈话、电话聊天等。人际传播是人类的社会属性的反映。

③ 群体传播　又称小组传播，是一群人面对面或以互联网的形式交流互动的过程，如社区活动室内老人们互相交谈、微信群聊等。每个人都生活在一定的群体中，群体是将个人与社会紧密联系的纽带和桥梁，群体构成了社会的基础。群体传播有两种形式，一种是固定式的群体传播，另一种是临时性的群体传播。

④ 组织传播　又称团体传播，是指组织与组织之间、组织与个人之间以及组织内成员之间的信息交流活动。组织传播分为组织内传播和组织外传播，如机关、学校、医院、部队都是组织，组织是人类社会活动的一种重要手段和形式。

⑤ 大众传播　是指职业性传播机构通过大众传播媒体向范围广泛、为数众多的社会大众传播社会信息的过程。在信息社会中，社会的核心资源就是信息，通过大众传播向人们迅速、大量地提供信息，倡导健康的生活观念，促使人们形成健康的行为和生活方式。随着自媒体的兴起，职业性的传播机构门槛越来越低，借助于多种网络平台，每个个体都能以一个职业性传播机构的角色在社会传播活动中发挥作用。人们的生活与大众传播越来越密不可分。

（三）突发公共卫生事件中健康传播的原则

开展健康传播是社区应对突发公共卫生事件的重要策略，开展健康传播原则如下。

① 思想性原则　开展社区健康传播必须坚持以法律法规及国务院和有关部门的文件精神作为健康传播的工作指导。健康传播服务服从于应对突发公共卫生事件的大局。

② 科学性原则　社区开展健康传播的内容无论从形式上还是内容上都必须根据

当地、当时的条件具体地选择，特别是健康传播的内容，一定要科学、正确。

③ 针对性原则　根据具体的突发公共卫生事件，有计划地制定应急健康教育与健康传播的方案，提高健康传播的针对性与实用性。

④ 平战结合原则　本着预防为主的指导思想，在日常工作中也要加强社区健康传播，提高居民的自我防护意识，形成良好的社会基础。

二、沟通技术

在社区健康教育工作中，人际传播是健康教育活动中最基本、最直接和最灵活的传播手段。网格员要灵活运用人际传播的技巧，通过语言与非语言交流来影响或改变受传者的知识、信念、态度和行为。沟通技术主要包括谈话技巧、倾听技巧、提问技巧、反馈技巧和非语言传播技巧。

（一）谈话的技巧

网格员掌握谈话的技巧，就是要使用社区居民能够理解的语言和能够接受的方式，提供适合对方需要的语言信息。谈话的技巧主要表现在以下几点。

① 谈话内容明确，重点突出　一次谈话要紧紧围绕一个主题，保证沟通的完整性，避免涉及内容过广。重点内容应适当突出和强调。

② 语速适当，语调平稳　谈话的语速要适中，避免语速过快，应适当停顿，要给对方思考和提问的机会。语调应保持平稳，适当起伏，避免声调过高或过低。

③ 语言通俗易懂，谈话内容深度适当　应根据社区居民的年龄、身份、文化层次及对健康问题的了解程度选用适当的语言。

④ 适当重复重要的概念　一般在一次交谈过程中，重要或难以理解的内容适当重复两到三遍，加以强调，可以增强沟通对象的深入理解和记忆。

⑤ 注意观察，及时取得反馈　交谈过程中，对方常常会以表情、动作等非语言形式表达出他对谈话的理解或者感受，要注意观察，这将有助于谈话的针对性和不断深入。

⑥ 适当停顿　避免长时间一个人自说自话，应适当停顿，给对方充分思考和提问的机会。

（二）倾听的技巧

倾诉与倾听共同构成了交流的基础。倾听是通过认真和专心地倾听每一个字句，从听到的信息中了解其表达的方式，借以洞察说话人的真正含义和感情。倾听是维持人际关系不可缺少的环节，倾听有以下几个技巧。

① 主动参与，积极反馈　在倾听的过程中，采取稳重的姿势，力求与说话者保持同一高度，目光注视对方，积极参与，及时反馈，可以用点头、发出“嗯、哪”的鼻音或作简单应答，表明对对方的理解和关注。

② 集中精力，克服干扰　在倾听的过程中要专心，不要轻易转移自己的注意力，做到“倾心细听”。倾听过程中可能会有外界环境干扰，如环境噪声、谈话过程中有人来访等。除了这些客观原因，还有分心、产生联想、急于表达自己的观点等主观因素。对外界的干扰，要听而不闻，即使是偶尔被打断，也要尽快把注意力收回来；对于主观因素，要有意识地加以克服和避免。

③ 充分听取对方的讲话，做出适时适当的反应　不轻易做出判断或妄加评论，也不要急于做出回答。听的过程中，不断进行思考和分析，抓住要点，不轻易打断对方的讲话，但是对于偏离主题或不善言表者，必要时可以恰当引导。

④ 注意观察，体察话外之音　注意观察讲话人的表情动作，如撇嘴、皱眉等，以捕捉真实的信息。

（三）提问的技巧

提问是交流中获取信息、加深了解的重要手段。提问要选择合适的时机，问话要有所间隔。有技巧的发问可以鼓励对方畅所欲言、表达更多的想法，从而获得所期望的信息。

① 封闭式提问　封闭式提问的问题比较具体，把应回答的问题限定在有限的答案中，要求对方作出简短而确切的回答，如“是”或“不是”、“好”或“不好”、“有”或“没有”等，常用于询问年龄、姓名、地址、数量等具体问题，如“您今天测量血压了吗?”。

② 开放式提问　开放式提问与封闭式提问相反，询问的问题比较笼统，所提问题是没有限定的，旨在引发对方说出自己的感觉、认识、态度和想法。常用的句式为“怎么”“什么”“哪些”等，如“这次的疫情对您家有哪些影响?”。

③ 探索式提问　又称探究式提问。探索式提问的问题为探索究竟、追究原因的问题，以深入了解服务对象存在的某些问题或认识，了解行为产生的原因等，常常进行更深层次的提问，探究“为什么”或“怎么样”，如“您为什么不愿意戴口罩呢?”。

④ 偏向式提问　又称诱导式提问，提问者把自己的观点包含在问话中，有暗示对方作出自己想要得到的答案的倾向，如“在疫情期间，您应该坚持戴口罩吧?”，回答者会倾向于回答：“是的，应该坚持。”此提问方式适用于提示对方注意某些事情的情况。

⑤ 复合式提问　复合式提问是指在一句问话中包含了两个或两个以上的问题。如“您习惯戴口罩和勤洗手吗?”问题中的“戴口罩和勤洗手”是两项行为。此类问题使回答者感到困惑，不知如何回答，易顾此失彼。

（四）反馈的技巧

反馈及时是个体化指导的一个重要特点。反馈技巧是指对对方表达出来的情感或言行举止作出恰当的反应，可使对方得到指导和激励，也可促进谈话进一步深入。常用的反馈方法有以下几种。

① 肯定性反馈　即对对方的正确言行表示赞同和支持。在袒露情感、表明态度和采取新行动时希望得到他人对自己的理解、鼓励和支持，是人们的一种普遍心态。在交谈时，适时地插入“是的”“很好”等肯定性反馈语言，或运用点头、微笑、伸出拇指等非语言形式表示赞同，会使对方感到愉快，受到鼓舞。在技能训练、健康咨询和行为干预时，运用肯定性反馈尤为重要。

② 否定性反馈　当发现对方的言行不正确或存在问题的时候，应及时提出否定性意见。但是需要注意，为了取得预期效果，运用否定性反馈时应注意两个原则：一是首先应肯定对方值得肯定的一面，力求心理上的接近；二是要用建议的方式指出问题所在，如“您这样说有一定的道理，但是从另一方面来看……”。不要直截了当地予以否定，这样可以使对方保持心理上的平衡，更易于接受批评和建议，而达到沟通的效果。否定性反馈的意义在于使谈话对方保持心理上的平衡，易于接受否定性的意见和建议，能够正视自己的问题。

③ 模糊性反馈　当需要回复对方某些敏感性问题或难以回答问题的时候，可做出无明确态度和立场的模糊性的反应，如“是吗”“哦”等。

④ 鞭策性反馈　有些情况下，健康教育工作者需要向服务对象提出更高的行为目标和挑战，这种反馈称为鞭策性反馈。做这种反馈需要做好充分的准备，并将谈话分解为 4 个步骤：

对对方的言行作出客观的评述；

说明这种言行给你的印象；

向对方提出要求；

请对方做出答复。

这种反馈既指出了问题所在、改变的方向，又以征求意见的方式要求对方自己作出抉择，很有激励性，如“您不愿谈论这个问题，这让我感到您还不敢正视它，希望我们能一起分析一下问题的原因，您看怎么样？”

（五）非语言传播的技巧

非语言传播指以表情、动作、姿态等非语言形式传递信息的过程。在传播活动中，非语言传播在人际交往过程中的作用尤为突出。非语言传播常常是人的心理活动的自然反应，是无意识的。因此，表情、眼神、语音、语调等都具有丰富而真实的信息内涵。

① 动态体语　即通过无声的动作来传情达意，如以亲切的目光注视对方表示专心倾听和对对方的重视和尊重；以点头的动作表示肯定；以手势强调某事的重要性等。

② 静态体语　包括个人的仪表形象，如服装服饰、体态、姿势等，与行为举止一样，它能够显示人的身份、气质、态度及文化修养，有着很好的信息传递功能。在与交流对象接触时，衣着整洁大方，举止稳重，有助于获得对方的信任。

③ 类语言　类语言并不是语言，但和语言有类似的地方，即通过适度地变化语音、语调、节奏及鼻音、喉音等辅助性发音，以引起对方的注意或调节气氛。在与人

交谈的过程中适时适度地运用类语言，通过改变音量、音调和节奏等，可有效地引起注意，强化自我表达，调节气氛。

④ 时空语 时空语是在人际交往中利用时间、环境、设施和交往气氛所产生的语义来传递信息，包括时间语和空间语。

时间语：时间语对传播效果有潜在的影响，如提前到达或准时赴约，是表示对对方的尊重，可以给人以信赖感；而不遵守预约时间或无故迟到，会给对方带来不信任、受冷落的感觉，会对传播效果产生负面影响。

空间语：使双方置身于有利交流的空间和距离，有利于增进交流，包括交往环境和双方所处的距离，如安静整洁的环境，给人以安全和轻松的感觉。另外，应注意与交流对象保持适当的距离，交往中的人际距离常常受到民族文化和风俗习惯等社会因素的影响。双方之间不要有大的障碍物。双方的相对高度也是一个空间语要素，一般来讲，人们处于同一高度时，较易建立融洽的交流关系。

三、传播材料使用技术

突发公共卫生事件发生期间，在社区健康教育工作中，健康传播材料种类较多，常见的有健康教育标语、健康教育宣传栏、健康教育海报、健康教育宣传单、健康教育视频等。网格员在使用不同的健康传播材料的时候，需要注意不同的事项，从而最大程度保证健康教育的效果。

（一）面向个体使用的材料

一般来说，发放给个人或家庭使用的健康传播材料主要有健康教育处方、健康教育图片、健康教育宣传页、健康教育小册子等。这些健康教育材料的使用技巧主要有以下几种。

① 传播材料可以选择入户发放，也可以选择在指定地点发放。指定地点一般为社区公共活动场所、社区出入口等社区居民熟知、显眼的位置，尽量避免偏僻、居民不便进入的位置，如办公场所等。选择入户发放健康教育材料时，要注意覆盖到每家每户，尽量不要发生遗漏。

② 向教育对象强调学习和使用材料的重要性，引起社区居民的充分重视。提示材料中的重点内容，引导教育对象加强学习和记忆。

③ 在发放完材料后，要鼓励社区居民充分反馈教育内容，了解材料的保管和使用情况，如果居民反馈对内容有疑惑或者不懂之处，要进一步交流与解释。

（二）面向群体使用的材料

在公共场所张贴的宣传画、海报、健康教育展板等材料属于面向群体和公众的健康教育传播材料。在使用这些面向群体的健康教育传播材料时，主要的使用技巧有以下几种。

① 投放使用的地点要便利。既要适合于驻足观看，又不能影响社区通行。一般来说，社区的宣传栏是较好的投放地点。

② 张贴的位置要适宜。张贴的高度应以成年人阅读时不必过于抬头为宜。张贴的位置要显眼，能够引起社区居民的注意。

③ 向教育对象展示文字、图画等材料时，应当注意文字、图片的大小、颜色、对比度等细节问题，以及展示的距离，以确保受众看得见、看得清。要特别考虑到老年群体使用的需求。

（三）新媒体传播材料

新媒体是指利用数字技术、网络技术，通过无线通信网、互联网、宽带局域网、卫星等渠道，以及电脑、手机、平板、数字电视等载体，进行大众传播和人际传播的一种新型的传播形态。新媒体是一个相对的概念，随着科学技术的进步，新媒体的内涵和外延一直在不断地演变与更新。近年来，随着我国信息技术的迅猛发展，新媒体已经广泛地进入了我们每个人的学习、工作与生活等各个层面，并产生了深刻的影响。

在健康教育工作中，新媒体传播同样没有缺席。网格员在开展社区健康教育工作中，采用微信、QQ、微博、抖音、快手等方式传播健康信息，这些途径都属于新媒体传播的范畴。这种新的传播形式，甚至超越了传统的传播形态，在以“新冠感染”为代表的突发公共卫生事件中，显现出了巨大的价值。社区网格员在利用新媒体开展健康教育时，应当具备的技巧有以下几种。

① 把握信息推送的时间　网格员通过微信、微信群推送健康信息，要注意推送的时间点。有研究表明，在一天的 7:30、11:30、19:30、21:30 这四个时间点前后推送信息，能达到最佳的传播效果。随意时间推送信息，可能会影响到接收者的工作与生活，长此以往，信息有可能被接收者过滤。

② 把握信息推送的频率　推送的信息频率切忌过高，连续地推送信息，会导致接收者产生厌烦与反感的情绪。因此，网格员在推送信息时，要充分地筛选，选择最具传播价值的信息，一般以单次推送不超过三条信息为宜。

③ 把握信息的科学性　自媒体传播的兴起，极大地降低了健康传播者的准入门槛，海量的健康信息中充斥着虚假、错误的信息。这些信息一旦被网格员错误地推送，不但对社区居民的健康产生负面作用，还能损害社区组织的公信力，降低社区组织的权威性。

第三节 突发公共卫生事件中倡导与动员技能

健康教育是有计划、有组织、有评价的一项系统化的社会活动。突发公共卫生事件发生期间，在社区开展健康教育，网格员要积极倡导主管部门和领导支持，协调社区各有关部门配合，动员社区居民积极参与。因此，倡导、动员技术是网格员开展社区健康教育的又一基本技能。

一、实用倡导技能

倡导是激发社会各界采取某一行动的重要社会动力，倡导的主要任务是充分调动社会资源，实现社会各界携手应对突发公共卫生事件的社会目标。社区健康教育的主要倡导对象是上级行政部门。

（一）倡导前准备

倡导前应当有如下准备。

① 明确主题　要确定倡导的项目或主题是什么，要干什么，达到什么目的。在突发公共卫生事件应对过程中，要明确社区为什么启动健康教育这项工作，要达到什么目的和具体目标，启动后如何持续推进等。

② 逐级倡导　先从直接领导开始，若没有决策权，则在下一级领导允许或征得同意的情况下再向上一级领导汇报。这样也为今后项目或工作顺利开展创造条件，直到最终找到能决策拍板的领导为止。此时的领导不一定是权威领导。

③ 换位思考，找出共同利益　找出领导支持该项工作的理由，是上级单项工作文件要求还是单位工作需求，寻找共同利益点，合理兼顾各方利益。

④ 拟好方案　从健康教育工作的背景和政策文件、自身能力、人脉资源（外请专家、同级人员支持度等）、业务队伍水平、经费渠道、可行性分析等方面做好充分的论证及准备。一项工作一般要做 2～3 个简要方案，汇报时供领导选择。篇幅简短，每个方案大约 1～2 页。

⑤ 选择时机　向领导开展倡导工作，时机很重要。最好选择其相对不忙、心情较好的时机进行倡导。

（二）倡导方法

倡导的过程本质是一个有效沟通的过程。也就是说倡导的核心技能是沟通，它是组织行为学的重要内容。向上对领导的倡导沟通有正式渠道和非正式渠道两种。

1. 正式渠道

正式渠道包括在办公室、会议室和通过电话等的口头沟通，还有请示报告、邮件等形式的书面沟通。

① 办公室：电话或微信预约；准时前往，敲门，进屋，打招呼，进入正题；站在距离领导 1～1.5 米的位置，保持斜 45 度方位，一般不坐；强调仅用 5 分钟，领导相对愿意专心听；递上简要方案文本，然后简要、清晰汇报自己要做的事情；全程不卑不亢，态度要热情，语气要坚定，语速适中稍快；最好按照预定方案让领导做出选

择，不要给领导出思考题；一般每次只汇报一件事情，多了难记住，也容易烦，不易达到倡导沟通的目的。

② 会议室：电话或微信预约；制作简短 PPT，汇报时要采取站位汇报，时间最好不要超过 30 分钟；同时准备文本，汇报之后可以递上文本；汇报过程中对于领导和相关人员的提问要耐心且自信地回答，这样容易获得决策者的信任和支持。

③ 电话：单项健康教育工作可以电话沟通。选择合适的时间段，避开休息、会议和吃饭时间。有充分的准备，简短清晰，最好征得明确的反馈意见。

④ 请示报告：按照请示文件的体例格式书写。要点有健康教育工作背景、政策要求、目的、项目内容、如何实施、可行性分析、经费来源或预算等，按程序报送。不同性质的单位，程序也会有一些差异。

⑤ 邮件：简要或完整方案通过邮件发送，要适时跟进，尽快获取反馈批示。

2. 非正式渠道

非正式渠道包括多种场合碰面的口头沟通，还有微信等形式的文字沟通。

① 多种场合碰面：领导开会结束途中、去餐厅途中、运动场所、下班路途等非正式场合或者在视察工作结束后的碰面，都有机会向领导请示或汇报。此类沟通也要有充分的准备，沟通更应简短、直接，看情况递上简要方案，或预约见面正式汇报。

注意非正式场合碰面沟通，最好不要打乱领导的原计划或时间安排，可以边走边说，在相对轻松的氛围中完成，或许就是一次成功的预约。

② 微信沟通：微信是工作中沟通最普遍的形式。不论是领导下达的任务，还是同事之间的沟通大多是通过微信。在职场和领导微信沟通：第一，要注意少用调皮、可爱或者是搞笑表情，认真严肃为好；第二，不要发语音，尽量用文字来表达，写的时候可以反复斟酌不至于出错，还可以节省对方时间，同时能够向对方表示尊重；第三，信息要简洁明确，根据情况及时传递相关文件。

二、实用动员技能

动员是通过采取一系列综合的、高效的社会动员的策略和方法，促使社会各阶层主动参与，共同应对突发公共卫生事件。把健康教育目标转化成满足大众健康需求的社会目标，并转变为社区共同的行动。

（一）动员前准备

① 明确动员目的　动员的目的在于统一思想、统一行动，明确共同目标，促成社会相关行业、部门为一个共同目标而有效合作。激发社区居民的健康需求，调动其参与的意愿和积极性。争取人力、财力、物力等社区资源投入健康教育工作。建立多部门的合作，与相关组织机构形成密切的合作伙伴关系。

② 确定动员对象　动员对象主要是指参与动员的专业人员、部分社会团体以及要动员的服务对象。对象不同，动员的方法也不同。动员专业人员是让其发挥自己的

优势，高效完成所承担的健康教育工作。动员社区家庭和个人，让其对自己健康负责，积极行动，参与健康教育相关活动。

③ 分析现有资源 分析所在单位或区域现有资源，哪些是可利用的，哪些是尚待开发的。这是开展健康教育的基础，是制定相应实施计划的重要依据。健康教育资源包括政策、人力、经费、文化、体制等。

（二）动员的方法

动员的方法有人员培训、信息传播、组织协调和社会营销等。

① 人员培训 是对负有某种责任的人员进行专门知识传播和技能训练的过程，旨在强化各类人员在社区健康教育工作中的有关知识能力，确保项目的顺利进行。如参与项目的人员有的可能要负责传播材料制作、有的需要给服务对象开展健康教育讲座、有的要做需求分析、有的要保障活动现场等，这些人员必须进行相关培训。

② 信息传播 在社会动员方面，信息传播具有关键性的作用，要通过适宜的传播渠道和方法，将有价值、能落实的信息传播出去，引导社会舆论，达成共识，激发社区居民积极参与到活动中来。信息传播的形式主要包括人际传播和大众传播两种。

③ 组织协调 是指根据社区健康教育工作任务，组织协调相关的部门和人员，各负其责，充分发挥每一个机构和人员的主观能动性。调动大家参与到社区活动中来，从而实现活动目标。

④ 社会营销 对于健康教育工作而言，社会营销是一种发展方向，即借用营销的理念和方法来开展健康教育项目。找到目标人群，并设法达到组织者的目标，以满足群众的健康需求和需要。借鉴市场营销的理论和方法可以使健康教育活动更为有效。

（三）动员的策略

动员的最终目的是让相关的社区居民参与到健康教育活动当中。群体动员的策略主要包括以下几种。

① 开展社区活动 常用的方法有：因地制宜组织社区活动，如义诊、巡讲、巡演、相关疾病患者的现身说法等；在社区招募宣传志愿者，把健康教育融入社会全体公民的生活中；组织民俗、文体活动，如庙会、赶集等。

② 改善环境 改善目标人群所处的物质环境及生活条件等，从而使人们采纳健康行为的意愿更强，如在社区提供个人消毒、洗手的设备，在生活、工作场所提供一些锻炼设施等。

③ 政策引导 在突发公共卫生事件中，要强调政策法规的严肃性。比如，新冠疫情期间，强制居民进出小区测体温、戴口罩，这就要求网格员做好政策引导，让社区居民认识到问题的严肃性。

④ 发挥各相关机构的优势 健康教育不仅仅涉及一个或几个部门，既包括专业机构，又涉及社会多部门，如保险公司、医疗机构、当地政府、制药公司以及非营利

组织等。社会动员要充分挖掘这些机构所拥有的资源，服务于健康教育工作。

⑤ 奖惩机制　网格员可以根据社区实际情况，协助社区推出适宜的奖励计划，如健康家庭等级评选活动等。对于做得比较好的家庭，在宣传栏进行不间断宣传。除奖励措施之外，相应的惩戒措施也能够促进社区居民健康行为的养成。

第十章

突发公共卫生事件心理服务与自我调适

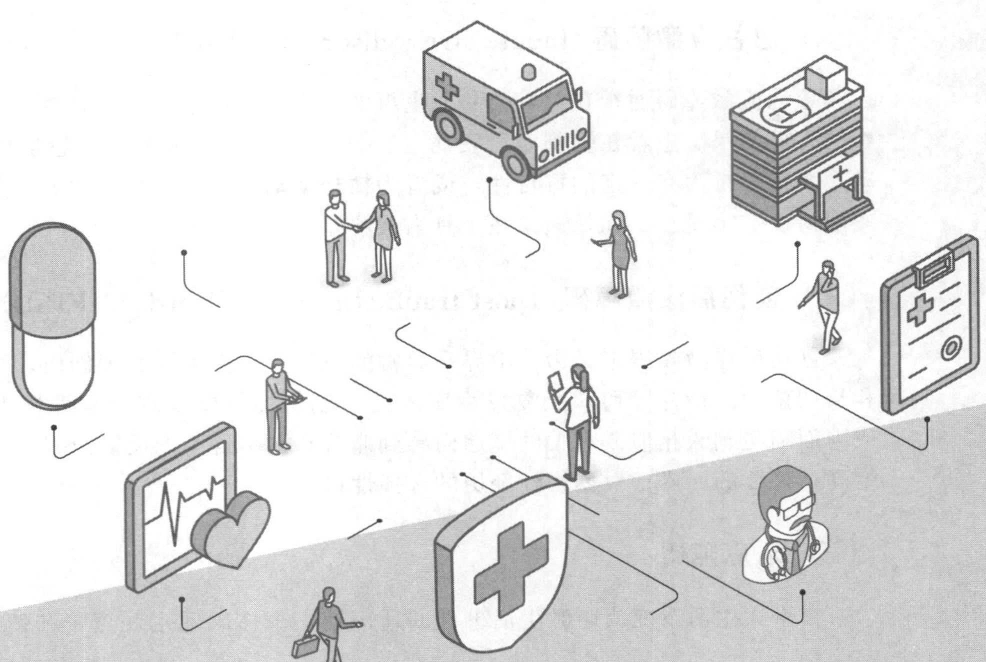

突发公共卫生事件对公众身体健康甚至生命产生危害，其引发的个体及群体心理应激、社会焦虑、社会恐慌等舆情问题更是不容忽视。公共卫生事件发生后人们常会出现不同程度的心理应激反应，这种反应往往会经过潜伏造成个体恐慌乃至社会恐慌。如果没有及时得到心理干预，会对个体的身体和心理造成难以愈合的创伤。社区网格员在积极配合完成突发公共卫生事件处置的同时，要关注到辖区内居民心理健康状态，给予正确引导和及时报告。

第一节 突发公共卫生事件对心理的影响

突发公共卫生事件给个体带来了疾病和生命的危害，对个体或群体心理造成一定的影响。从个体来讲，事件发生会使个体产生不良情绪或焦虑、抑郁问题，严重者会导致各种应激障碍，从而导致心理危机。从群体来讲，事件的发生会引起群体的集体焦虑，从而引发多种不理智行为。突发公共卫生事件对个体或群体心理的影响主要有以下几种。

一、心理危机

危机是指一个难以忍耐的事件或者处境，而这种事件或处境远超过一个人的应对能力或者应对机制。无论是传染性疾病、重大食品安全问题，还是严重影响健康和生命的突发事件，都会让幸存个体处于心理危机中。常见的心理危机类型如下。

（一）急性应激障碍（acute stress disorder，ASD）

急性应激障碍通常在突发公共卫生事件发生后快速产生，是急性、严重的精神打击的直接结果。患者在受刺激后发病（1 小时以内），表现有强烈恐惧体验的精神运动型兴奋，行为有一定的盲目性，或者为精神运动型抑制，甚至木僵。急性应激障碍一般持续数小时至 1 周，通常在 1 月内缓解。

（二）创伤后应激障碍（post traumatic stress disorder，PTSD）

创伤后应激障碍定义为：由异乎寻常的威胁性或灾难性心理创伤，导致延迟出现和长期持续的精神障碍。反复发生闯入性的创伤性体验重现（病理性重现）、梦境，或因面临与刺激相似或有关的境遇而感到痛苦和不由自主地反复回想；持续的警觉性增高；持续的回避；对创伤性经历的选择性遗忘等。

（三）适应障碍

在重大生活改变或应激生活事件的适应期，个体出现主观痛苦和情绪紊乱状态，常会影响社会生活和行为表现。通常在遭遇生活事件后 1 个月内起病，病程一般不超过 6 个月。其主要表现为抑郁、焦虑和烦恼或这些情绪的综合，无力应付或难以维持现状。一定程度上处理日常事务能力受损。

（四）心理问题

在突发公共卫生事件发生后个体发生焦虑、抑郁等心理问题也很常见，如 2019 年暴发的新冠疫情迫使人们保持社交距离和采取各种隔离措施阻止疾病的蔓延。被隔离的疑似患者自身被感染的不确定性增加，被迫与亲人分离，有的还会遭受其他人的歧视或暴力攻击。这些因素都会导致他们出现更强烈的焦虑和抑郁等负面情绪反应。

但是对于当事人来讲，任何事物都有两面性，突发公共卫生事件一方面可以给个体带来负面的影响，另一方面也可以让个体产生积极的心态。以近年来频繁发生的传染病突发公共卫生事件为例，有研究表明，在 SARS 疫情期间，SARS 患者会产生类似的积极心理变化，他们会在关注身体状况方面发生积极的变化，并认为自己能够从疾病中存活下来就是幸运的。所以突发公共卫生事件对心理影响是两方面的。

二、对公众心理影响

（一）公众心理问题产生的原因

在当今互联网时代，发生突发公共卫生事件本身及所引发的事件会迅速在人群中传播。在公共卫生事件发生早期，因为缺乏权威的信息传播渠道，公众无法在短时间内获得关于事件的正确信息，特别是对于一些涉及新发罕见疾病或状况的公共卫生事件，公众基本处于零知晓的状态。加之一些有限的信息在传播过程中还会出现严重的变形和扭曲，谣言乃至民间传言迅速膨胀，民众对各种信息的辨识能力和筛选能力减弱，从而产生错误的认知。由于民众的应急防控知识不足，对国家出台的政策和规范理解不到位或过度理解，对改变的社会公共环境的不适应，从而引发不合理行为，继而引发突发事件的次生灾害。

（二）常见公众心理问题

公共卫生事件发生后，公众会出现一系列的非理性情绪，其中以恐慌、焦虑、疑病和抑郁较为普遍。

① 恐慌　突发公共卫生事件出现时往往会伴随着恐慌现象的发生。在新型冠状病毒暴发之际，对疫情有效信息的获取变得被动和艰难，对于有效获取途径和信息筛选甄别能力不足，这些都导致了公众的恐慌。在面临突发性危机时，个体和群体总会不同程度地产生焦虑不安、绝望、无助等心理反应，进而可能做出一系列社会性非理性行为，这就是恐慌。恐慌本质上是一种社会信任危机，人与环境间的和谐与信任关系被打破，人们心理整天处于高度的紧张状态。突发公共卫生事件引发的心理恐慌造

成的社会危害，可能比突发公共事件本身更大。

② 焦虑　突发公共卫生事件发生后，公众会出现紧张不安、焦虑、烦躁，时常提心吊胆，出现不安的预感，保持高度的警觉状态，容易冲动，担心自己及家人的健康状况。另一方面，政府应对公共卫生事件采取的严控措施导致社会公共环境急剧变化，进而人们的生活环境、社会交往、社会娱乐需求，都有可能发生改变，这都是在突发公共卫生事件后公众产生焦虑心情的重要原因。

③ 抑郁　主要表现为持久的情绪低落，失去愉快感，对公共卫生事件的形势悲观、失望、厌世等，对政府和权威机构所采取的措施不信任。

④ 疑病　其心理主要表现为对自身的健康状况或身体的某部分过分关注，怀疑自己患上某种疾病，内心充满困惑和怀疑，医生对疾病的解释或者客观检查不足以消除患者的固有成见，因而导致内心被自己可能患上疾病的怀疑和恐惧所充斥，尤其当出现一些躯体化反应，往往会加重这种心理。

第二节 社区居民心理干预服务

突发公共卫生事件发生后，社区网格员需要了解下发的心理危机干预指导原则，积极配合心理专家的工作。指导原则中对干预对象和服务内容都有详细说明，附录10为新型冠状病毒感染的肺炎疫情紧急心理危机干预指导原则。无论哪种突发公共卫生事件，社区网格员都需要明确干预对象及自己需要配合的干预服务。

一、干预对象

2008年卫生部颁布了《紧急心理危机干预指导原则》，将干预的目标人群分为四级：第一级为亲历灾难的幸存者，第二级为灾难现场的目击者（包括救援者），第三级为幸存者和目击者的亲人等，第四级为后方救援人员。这是我国第一次对干预对象做出规定，这与国际上对目标人群的划分范围基本符合。对于突发公共卫生事件来讲，这四级干预对象一般应为患者、患者家属、一线工作人员、一般公众。但是重大传染病事件中，患者及医务人员、一线防控人员都可能归属于一级对象；而居家隔离的密切接触者、疑似患者为二级对象；而与一级、二级、三级相关的朋友及志愿者等为三级对象，一般公众为四级对象。社区居民根据其特点，心理干预对象也可以分为四类。网格员可以针对这四类人群在自己辖区范围来查找，千万不要只关注到第一级。

（一）患者

患者是突发公共卫生事件受害的直接对象，患者一般会住院或隔离，一般都会配合进行流行病学调查。患者一方面远离亲人，容易产生孤独感，一方面担心疾病是否严重。所以针对这种情况，应该对患者讲解疾病的基本常识，让患者正视自己患病的现实和后果。同时可以鼓励他们多与家人进行交流，加强心理上的相互扶持。其次应该帮助患者尽快适应环境，同时做好周密细致的生活护理工作，以换取患者的高度信任。护理人员应该尽量为患者提供电视、收音机等视听器材，听一些舒缓的音乐，放松其紧张烦躁的情绪。

（二）患者家属

在公共卫生事件中，虽然导致人员死亡的概率比起其他事件小，但是患者家属或幸存者突然面临家属的疾病或死亡，难以适应和接受。在重大传染病事件如在 SARS 事件和 2019 新冠病毒疫情中，一人染病，就会导致许多人传染。患者家属会担心患者的病情是否会加剧、有没有生命危险、目前的科技能否挽救其生命等，同时也会担心自己是否被传染，在这种双重的心理压力下，患者家属很容易出现各种问题。因此对患者家属应及时进行心理疏导及干预，让他们知道患者准确的消息可以降低患者家属内心的焦虑感。同时对疾病病因也要进行健康宣教，不要让患者家属胡乱猜测，不要随便相信传播的谣言，要建立起患者家属内心的自信心。

（三）一线工作人员

一线工作人员包括社区一线防控人员及社区医院医生和护士。在遇到突发公共卫生事件时，一线工作人员一下子有那么大的工作强度和心理负担，特别是面对传染性强或致死率高的传染病患者，一线工作人员不仅有可能引发传染，更有甚者会面临生命危险。因此，首先应该建立起医护人员和工作人员的自信心，让他们知道自己定可以战胜病魔，可以挽救更多的生命，同时也可以对他进行上岗前的培训，缩减其连续工作的时间，减缓他们的心理压力，执行轮岗制度。更重要的一点是，要为一线工作人员营造一个安全的工作环境，缓解他们的后顾之忧。

（四）一般公众

公共卫生事件对公众造成不同程度的心理影响，严重时可能引发社会混乱，威胁社会稳定，因此对一般公众的心理危机干预也是必不可少的。在危机事件中，公众一方面要受到疾病的威胁，另一方面要对公共卫生环境的改变进行适应。在重大传染病流行初期，卫生资源和防护物资都会出现紧张的状态，严重影响公众的日常生活，这些都会导致公众产生各种负面情绪。而且长期处于潜在未知危险中的人，会因缺乏可靠信息造成的不确定感比实际灾难带来的恐惧更能引起公众的心理损害，所以公众心理干预更多是需要舆论引导和制度、政策的保障。

二、干预服务内容

网格员要关注到自己辖区内的一到四级干预对象，一般情况下，公众心理干预是社区网格员心理干预服务的重要内容。对社区心理危机干预最重要的就是提供准确权威的信息。及时、准确、权威的信息发布，有利于社区居民了解实情，明确压力源，阻断谣言带给人们不必要的恐慌，稳定情绪。同时，要加强有关公共卫生知识的普及，教会社区居民如何正确应对公共卫生事件的发生。

（一）社区健康教育服务

社区作为最普遍存在的单位，和人们的生活息息相关。建立长期有效的社区心理预防和治疗机制对于人民群众因为危机事件造成的心理问题的恢复有很大帮助。可以邀请专家对突发公共卫生事件中相关的健康知识进行宣教，尤其是以社区为中心的健康教育宣教。也可以开展心理咨询热线，研究证明心理咨询热线电话是发生公共卫生事件时公众获得心理支持的有效途径，同时也是搜集公众心理信息的有力工具。社区网格员要积极发布和宣传心理咨询热线，掌握一定的健康教育技能，为社区居民进行服务。

（二）积极倡导政府政策，协助官方进行舆论引导

舆论宣传方面，我国政府坚持信息的公开、准确、透明。社区网格员是政府政策的倡导者，也是宣传者。积极协助政府做好政策的宣传和执行工作，尤其是居民关注的问题，如突发公共卫生事件的最新进展、当地政府对突发事件的政策、响应举措等。积极做好舆论的宣传引导，倡导大众关注官方频道，不造谣，不信谣，抵制并纠正谣言散播行为。

（三）加强社区治理，有效预防和化解社会矛盾

预防和化解社会矛盾是社区工作的一项基本功能。在应对突发公共卫生事件中，面对社会矛盾激化，社区网格员在健全公共安全体系上也有自己的作用空间。突发公共卫生事件发生后，居民的生活受到严重的影响。每个家庭面临的实际问题都不相同，一方面要倡导居民克服困难，另一方面应该加强社会综合治理，及时回应群众需求，解决社会矛盾。在面对社区居民实际困难时应该给予帮助，在和居民进行沟通时应该用亲和的语言，化解管理和被管理之间的矛盾。社区网格员在应对社会突发情况的发生、维持社会稳定等方面应该发挥更为积极的作用。

（四）积极配合完成心理干预任务

突发公共卫生事件社会心理干预机制已经形成一定体系，其干预措施一般分为建立干预指挥组、评估和预警、响应和处置、建设志愿者服务体系、服务保障系统五个部分。社区网格员需要了解干预措施，在每个措施中尽自己的能力积极配合。随着对心理干预机制的研究，目前国内外已经有不同的心理干预模型及成熟的心理危机干预技术。社区网格员不可能掌握专业的心理干预技术，但是要明确自己的心理干预

任务。

① 对接辖区心理干预专家　突发公共卫生事件所在地应迅速成立应急心理工作组，成功有效地整合支持资源。对于社区网格员来讲，首先要明确自己辖区所对接的心理专家或组织，这样才能及时干预辖区内出现心理障碍和心理危机的个体。

② 配合评估、预警、响应和处置　突发公共卫生事件引发的心理危机兼具滞后性和特殊的时效性，无论是采用哪种模型和方法进行评估，心理危机干预可能是长期的，因而评估也需要贯穿始终。所以社区网格员一定要在自己工作岗位上积极配合，力所能及地帮助心理专家完成问卷的评估和处置。

③ 服务保障　心理危机干预的保障主要包括知识技术保障、社会动员保障和财力保障。对于社区网格员来讲，要给予充分的配合，给予场地人员保障。

三、干预服务流程

突发公共卫生事件发生后，社区网格员应该积极响应，快速确定心理服务对象，寻求和对接心理服务专家并协助完成心理服务工作，针对不同的服务对象进行干预和服务。在心理恢复期也应该继续进行心理健康教育服务，确保居民能尽快恢复正常生活。社区网格员心理服务工作流程见图 10-1。

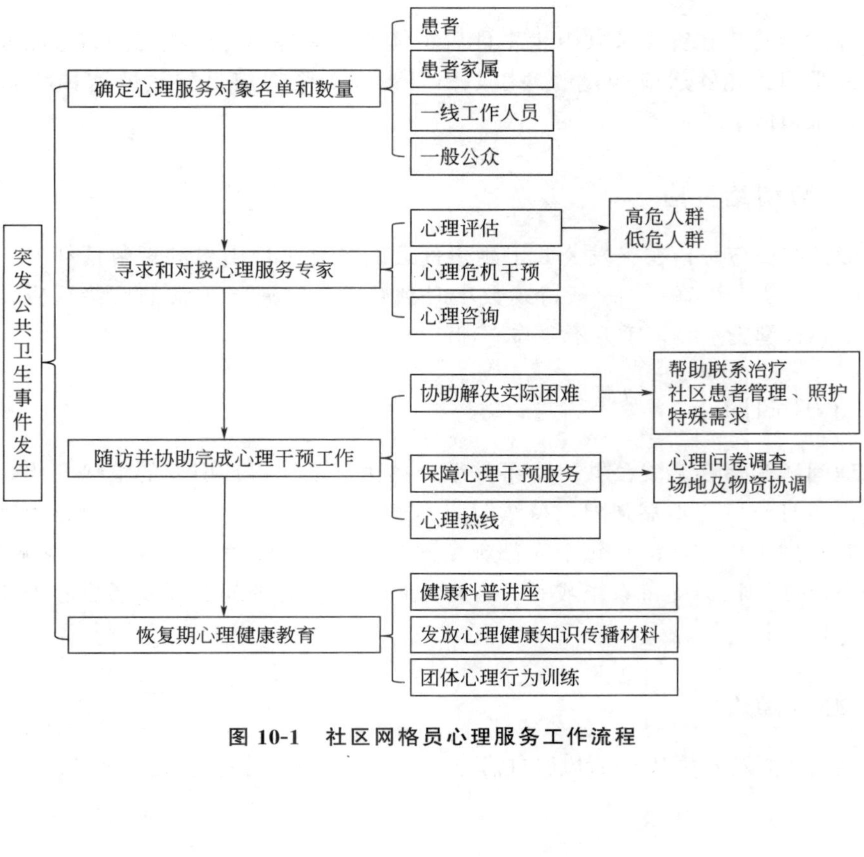

图 10-1　社区网格员心理服务工作流程

第三节 常见心理问题的鉴别

发生突发公共卫生事件后，社区网格员应该对出现心理异常的居民及时向上级报告或请求心理干预。如何判定居民是否出现心理问题是需要心理医生来判断的，但是社区网格员仍需要了解一般心理知识，对社区居民进行初步的鉴别。

一、心理的几个状态

从心理学出发，人的心理状态可以分为心理健康、心理不健康、心理异常三种状态。心理异常属于典型精神障碍症状的心理活动，不属于突发公共卫生事件后的心理状态。突发公共卫生事件带给人们的心理问题一般都在心理健康或不健康的范畴内，所以我们把突发公共卫生事件后个体的心理状态分为四类，即心理健康、一般情绪反应、心理问题、心理障碍。

（一）心理健康

心理健康是指在突发公共卫生事件后个体能够保持相对乐观的情绪，能够有效率地工作或学习，能够适应变化的环境，而且人际关系适应良好。但这种状态是动态的，不是永恒的。

（二）一般情绪反应

一般情绪反应是指在突发公共卫生事件后因各种事件引发的短暂情绪变化，如紧张、郁闷、担忧、愤怒等，一般持续数小时到数天。这属于正常的情绪反应，谁都会有，属于心理健康范畴，千万不要与心理问题画等号。

（三）心理问题

心理问题是指在突发公共卫生事件后个体由于某一事件引发的情绪变化，仅限于引发事件本身，反应不甚强烈，持续时间不长，大约 1 周至 1 个月，但行为反应并没有明显影响到工作和生活。每个人都难免产生心理问题，大多可通过自我调节解决，少部分需求助于社会支持系统或心理咨询人员。部分心理问题会发展成心理危机，需要心理危机干预。

（四）心理障碍

当事人在突发公共卫生事件后反应强烈，持续时间长，往往持续 1 个月以上，同时伴随自身难以克服的心理负担，并严重影响到工作和生活，也称为心理紊乱，也就是一般人所理解的广义的心理疾病。任其发展有可能成为精神病边缘或精神病。分为急性应激障碍、创伤后应激障碍、适应障碍，均需要进行心理危机干预。

这四种状态中心理障碍更为严重，容易导致个体心理危机。社区网格员可以根据个体症状及持续时间长短来鉴别出心理问题和心理障碍，及时给予帮助并向上级报告。

二、常见心理测量问卷

社区居民的心理测量问卷需要专业心理专家进行评估，但是社区网格员可以协助心理服务专家进行问卷的填写。网格员可以熟悉一些常见问卷的填写，与心理服务专家协商后对居民心理情况的信息进行收集。突发公共卫生事件后常见的心理测量问卷包括创伤后应激障碍自评量表（PCL-C、PTSD-SS）、抑郁及焦虑量表、10 条目简易心理弹性量表等。其中 PCL-C 为 PTSD 检查表平时版（表 10-1），是评价普通人在平时生活（与战争相对而言）中遭遇创伤后的体验或感受的问卷，应用比较广泛。

表 10-1　创伤后应激障碍自评量表（PCL-C）

下表中的问题和症状是人们通常对一些紧张生活经历的反应，请仔细阅读，判断近一个月内这些症状打扰您的程度，在右框选择打分。

项目	分值				
	1	2	3	4	5
1. 过去的一段压力性事件引起的反复发生令人不安的记忆、想法或形象					
2. 过去的一段压力性事件引起的反复发生令人不安的梦境					
3. 过去的一段压力性事件仿佛突然间又发生了、又感觉到了(好像您再次体验)					
4. 当有些事情让您想起过去的一段压力性事件时，你会非常局促不安					
5. 当有些事情让您想起过去的一段压力性事件时，有身体反应(比如心悸、呼吸困难、出汗)					
6. 避免想起或谈论过去的那段压力性事件或避免产生与之相关的感觉					
7. 避免那些能使您想起那段压力性事件经历的活动和局面					
8. 记不起压力性经历的重要内容					
9. 对您过去喜欢的活动失去兴趣					
10. 感觉与其他人疏远或脱离					
11. 感觉到感情麻木或不能对与您亲近的人有爱的感觉					
12. 感觉好像您的将来由于某种原因将被突然中断					
13. 入睡困难或易醒					
14. 易怒或怒气爆发					

续表

项目	分值				
	1	2	3	4	5
15. 注意力很难集中					
16. 处于过度机警或警戒状态					
17. 感觉神经质或易受惊					

赋分标准：每题为5级评分(1分代表"从来没有"，2分代表"有一点"，3分代表"中度"，4分代表"经常是"，5分代表"几乎总是")，总分为17项条目分值相加。总分范围为17～85分。

参考值范围：17～37分：无明显创伤后应激障碍(PTSD)症状；
38～49分：有一定程度的创伤后应激障碍(PTSD)症状；
50～85分：有较明显的创伤后应激障碍(PTSD)症状，可能被诊断为PTSD。

第四节 心理调适常用方法

在突发公共卫生事件后，干预对象出现的种种情绪和一般心理问题，都可以通过自我调节解决。社区网格员可以掌握一般的心理调适途径和方法，教会社区居民进行自我调适或积极寻求帮助。

一、自我心理调适

(一) 调适途径

1. 树立正确的观念

树立正确的世界观和人生观，明确人生的意义和生命的价值。在突发公共卫生事件后，处理好个人与国家、个人与社会的关系。要站得高、看得远，科学分析周围发生的事情，并冷静和妥善地对待。

2. 事件认知调控

公共卫生事件的突发存在不可预见性，是个体无法左右的。国家也会针对事件出台政策及紧急响应，给个体及家庭带来生活方式和环境的巨大改变，都是在所难免的。个体一定要正视现实，接受现实，理解各种制度和规定，随遇而安，即使有损失的利益也要放宽心胸、心态平和。

3. 自我认知调控

自我认知是对自己的洞察和理解，包括自我观察和评价。自我观察是指对自己的感知、思维和意向等方面的察觉，自我评价是指对自己的想法、期望、行为的判断和评估。有了科学的自我认知，实事求是的评价自我，才会量力而行。在突发公共卫生事件中，科学的自我认知能够帮助自己渡过难关。

（二）自我调节方法

1. 深呼吸

当个体感到紧张、烦躁、不能忍受时，深呼吸可以帮助其放松和舒展身体。具体方法为：静心闭上眼睛，深深吸一口气，之后憋住，数“1、2、3、4、5”，然后慢慢呼出。这种方法简便易行，走着、坐着、站着、躺着都可以做。每次操作不能太频繁，否则会因为缺氧而觉得头晕。

2. 合理宣泄

在突发公共卫生事件后产生一些不良的情绪反应，这是正常的表现。合理宣泄是一个有效途径，可以让个体缓解情绪。但是不能乱宣泄，更不能损害公物，影响他人。合理宣泄的方法很多，常用的有哭出来、说出来、写出来。

① 哭出来　可以找一个没人的地方大哭一场，也可以在亲人、知己、心理医生面前痛哭，最好是边说边哭，尽情宣泄。

② 说出来　心情不好或有什么事想不通时，可以将这些事向家人朋友倾诉，让他们做自己的听众。通过诉说压力得到释放，情绪慢慢恢复平静。诉说是调节心情最常用且效果最好的方法。

③ 写出来　不想让别人知道自己的某些事及愤怒情绪，那不妨写出来。找几张纸，把自己的真情实感写出来，一边写一边起到发泄和思考的作用。

3. 转移注意力

① 发展爱好　心情烦闷或者压力过大时，可以发展一下爱好，如下棋、画画等。在新冠疫情期间，很多人在居家隔离期间学会了各种烹调方法。

② 运动　体育运动时肌肉是紧张的，神经却是放松的，大汗淋漓之后，身心彻底放松，有欢快感，是调节心情的好方法。

③ 听音乐　音乐可以让人紧张的神经得到放松。心情不佳时听听音乐，唱唱歌，都可以将烦恼赶走。

④ 读书　阅读好的作品和杂志，可以了解世界，了解他人，知道什么是宽容、什么是崇高、什么是卑贱。这些对一个人的成长、生活很重要。通过读书可以丰富情感和精神世界，让人忘却烦恼。

⑤ 旅游度假　突发公共卫生事件后如果心理问题还没有缓解，如果条件允许可以利用休假换个环境外出旅游，放松调节。

4. 自我暗示

通过自我暗示，让自己变得更为积极乐观。可以每天对着自己喊一句口号，如我肯定能行，我最棒等。具体方法为，每天对着镜子喊一句，或者每天早晨出门前喊一句，也可以尝试让自己每天开怀大笑一次，如果笑不出来，不妨试着强迫自己笑。具体方法为让自己对着镜子苦笑、傻笑直到大笑，或者用双手将自己的嘴角往上提。

5. 助人为乐

帮助他人能让人产生“有用”和“强大”的积极认知，这种被他人需要的心理满足感会促使大脑分泌内啡肽（天然镇静剂），从而获得内心温暖并缓解焦虑。但做好事的前提是不要期望回报，否则没有回报或回报不及时，会增加新的烦恼。

6. 记录愉悦

平时用一个笔记本记录生活中的快乐、健康、感恩和有意义、有价值的事。可以写文字，可以贴照片，心情烦闷时翻开看看，可以有效地减少自己的焦虑、忧愁、郁闷、嫉妒、抱怨或愤怒等情绪。

上述方法对突发公共卫生事件后个体或群体的一般焦虑、抑郁等情绪问题都可以奏效。但如果通过自我调节都不能解决，且影响到个体的正常工作和生活，社区网格员就要及时发现并寻求心理医生的帮助。

二、寻求心理帮助

（一）寻找社会支持系统帮助

社会支持系统是指每个人周围的亲人、朋友、同事和组织，换句话讲，就是我们自己的社会关系网。当我们因生活、工作中的挫折或压力而产生各种情绪时，求助于社会支持系统是较明智的选择。一般的社会支持系统包括以下。

① 亲人　指父母、兄弟姐妹、恋人、夫妻等，亲人关系亲密，遇到大事时，求助亲人，他们都能理解、指导，并给予物质、心理支持。

② 朋友　遇有困惑和挫折时能向朋友倾诉，也可以得到心理支持。

③ 组织　也可以向组织和上级领导寻求帮助，他们可以给予你帮助。求助于近距离的组织是最好的办法。

（二）心理咨询

心理咨询是专业人员提供给人群的一种心理卫生服务，是人们进行心理健康维护的积极措施。心理咨询是一门科学，是一种技术，也是一门艺术。

心理咨询的原则包括保密、中立、信赖、理解与支持、激发潜力（助人自助）。

心理咨询的对象包括健康人（人格测试、了解自己）、有心理问题或困惑的人、心理障碍者。

社区居民可以完全放心地去心理咨询，心理咨询的内容是完全保密的。在突发公共卫生事件后，社区网格员可以协调邀请心理服务专家在社区进行心理咨询。

（三）心理行为训练

心理行为训练是在心理学原理和方法的基础上，根据身心互动理论设计和组织的一系列活动。它实质上是一种特殊的教育过程，通过参与式体验、团体内人际的交互作用，促进个体成员认识自我、探索自我、接纳自我、完善自我，同时调整和改善与他人的关系，学习积极的态度与行为方式，从而达到生理、心理、精神之间关系的平衡与良性发展。

心理行为训练是探索、完善自我的一种非常有效的形式，在公共卫生事件发生后可以用于公众的心理服务及一线防控人员的心理服务。

突发公共卫生事件对心理的影响是突发的和紧急的，需要在第一时间内对个体或群体进行心理干预，如果不及时干预，可能会错过最佳干预时间。社区网格员应该重视突发公共卫生事件对辖区内居民心理的影响，做到配合心理专家评估和处置，积极帮助辖区居民早日恢复正常的工作和生活。

附　录

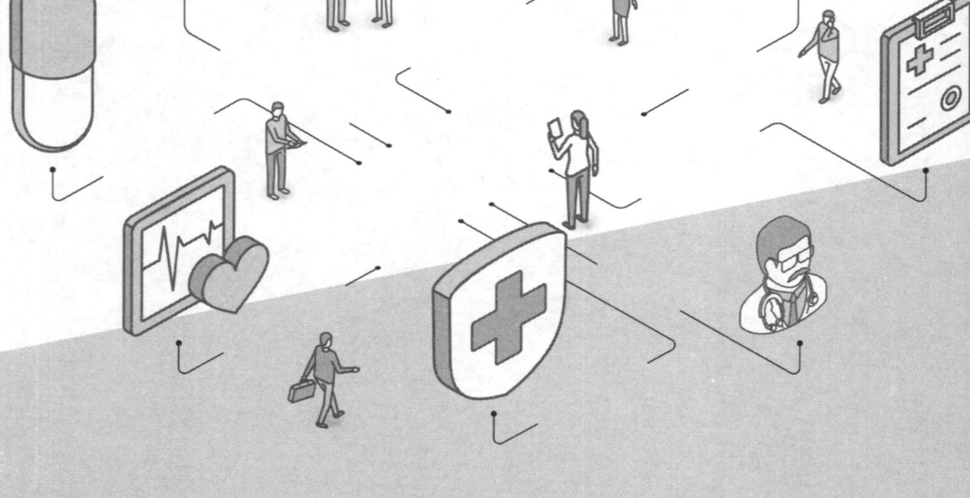

附录 1

城乡社区网格化服务管理规范（GB/T 34300—2017）

1 范围

本标准规定了城乡社区网格化服务管理的总目标、网格划分、工作机构和运行方式、设施和经费保障等方面要求。

本标准适用于全国城乡社区网格化服务管理工作。本标准也适用于指导尚未开展农村社区建设的行政村的网格化服务管理工作。

2 规范性文件

下列文件对于本文件的应用是必不可少的。凡是注日期的引用文件，仅注日期的版本适用于本文件。凡是不注日期的引用文件，其最新版本（包括所有的修改单）适用于本文件。

GB/T 31000—2015 社会治安综合治理基础数据规范

GB/T 33200—2016 社会治安综合治理　综治中心建设与管理规范

3 术语和定义

下列术语和定义适用于本文件。

3.1 社会治安综合治理（comprehensive management of public security）

各部门各方面协调一致，齐抓共管，运用多种手段，打防并举，标本兼治，整治社会治安，打击和预防犯罪，保证社会治安的稳定。

［GB/T 31000—2015，定义 3.1］

3.2 社会治安综合治理中心（central for the comprehensive management of public security）

社会治安综合治理组织发挥组织协调作用建立的社会治安综合治理工作中心。

［GB/T 31000—2015，定义 3.4］

注：其中县、乡、村三级综治中心建设通过加强网格化服务管理、社会化服务、信息化支撑、人财物保障，强化实战功能，并将综治中心的服务管理资源进一步向网格、家庭延伸，做到矛盾纠纷联调、社会治安联防、重点工作联动、治安突出问题联治、服务管理联抓、基层平安联创，及时反映和协调人民群众利益诉求。

3.3 社会治安综合治理信息系统（information system for the comprehensive management of public security）

以综合治理业务需求为导向，充分利用已有基础设施，整合各类平台资源，通过系统文本、图像、音频、视频等各种信息数据进行集成、交换、共享等方式，建设的纵向贯通、横向集成、安全可靠的信息系统。

［GB/T 31000—2015，定义 3.2］

注：简称综治信息系统。

3.4 公共安全视频监控建设联网应用（creation，networking and application of public security video surveillance）

雪亮工程

以“全域覆盖、全网共享、全时可用、全程可控”为目标，加强公共安全视频监控系统建设，推动系统联网和各类视频监控资源整合，推进和保障各地区各部门对视频图像资源的共享应用。

3.5 网格（grid）

在城乡社区、行政村及其他特定空间区划之内划分的基层综合服务管理单元。

4 总体目标

坚持系统治理、综合治理、依法治理、源头治理，坚持党委领导，政府主导，各部门齐抓共管，社会力量积极参与，在城乡社区开展网格化服务管理，把必要的资源、服务、管理配置到基层，使基层有职有权有物，更好地为群众提供精准高效的服务管理，及时反映和协调人民群众各方面、各层次利益诉求，不断筑牢平安中国建设基层基础，提升社会治安综合治理水平。

5 网格划分

根据本地区实际，城乡社区原则上宜按照常住 300～500 户或 1000 人左右为单位划分网格；行政村可以将一个村民小组（自然村）划分为一个或多个网格；对城乡社区内较大商务楼宇、各类园区、商圈市场、学校、医院及有关企业事业单位，可以结合实际划分为专属网格。

每个网格应有唯一的编码，以实现网格地理信息数字化。网格编码由省（自治区、直辖市）统一编制并确定。

6 工作机构与运行方式

6.1 基本要求

各省（自治区、直辖市）、市（地、州、盟）、县（市、区、旗）、乡镇（街道）、社区（村）应设立网格化服务管理中心，在同级党组织领导下开展工作，与同级综治中心一体运行，负责组织实施本辖区内网格化服务管理相关工作，并与同级政务服务平台联网。

开展网格化服务管理，综治中心应充分发挥职能作用，并运用综治信息系统，实现信息、资源和力量联动融合，增强基层社会治理合力。将网格作为综治中心的基本单元，综治中心的服务管理资源进一步向网格、楼栋和家庭等延伸，增强基层社会治理的精细和精准。

6.2 人员组成

6.2.1 领导人员

网格化服务管理中心主任可由同级综治中心主任兼任，负责组织网格化服务管理中心的管理工作，并可以结合实际设置一名或若干名副主任。

6.2.2 工作人员

网格化服务管理中心的工作人员与同级综治中心的工作人员应统筹管理和使用（见 GB/T 33200—2016）。

6.2.3 网格管理员

社区（村）网格化服务管理中心应当为辖区内的每个网格配备网格管理员。每个网格可以配置一名或多名网格管理员。配置多名网格管理员的网格可配置网格长。

网格管理员可由社区（村）“两委”成员、包（驻）社区（村）的乡镇（街道）干部、村（居）民小组长、大学生村官、安全员、社会工作者、人民调解员、平安志愿者、楼栋长等人员担任。可按照相关法律政策规定，通过政府购买服务等办法聘用社会工作者担任并定岗定责、加强规范化管理。

网格管理员应具备良好的政治素质、业务能力和正常履行职责的身体条件，遵纪守法、品行端正，经培训后实行持工作证上岗。网格化服务管理中心应当严格做好网格管理员的选聘任用工作，并加强教育培训，相关部门应主动参与做好网格管理员的业务培训工作，并加强工作指导。

合理确定网格管理员劳动报酬和工作补贴，建立激励机制，并根据经济发展和财力情况完善网格管理员待遇正常增长机制，保持队伍稳定。

网格化服务管理中心根据网格管理员本人的工作业绩和日常表现、辖区单位和居民满意度评价等，对网格管理员进行绩效考核，并将考核结果与其报酬、奖惩、培养、使用挂钩。对考核不称职或违法违纪的网格管理员依法依规解聘。

6.2.4 社会力量

网格化服务管理中心应当支持相关社会组织参与网格化服务管理工作，充分发动城乡社区退休的老党员老干部、热心社区事务的居民党员、楼栋长、巷道长、物业人员、业主委员会成员或其他志愿者，积极协助开展网格化服务管理相关工作。

充分发挥村（居）委会、人民调解委员会等依法律法规成立的基层群众组织在网格化服务管理工作中的作用。

6.3 功能定位

各级网格化服务管理中心负责组织、协调、指导本辖区内网格化服务管理工作，加强相关工作队伍建设与管理。具体包括以下功能。

a）基础信息采集。全面采集网格内人、地、物、事、组织等基本治安要素的信息，使其达到GB/T 31000—2015的要求，录入综治信息系统并及时做好数据更新。

b）社情民意收集。通过定期或不定期到网格走访巡查等办法，及时从居民当中了解社情民意，排查、梳理、处理各种不安定因素，并按照GB/T 31000—2015的要求，及时将相关情况录入综治信息系统。

c）安全隐患排查整治。配合相关职能部门对网格内社会治安、生产安全、交通安全、铁路运营安全、环境安全、消防安全、食品药品安全，以及传销、非法集资、劳动关系矛盾纠纷、邪教活动等隐患开展排查，对网格内流动人口和特殊人群服务管理、扫黄打非、预防青少年违法犯罪、反恐安全防范等方面政策法律法规执行情况进行检查，督促有关方面对存在问题抓好整改，并按照GB/T 31000—2015的要求，及时将相关情况录入综治信息系统。

d）矛盾纠纷排查化解。通过定期排查、街面巡查、入户走访等，全面排查网格内各类矛盾纠纷，第一时间予以化解和处置，积极协调有关调解组织和职能部门开展调处，并按照GB/T 31000—2015的要求，及时将相关情况录入综治信息系统。

e）参与做好社会心理服务、疏导和危机干预。及时掌握网格内居民的心理健康状况，对矛盾突出、生活失意、心态失衡、行为失常人群及性格偏执人员加强人文关怀和跟踪帮扶，并协同有关部门依靠专业力量开展心理辅导、心理危机干预等。

f）政策法律法规宣传。向居民宣传国家有关政策法律法规及村规民约，宣传普及安全防范知识，组织发动群众积极参与基层平安创建，引导群众自觉遵纪守法，倡导文明社会风尚。

g）公共服务代办。可以结合实际，协同省、市、县三级政务服务中心以及乡镇（街道）便民服务中心、城乡社区综合服务中心（站）等政务服务平台，在劳动就业、社会保险、社会救助、社会福利、计划生育等方面，为网格内的居民群众提供高效便捷的综合服务。

h）深入开展数据分析。通过对综治信息系统中的数据进行关联分析、研判应用，研究把握本地区矛盾纠纷和社会治安状况的规律特点和趋势走向，为党委政府决策提供参考。

i）参与系列平安创建活动。主动衔接各部门，协助做好网格内平安创建活动。

j）落实党委、政府或者上级网格化服务管理中心交办的其他事项。

6.4 任务的流转办理

对于在网格化服务管理中了解到的群众诉求、发现的问题隐患等，应当依托综治信息系统，运用现代信息技术，统一做好源头发现、采集建档、分流交办、检查督促、结果反馈等，形成闭环工作流程。具体包括以下内容：

a）网格管理员在工作中发现相关群众诉求、问题隐患，应当及时予以协调解决；处理不了的，应当及时上报社区（村）网格化服务管理中心。

b）各级网格化服务管理中心在工作中发现或者接到下级网格化服务管理中心、网格管理员上报的相关群众诉求、问题隐患，属于本单位或同级相关部门职责范围的，应当及时解决或分流至相关部门解决，对涉及多个部门的问题应根据需要加强协调；属于下级网格化服务管理中心职责范围的，应当及时交办；需要由上级网格化服务管理中心协调的，应当及时上报。

c）各级网格化服务管理中心对发现或者接报的相关群众诉求、问题隐患应当在规定时间内办结，或者跟踪检查督促同级相关部门、下级网格化服务管理中心在规定时间内办结，并将办理结果向相关居民群众反馈。

d）乡镇（街道）以上各级网格化服务管理中心应当对上述全过程建立电子档案。有条件的社区（村）网格化服务管理中心可建立电子档案。

e）做好任务流转办理过程中的其他工作。

7 设施要求

7.1 一般要求

网格化服务管理中心与同级综治中心一体运行，其办公用房、办公设备等应符合 GB/T 33200—2016 中 8.1 的规定，并增加网格化服务管理中心的标志、标牌。标牌名称统一为：××省（自治区、直辖市）××市（地、州、盟）××县（市、区、旗）××乡镇（街道）网格化服务管理中心。社区（村）网格化服务管理中心可不挂牌。

7.2 信息系统

网格化服务管理中心应当配备和运用综治信息系统，综治信息系统应满足第 6 部分“工作机构与运行方式”的要求并应具备以下功能：

a）联通对接国家人口基础信息库和各相关职能部门信息系统，实现整合共享、关联比对、综合集成；

b）有条件的地方为每名网格管理员配备手持信息采集终端或提供相应的手机 APP，通过照片、文字、音频、视频等形式实现对有关信息实时采集，并与综治中心、网格化服务管理中心互联互通；

c）连接网格内公共安全视频监控系统，并与综治视联网系统对接，具备图片、视频实时上报、实时处理、实时流转、实时监督功能，真正发挥“雪亮工程”作用。

各级网格化服务管理中心应建立健全相关的信息安全保障体系，建立严格的信息安全等级保护和信息保密制度，实现对基础设施、信息和应用等资源的立体化、自动化安全监测，对终端用户和应用系统的全方位、智能化安全防护。信息使用管理实行分级授权准入制度，并实行“一级一权限、一机一账号、一人一密码”，确保信息数据及服务管理对象个人信息安全保密。

8 经费保障

根据《中共中央办公厅　国务院办公厅印发〈关于加强社会治安防控体系建设的意见〉的通知》《中共中央办公厅　国务院办公厅转发〈中央政法委员会、中央社会治安综合治理委员会关于深入开展平安建设的意见〉的通知》和《中华人民共和国预算法》等法律政策精神，由各级人民政府及其财政部门对社会治安综合治理和平安建设经费予以合理保障，将应由政府承担的经费按规定纳入同级财政预算，“权随责走、费随事转”，保证网格化服务管理中心和综治中心建设、运行、维护等工作顺利开展。同时，逐步建立适应社会主义市场经济要求的经费保障机制，充分调动社会各方面力量，多渠道筹措资金，共同参与建设。将网格化服务管理纳入社区服务工作或群防群治管理，通过政府购买服务等方式加强社会治安防控网建设，对城市流动人口、农村留守人员、困难群体、特殊人群社会服务等工作，可按照有关政策纳入政府购买服务项目库，加大经费投入，提高保障水平。可以通过政府购买服务等方式，将矛盾纠纷多元化解工作委托给社会力量承担，并进行绩效评价。

附录 2
街道网格化社会服务管理规范

1 范围

本标准规定了街道范围内网格化社会服务管理的术语和定义、基本原则、网格划分、网格组织架构、网格职责、网格人员、网格运行机制、网格服务内容以及考核评价。

本标准适用于采用网格化模式进行社会服务管理的街道。

2 规范性引用文件

下列文件对于本文件的应用是必不可少的。凡是注日期的引用文件，仅注日期的版本适用于本文件。凡是不注日期的引用文件，其最新版本（包括所有的修改单）适用于本文件。

CJ/T 349 数字社区管理与服务网格划分与编码规则

3 术语和定义

下列术语和定义适用于本文件。

3.1 街道（subdistrict）

市辖区人民政府的派出机构，受市辖区人民政府领导，行使区人民政府赋予的职权，一般下辖若干社区居民委员会。

3.2 网格化社会服务管理（grid social services management）

将街道管辖区域划分成若干网格，整合各方资源组建工作责任体系，对网格中的成员实施服务和对相关的社会事务进行管理。

4 基本原则

4.1 全域覆盖

设置网格体系，应覆盖行政管辖区域内的全部服务管理对象，落实各项管理服务职能。

4.2 服务为先

工作人员应主动接近群众，全面了解社情民意，在落实各项管理服务职能的基础上，应着重改善面向居民、企事业单位的政务、社会服务。

4.3 职能整合

应改变街道条块分割的工作机制，以责任区域的形式保障工作职责落实到位，有效解决问题；突破人员分工限制，整合多项工作职能，提高工作效率。

4.4 规范透明

应制定完善的工作制度和规范，公开职能权限的配置、流程以及责任人员信息，接受居民监督。

4.5 社会协同

应改进社会服务管理方式方法，注重与服务管理对象沟通交流。发挥网格所在区域内社会组织、志愿者队伍、企事业单位的作用参与社会服务管理，在政社协同中推进社会共同治理。

5 网格划分

5.1 划分要求

5.1.1 应按照边界清晰、因地制宜、便于服务、全面均衡的原则，将辖区逐级划分成若干个合理规模的社会管理网格单元。

5.1.2 应全面梳理本辖区内地域面积、人口数量、小区数量、驻区企事业单位、商业街区等基本要素，将社区（村）、单位等人的活动空间作为服务管理的末端领域。

5.1.3 各级网格的范围、大小、规模应根据实际情况灵活设置，服务管理难易程度应与服务管理密疏程度成正比。

5.1.4 各级网格应按照 CJ/T 349 编码原则进行编码。

5.2 划分方法

5.2.1 一级网格应以建制社区（村）为基础，根据人口、面积、资源等因素进行划分。

5.2.2　二级网格应以街巷、小区、自然村落等为边界进行划分。

5.2.3　三级以下（含三级）网格应以楼栋、辖区单位、商业网点、居民小组等为基本单位进行划分。

5.2.4　三级网格规模一般宜300户左右，居住较为分散的宜100户左右，在规模较大的三级网格中，宜进一步划分网格层级。

5.2.5　在综合商业城将经营楼层、独立门店划分为四级网格，再将独立柜台划分为五级网格。

5.2.6　网格划分结构见图1。

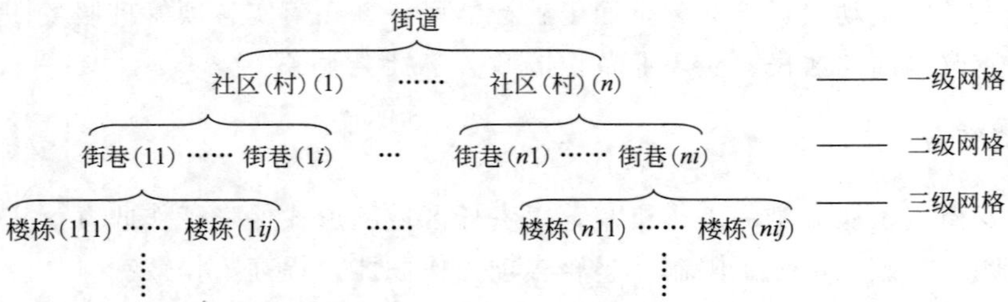

图1　网格划分结构图

6　网格组织架构

6.1　街道网格化社会服务管理组织架构见图2。

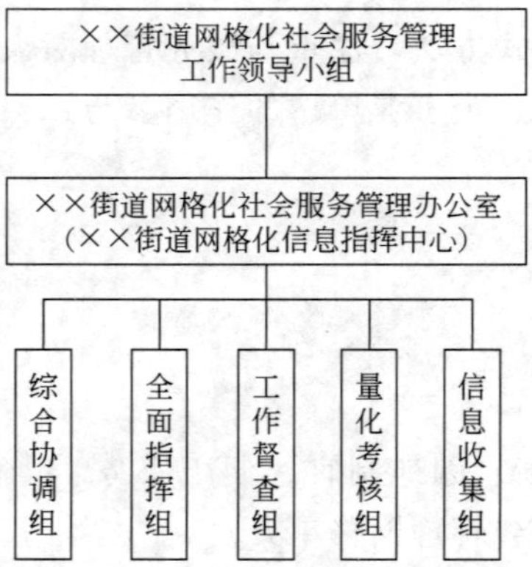

图2　街道网格化社会服务管理组织架构图

6.2　街道应成立网格工作协调机构，并成立由街道党政领导和社区（村）负责人为成员的街道网格化社会服务管理工作领导小组。

6.3　街道应在内设机构中增挂街道网格化社会服务管理办公室（以下简称街道网格办）和街道网格化信息指挥中心（以下简称信息指挥中心），并可根据工作需要下设综合协调组、全面指挥组、工作督查组、量化考核组、信息收集组等工作组负责管理网格工作。

6.4　街道网格办和信息指挥中心应由党政办牵头，纪检、社会事务等部门参与。

7 网格服务内容

7.1 民生保障

7.1.1 劳动就业

7.1.1.1 走访梳理居民就业意向、实际能力等基本信息。

7.1.1.2 定期组织开展技能培训，提高就业技能。

7.1.1.3 定期发布岗位信息、组织人员岗位对接。

7.1.1.4 落实支持政策，扶持居民创业。

7.1.2 社会救助

7.1.2.1 走访梳理居民困难类型、程度、原因，研究解决改善方案。

7.1.2.2 落实救助帮扶政策，解决居民生产生活、医疗教育等方面的困难，帮助走出困境。

7.1.2.3 帮助提升自身能力，引导社会精英或工商企业，建立长效帮扶支持机制，改善生存状态。

7.1.3 困难群体扶持

7.1.3.1 关注低保、五保、高龄独居、残疾等困难群体，解决实际急难问题。

7.1.3.2 监督落实相关政策，改善生活条件、居住环境、健康水平等。

7.2 社会化服务

7.2.1 调查梳理居民需求，重点关注为老人、儿童、残疾人、特困家庭等群体设计的社会服务项目。

7.2.2 投入资金场地等资源，引进社会组织和专业人员，承接或参与网格社会服务项目。

7.2.3 扶持培育社会志愿者、网格社团、专业机构，提升专业技能，加强组织建设，规范人员管理，丰富活动内容。

7.2.4 开展社会工作者业务培训，提升网格化社会服务管理团队的服务技能和职业素养。

7.2.5 积极引导开展居民自治，民主协商解决网格事务。

7.3 城市管理

7.3.1 三级网格定期巡查网格内环境卫生、车辆停放、房产建设、摆摊设点、公共设施、交通出行、市政道路、公共绿化、广告设置、市容市貌等方面是否存在违法违规、漏洞隐患、死角盲区、投诉举报、意见建议等情况，能够现场解决、回复的现场处置，无法现场处置的做好记录并及时上报。

7.3.2 二级网格处置三级网格提出的城市管理事项。

7.3.3 一级网格协助城管职能部门处置网格内占道经营、垃圾堆积、乱搭乱建、毁绿种菜等重要的城市管理事项，并定期对二级、三级网格城市管理工作提出要求。

7.3.4　街道相关部门根据政策要求和上级部署任务，制定城市管理工作操作细则、运行制度、配套政策、任务菜单等，督促网格及其责任人履行城市管理职责。

7.3.5　监督指导企事业单位履行城市管理责任，引导居民支持配合城市管理工作。

7.4　安全生产

7.4.1　做好安全巡查走访，发现火灾火情、天然气管道泄漏、线路漏电等安全隐患及时向相关部门报告。

7.4.2　制定网格应急预案、流程，督促相关单位组织基础安全防范知识和应急知识的教育培训。

7.4.3　街道建立安全生产联席会制度，向安全生产监管部门通报安全隐患，及时提出整改建议。

7.5　综治维稳

7.5.1　三级网格定期巡查网格内社会治安、邪教、传销、信访等稳定领域是否存在违法违规、监管漏洞、死角盲区、投诉举报等情况，现场能够处置的及时处置，无法现场处置的做好记录并及时上报；定期收集整理网格内居民基本人员信息，掌握网格内服务管理对象的动态。

7.5.2　二级网格处置三级网格提出的综治维稳事项。

7.5.3　一级网格协调处置网格内重要的综治维稳事项，并定期开展重大矛盾纠纷排查、稳定风险评估，完善应对举措，并对二级、三级网格综治维稳工作提出要求。

7.5.4　街道负责整合区域资源，及时处置，针对收集整理后的重大矛盾隐患，需及时做出分析研判，提前制定防范措施，尽早化解矛盾。

7.5.5　对社会帮教、精神疾病等重点人员实施服务管理。

7.5.6　执行流动人口管理政策，完善服务措施。

7.5.7　动员社会力量参与治安防范，完善群防群治措施。

7.6　党建工作

7.6.1　建立网格联系党员制度，实现党员参与网格体系的全覆盖。

7.6.2　结合网格职责，发挥党员参与网格运行的作用，规范并建立党员联系居民的服务管理制度。

7.6.3　引导党员履行党员义务，并为党员维护权利提供服务和帮助。

7.6.4　一级网格发挥协调各方的领导核心作用，指导二级、三级网格党员开展为民服务活动；二级网格应凝聚网格内党员力量，保障网格人员履职尽责，为居民提供多样化的服务和帮助。

8　网格职责

8.1　街道网格化社会服务管理工作领导小组职责

8.1.1　街道网格化社会服务管理工作领导小组应在街道党工委领导下开展工作，

贯彻落实上级党委、政府的方针政策、决策部署，街道应建立网格督查督办机制。

8.1.2　合理划分网格，确定一级网格的责任区、责任事、责任人。督促指导网格运行，使街道及以下网格人员切实履行相应工作职责。

8.1.3　协调解决矛盾问题，及时处理应急突发事件。

8.2　街道网格办和信息指挥中心职责

8.2.1　街道网格办应在网格化社会服务管理工作领导小组领导下开展工作，履行统筹、协调、服务、指导职责。

8.2.2　信息指挥中心负责对各级网格的信息搜集、菜单派发、考核督查、制度执行、工作绩效、资源整合等各项工作。

9　一级网格职责

9.1.1　统筹协调

9.1.1.1　调配网格内的人员资源，确定二级、三级网格的责任区、责任事、责任人。

9.1.1.2　定期开展网格工作小结，建立由驻区单位、居民参与的网格工作格局，组织各类主体参与网格服务管理。

9.1.1.3　定期组织驻区单位、居民代表、网格员、职能科室参加民情联席会，征询网格居民、单位代表意见建议，提出菜单整改方案，保障网格服务管理与群众自治能够有效衔接和良性互动。

9.1.2　任务派发

9.1.2.1　派发任务菜单并跟踪督促任务菜单按时办结。

9.1.2.2　考核评估二级网格工作绩效。

9.1.2.3　执行奖惩制度，落实网格责任制。

9.1.3　科学处置

9.1.3.1　及时处置二级网格各项问题。

9.1.3.2　接到二级、三级网格上报的疑难、突发事项，及时按程序上报街道相关部门。

9.1.3.3　对发现的隐患采取防范措施，并向街道提出整改建议。

9.2　二级网格职责

9.2.1　分析研判

9.2.1.1　定期点评工作，汇总并分析三级网格收集的信息。

9.2.1.2　定期组织诉求人、网格员、职能科室参与的民情分析会。

9.2.1.3　对重大问题研究制定对策并上报至一级网格或街道网格办。

9.2.2　解决问题

9.2.2.1　处置三级网格上报的事项。

9.2.2.2　落实一级网格派发的任务。

9.2.2.3　定期走访单亲、孤寡、独居、残疾、特困等特殊家庭，引导社会力量组织开展助老、助困、助幼、助残等社会服务活动。

9.2.3　上传下达

9.2.3.1　整理传递三级网格收集的信息，对发现的重大问题、突发事件，应会同一级网格及时会商处理。

9.2.3.2　分解一级网格所安排事项，明确责任主体，宣传网格内的正面信息。

9.3　三级网格职责

9.3.1　发现问题

9.3.1.1　定期巡查网格情况，发现问题及时向二级网格上报并记录。

9.3.1.2　巡查中发现安全隐患，应第一时间向消防支队、天然气公司、供电公司等公共应急救援机构报告，同时向二级网格报告。

9.3.1.3　巡查中发现城市管理方面的问题，应第一时间向信息指挥中心报告，同时向二级网格报告。

9.3.1.4　巡查中发现综治维稳方面的问题，应第一时间向110或综治部门报告，同时向二级网格报告。

9.3.2　收集信息

9.3.2.1　注重与居民沟通交流，主动了解社情民意。

9.3.2.2　定期开展上门入户走访活动，了解居民社会服务需求，为居民提供社会服务项目咨询。

9.3.3　报送数据

9.3.3.1　定期向信息指挥中心报送巡查信息，重要情况当日报送，紧急情况立即报送。

9.3.3.2　定期更新网格内居民家庭基本信息、建筑物变更并上报至信息指挥中心。

10　网格人员

10.1　配置要求

街道、社区（村）应根据本区域经济社会发展情况和群众实际需求，组建工作团队进行网格工作。其中，街道应将85%以上的机关工作人员及社区（村）工作人员纳入网格化社会服务管理体系。

10.2　人员组成

10.2.1　一级网格至少由一名街道领导、一名科室负责人、社区（村）书记组成。

10.2.2　二级网格至少由一名社区（村）党组织成员或社区（村）居民委员会成员、一名街道工作人员、一名社区（村）工作人员组成。

10.2.3　三级网格至少由一名楼栋长（或村民小组长、驻区单位负责人）、一名街道工作人员、一名物业管理（或后勤）人员组成。

注：各网格人员可交叉兼任。

10.2.4　垂直管理部门的派出机构人员根据街道需要可纳入相应层级的网格。

11　网格运行机制

11.1　信息采集机制

11.1.1　建立多级网格社情民意信息网络，配备专兼职信息员。

11.1.2　街道应设立网格化信息指挥中心，建立网格化管理信息系统和人、地、事、物、情、组织数据库。

11.1.3　网格员每年至少开展 2 次全面走访，动态管理网格服务对象的信息。

11.2　定期巡查机制

11.2.1　网格工作人员每周应到责任区域内巡查至少 2 次。

11.2.2　巡查重点应围绕民生保障、社会化服务、城市管理、安全生产、综治维稳、党建工作等职能进行。

11.3　联动处置机制

11.3.1　网格相关工作人员应及时解决网格内的管理问题，满足群众的服务需求。

11.3.2　网格相关工作人员应及时上报涉及面广的管理问题或群众服务需求，并协调各方力量进行处理。

11.3.3　网格相关工作人员应在上级网格相关负责人和职能部门会商办理后，对一时难以解决的管理问题或群众服务需求及时给出解释并备案。

11.3.4　定期召开驻区单位、社会组织、居民代表等社会各方参加的网格联席会议，依托社会各类力量，推动工作落实、化解矛盾。

11.4　持续改进机制

11.4.1　上级网格相关责任人应定期走访调查下级网格，收集意见建议，对下级网格工作中出现的问题应及时会商办理并整改。

11.4.2　各级网格应定期开展自查自纠，持续改进网格工作。

11.5　经费保障机制

11.5.1　街道应将网格运行经费纳入预算，为网格运行提供资金保障。

11.5.2　资金应用于网格运行所需的设备投入、楼栋长或村民小组长的人员工作经费。

11.6 运行流程

11.6.1 网格运行流程图见图 3。

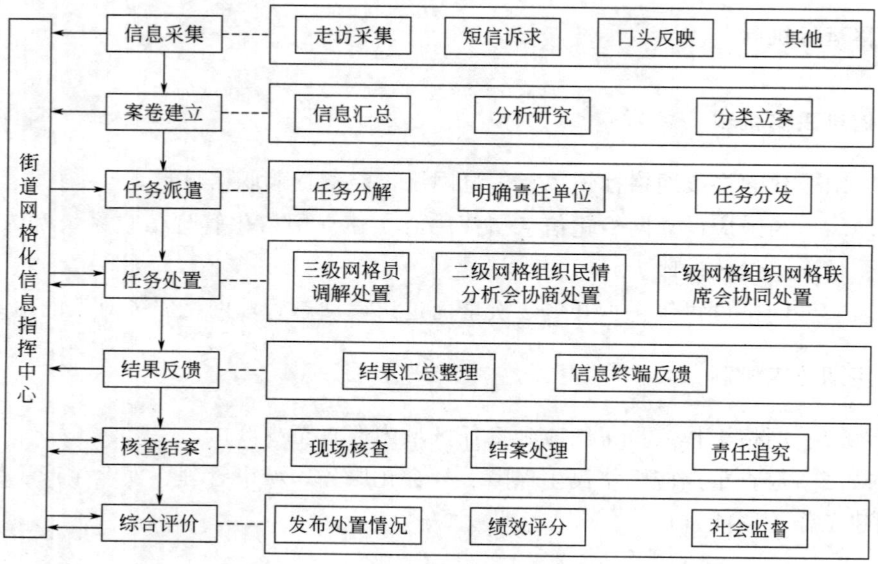

图 3 网格运行流程图

11.6.2 将每个事项的工作流程都纳入“信息采集——案卷建立——任务派遣——任务处置——结果反馈——核查结案——综合评价”七步闭环结构。

11.6.3 信息采集。各级网格随时排查本网格区域内的各类信息，并按照程序上报网格化信息指挥中心。

11.6.4 案卷建立。网格化信息指挥中心接收各级网格上报的问题和各类信息，根据部件、事件预案进行立案。

11.6.5 任务派遣。网格化信息指挥中心将立案的案卷进行分解，确定责任单位，并派遣至相关责任单位处置。

11.6.6 任务处置。相关责任单位按照网格化信息指挥中心的指令，按规定组织管理力量到现场进行处置。

11.6.7 结果反馈。各相关责任单位对问题处理完毕后，通过网格化信息终端及时将处理结果反馈给网格化信息指挥中心。

11.6.8 核查结案。网格化信息指挥中心通知各级网格，到现场核查问题处置情况。各级网格将信息反馈至网格化信息指挥中心，若上报的核查信息与问题处置标准一致，指挥中心进行结案处理；若未达到处置标准，由指挥中心立案督办。督办未果转交网格化社会服务管理工作领导小组，追究有关人员的责任。

11.6.9 综合评价。网格化信息指挥中心定期发布问题处置情况和各责任单位的绩效评分，接受社会监督。

12　考核评价

12.1　考核依据

街道应制定网格化社会服务管理考核办法并分别实施考核。

12.2　考核对象

考核对象包括一、二、三级网格及其工作人员。

12.3　考核内容

12.3.1　考核包括以下内容：

——网格基础工作：依据网格制度规范设定的客观要求和标准，建立网格体系并健全配套制度，保障网格有序运行；

——网格规范运行：依据网格运行的程序、制度和规范，建立网格运行机制并有效履行网格职责；

——网格工作成效：网格服务管理工作责任落实情况和评价；

——网格群众评价：网格内服务管理对象对网格工作的总体评价；

——其他相关内容。

12.3.2　考核内容包括基础工作（15分）、规范运行（35分）、工作成效（30分）、群众评价（20分）。

12.4　考核程序

12.4.1　街道对一级网格工作考核

12.4.1.1　考核工作由街道网格办组织实施。

12.4.1.2　街道网格办可根据需要聘请社会第三方人员深入网格进行调查、访问。

12.4.1.3　街道网格办通过检查结果、数据分析对照考核要求确定考核结果，向街道网格化社会服务管理工作领导小组报告，并公布考核结果。

12.4.2　一级网格对二级、三级网格考核

12.4.2.1　一级网格对二级网格责任落实情况进行跟踪管理，定期统计数据并汇总结果，根据汇总结果对二级网格及其责任人进行考核评价。

12.4.2.2　一级网格根据三级网格信息收集和对三级网格工作的服务保障情况，定期对三级网格及其责任人工作成效进行评价，并将评价结果上报街道工委办事处。

12.5　考核方式

12.5.1　现场查看

深入网格工作现场查看信息公示、巡查走访、标识标记、设施设备等是否符合规范和要求。

12.5.2 记录抽查

对照工作流程检查各级网格人员工作责任落实情况。

12.5.3 工作对象回访

依据工作记录对网格服务管理对象进行回访，检查网格工作人员工作责任落实情况。

12.5.4 交叉互评

组织网格人员对同级的其他网格在责任落实、工作效率、群众满意度等方面进行检查评价。

12.5.5 第三方测评

必要时，可聘请第三方评估机构对网格工作主客观指标进行评价，主客观比例宜为6∶4。

12.5.6 社会主观评价

通过以下形式进行：

——电话访问：通过电话随访了解网格居民对网格工作有关事项的主观评价；

——问卷抽查：通过发放问卷向网格内居民、企事业单位了解对网格工作有关事项的主观评价；

——网络调查：通过网络调查、短信问答等方式向关注辖区网格工作的居民了解对网格工作有关事项的主观评价。

12.6 考核频次

12.6.1 街道对一级网格工作考核

12.6.1.1 在网格建立和运行阶段每月对一级网格工作结果进行考核评估。

12.6.1.2 在网格运行常态化后每季度或每半年对网格运行情况进行测评，并公布考核结果。

12.6.1.3 按年度进行一次全面考评，并公布考核结果。

12.6.2 一级网格对二级、三级网格考核

12.6.2.1 在网格建立和运行初始阶段每月进行网格考核。

12.6.2.2 在网格运行常态化后建立日常工作考核机制，定期对网格运行情况进行评估完善，每季度汇总考核数据。

12.7 结果运用

12.7.1 考核结果作为评价承担网格人员绩效、表彰、晋升的重要参考。

12.7.2 考核结果作为社会建设（民生保障、社会管理、公共服务、公民权益）领域制度设计、资源投入、项目规划等的评估依据。

12.7.3 考核结果作为网格化社会服务管理工作持续改进的依据。

附录 3
突发公共卫生事件应急条例

（2003 年 5 月 9 日中华人民共和国国务院令第 376 号公布，根据 2011 年 1 月 8 日《国务院关于废止和修改部分行政法规的决定》修订）

第一章　总则

第一条　为了有效预防、及时控制和消除突发公共卫生事件的危害，保障公众身体健康与生命安全，维护正常的社会秩序，制定本条例。

第二条　本条例所称突发公共卫生事件（以下简称突发事件），是指突然发生，造成或者可能造成社会公众健康严重损害的重大传染病疫情、群体性不明原因疾病、重大食物和职业中毒以及其他严重影响公众健康的事件。

第三条　突发事件发生后，国务院设立全国突发事件应急处理指挥部，由国务院有关部门和军队有关部门组成，国务院主管领导人担任总指挥，负责对全国突发事件应急处理的统一领导、统一指挥。

国务院卫生行政主管部门和其他有关部门，在各自的职责范围内做好突发事件应急处理的有关工作。

第四条　突发事件发生后，省、自治区、直辖市人民政府成立地方突发事件应急处理指挥部，省、自治区、直辖市人民政府主要领导人担任总指挥，负责领导、指挥本行政区域内突发事件应急处理工作。

县级以上地方人民政府卫生行政主管部门，具体负责组织突发事件的调查、控制和医疗救治工作。

县级以上地方人民政府有关部门，在各自的职责范围内做好突发事件应急处理的有关工作。

第五条　突发事件应急工作，应当遵循预防为主、常备不懈的方针，贯彻统一领导、分级负责、反应及时、措施果断、依靠科学、加强合作的原则。

第六条　县级以上各级人民政府应当组织开展防治突发事件相关科学研究，建立突发事件应急流行病学调查、传染源隔离、医疗救护、现场处置、监督检查、监测检验、卫生防护等有关物资、设备、设施、技术与人才资源储备，所需经费列入本级政府财政预算。

国家对边远贫困地区突发事件应急工作给予财政支持。

第七条　国家鼓励、支持开展突发事件监测、预警、反应处理有关技术的国际交流与合作。

第八条　国务院有关部门和县级以上地方人民政府及其有关部门，应当建立严格的突发事件防范和应急处理责任制，切实履行各自的职责，保证突发事件应急处理工作的正常进行。

第九条　县级以上各级人民政府及其卫生行政主管部门，应当对参加突发事件应急处理的医疗卫生人员，给予适当补助和保健津贴；对参加突发事件应急处理作出贡献的人员，给予表彰和奖励；对因参与应急处理工作致病、致残、死亡的人员，按照国家有关规定，给予相应的补助和抚恤。

第二章　预防与应急准备

第十条　国务院卫生行政主管部门按照分类指导、快速反应的要求，制定全国突发事件应急预案，报请国务院批准。

省、自治区、直辖市人民政府根据全国突发事件应急预案，结合本地实际情况，制定本行政区域的突发事件应急预案。

第十一条　全国突发事件应急预案应当包括以下主要内容：

（一）突发事件应急处理指挥部的组成和相关部门的职责；

（二）突发事件的监测与预警；

（三）突发事件信息的收集、分析、报告、通报制度；

（四）突发事件应急处理技术和监测机构及其任务；

（五）突发事件的分级和应急处理工作方案；

（六）突发事件预防、现场控制，应急设施、设备、救治药品和医疗器械以及其他物资和技术的储备与调度；

（七）突发事件应急处理专业队伍的建设和培训。

第十二条　突发事件应急预案应当根据突发事件的变化和实施中发现的问题及时进行修订、补充。

第十三条　地方各级人民政府应当依照法律、行政法规的规定，做好传染病预防和其他公共卫生工作，防范突发事件的发生。

县级以上各级人民政府卫生行政主管部门和其他有关部门，应当对公众开展突发事件应急知识的专门教育，增强全社会对突发事件的防范意识和应对能力。

第十四条　国家建立统一的突发事件预防控制体系。

县级以上地方人民政府应当建立和完善突发事件监测与预警系统。

县级以上各级人民政府卫生行政主管部门，应当指定机构负责开展突发事件的日常监测，并确保监测与预警系统的正常运行。

第十五条　监测与预警工作应当根据突发事件的类别，制定监测计划，科学分析、综合评价监测数据。对早期发现的潜在隐患以及可能发生的突发事件，应当依照本条例规定的报告程序和时限及时报告。

第十六条　国务院有关部门和县级以上地方人民政府及其有关部门，应当根据突发事件应急预案的要求，保证应急设施、设备、救治药品和医疗器械等物资储备。

第十七条　县级以上各级人民政府应当加强急救医疗服务网络的建设，配备相应的医疗救治药物、技术、设备和人员，提高医疗卫生机构应对各类突发事件的救治能力。

设区的市级以上地方人民政府应当设置与传染病防治工作需要相适应的传染病专科医院，或者指定具备传染病防治条件和能力的医疗机构承担传染病防治任务。

第十八条　县级以上地方人民政府卫生行政主管部门，应当定期对医疗卫生机构和人员开展突发事件应急处理相关知识、技能的培训，定期组织医疗卫生机构进行突发事件应急演练，推广最新知识和先进技术。

第三章　报告与信息发布

第十九条　国家建立突发事件应急报告制度。

国务院卫生行政主管部门制定突发事件应急报告规范，建立重大、紧急疫情信息报告系统。

有下列情形之一的，省、自治区、直辖市人民政府应当在接到报告1小时内，向国务院卫生行政主管部门报告：

（一）发生或者可能发生传染病暴发、流行的；

（二）发生或者发现不明原因的群体性疾病的；

（三）发生传染病菌种、毒种丢失的；

（四）发生或者可能发生重大食物和职业中毒事件的。

国务院卫生行政主管部门对可能造成重大社会影响的突发事件，应当立即向国务院报告。

第二十条　突发事件监测机构、医疗卫生机构和有关单位发现有本条例第十九条规定情形之一的，应当在2小时内向所在地县级人民政府卫生行政主管部门报告；接到报告的卫生行政主管部门应当在2小时内向本级人民政府报告，并同时向上级人民政府卫生行政主管部门和国务院卫生行政主管部门报告。

县级人民政府应当在接到报告后2小时内向设区的市级人民政府或者上一级人民政府报告；设区的市级人民政府应当在接到报告后2小时内向省、自治区、直辖市人民政府报告。

第二十一条　任何单位和个人对突发事件，不得隐瞒、缓报、谎报或者授意他人隐瞒、缓报、谎报。

第二十二条　接到报告的地方人民政府、卫生行政主管部门依照本条例规定报告的同时，应当立即组织力量对报告事项调查核实、确证，采取必要的控制措施，并及时报告调查情况。

第二十三条　国务院卫生行政主管部门应当根据发生突发事件的情况，及时向国务院有关部门和各省、自治区、直辖市人民政府卫生行政主管部门以及军队有关部门通报。

突发事件发生地的省、自治区、直辖市人民政府卫生行政主管部门，应当及时向毗邻省、自治区、直辖市人民政府卫生行政主管部门通报。

接到通报的省、自治区、直辖市人民政府卫生行政主管部门，必要时应当及时通知本行政区域内的医疗卫生机构。

县级以上地方人民政府有关部门，已经发生或者发现可能引起突发事件的情形时，应当及时向同级人民政府卫生行政主管部门通报。

第二十四条　国家建立突发事件举报制度，公布统一的突发事件报告、举报电话。任何单位和个人有权向人民政府及其有关部门报告突发事件隐患，有权向上级人民政府及其有关部门举报地方人民政府及其有关部门不履行突发事件应急处理职责，或者不按照规定履行职责的情况。接到报告、举报的有关人民政府及其有关部门，应当立即组织对突发事件隐患、不履行或者不按照规定履行突发事件应急处理职责的情况进行调查处理。对举报突发事件有功的单位和个人，县级以上各级人民政府及其有关部门应当予以奖励。

第二十五条　国家建立突发事件的信息发布制度。

国务院卫生行政主管部门负责向社会发布突发事件的信息。必要时，可以授权省、自治区、直辖市人民政府卫生行政主管部门向社会发布本行政区域内突发事件的信息。信息发布应当及时、准确、全面。

第四章　应急处理

第二十六条　突发事件发生后，卫生行政主管部门应当组织专家对突发事件进行综合评估，初步判断突发事件的类型，提出是否启动突发事件应急预案的建议。

第二十七条　在全国范围内或者跨省、自治区、直辖市范围内启动全国突发事件应急预案，由国务院卫生行政主管部门报国务院批准后实施。省、自治区、直辖市启动突发事件应急预案，由省、自治区、直辖市人民政府决定，并向国务院报告。

第二十八条　全国突发事件应急处理指挥部对突发事件应急处理工作进行督察和指导，地方各级人民政府及其有关部门应当予以配合。

省、自治区、直辖市突发事件应急处理指挥部对本行政区域内突发事件应急处理工作进行督察和指导。

第二十九条　省级以上人民政府卫生行政主管部门或者其他有关部门指定的突发事件应急处理专业技术机构，负责突发事件的技术调查、确证、处置、控制和评价工作。

第三十条　国务院卫生行政主管部门对新发现的突发传染病，根据危害程度、流行强度，依照《中华人民共和国传染病防治法》的规定及时宣布为法定传染病；宣布为甲类传染病的，由国务院决定。

第三十一条　应急预案启动前，县级以上各级人民政府有关部门应当根据突发事件的实际情况，做好应急处理准备，采取必要的应急措施。

应急预案启动后，突发事件发生地的人民政府有关部门，应当根据预案规定的职责要求，服从突发事件应急处理指挥部的统一指挥，立即到达规定岗位，采取有关的控制措施。

医疗卫生机构、监测机构和科学研究机构，应当服从突发事件应急处理指挥部的统一指挥，相互配合、协作，集中力量开展相关的科学研究工作。

第三十二条　突发事件发生后，国务院有关部门和县级以上地方人民政府及其有关部门，应当保证突发事件应急处理所需的医疗救护设备、救治药品、医疗器械等物资的生产、供应；铁路、交通、民用航空行政主管部门应当保证及时运送。

第三十三条　根据突发事件应急处理的需要，突发事件应急处理指挥部有权紧急调集人员、储备的物资、交通工具以及相关设施、设备；必要时，对人员进行疏散或者隔离，并可以依法对传染病疫区实行封锁。

第三十四条　突发事件应急处理指挥部根据突发事件应急处理的需要，可以对食物和水源采取控制措施。

县级以上地方人民政府卫生行政主管部门应当对突发事件现场等采取控制措施，宣传突发事件防治知识，及时对易受感染的人群和其他易受损害的人群采取应急接种、预防性投药、群体防护等措施。

第三十五条　参加突发事件应急处理的工作人员，应当按照预案的规定，采取卫生防护措施，并在专业人员的指导下进行工作。

第三十六条　国务院卫生行政主管部门或者其他有关部门指定的专业技术机构，有权进入突发事件现场进行调查、采样、技术分析和检验，对地方突发事件的应急处理工作进行技术指导，有关单位和个人应当予以配合；任何单位和个人不得以任何理由予以拒绝。

第三十七条　对新发现的突发传染病、不明原因的群体性疾病、重大食物和职业中毒事件，国务院卫生行政主管部门应当尽快组织力量制定相关的技术标准、规范和控制措施。

第三十八条　交通工具上发现根据国务院卫生行政主管部门的规定需要采取应急控制措施的传染病病人、疑似传染病病人，其负责人应当以最快的方式通知前方停靠点，并向交通工具的营运单位报告。交通工具的前方停靠点和营运单位应当立即向交通工具营运单位行政主管部门和县级以上地方人民政府卫生行政主管部门报告。卫生行政主管部门接到报告后，应当立即组织有关人员采取相应的医学处置措施。

交通工具上的传染病病人密切接触者，由交通工具停靠点的县级以上各级人民政府卫生行政主管部门或者铁路、交通、民用航空行政主管部门，根据各自的职责，依照传染病防治法律、行政法规的规定，采取控制措施。

涉及国境口岸和入出境的人员、交通工具、货物、集装箱、行李、邮包等需要采取传染病应急控制措施的，依照国境卫生检疫法律、行政法规的规定办理。

第三十九条　医疗卫生机构应当对因突发事件致病的人员提供医疗救护和现场救援，对就诊病人必须接诊治疗，并书写详细、完整的病历记录；对需要转送的病人，应当按照规定将病人及其病历记录的复印件转送至接诊的或者指定的医疗机构。

医疗卫生机构内应当采取卫生防护措施，防止交叉感染和污染。

医疗卫生机构应当对传染病病人密切接触者采取医学观察措施，传染病病人密切接触者应当予以配合。

医疗机构收治传染病病人、疑似传染病病人，应当依法报告所在地的疾病预防控制机构。接到报告的疾病预防控制机构应当立即对可能受到危害的人员进行调查，根据需要采取必要的控制措施。

第四十条　传染病暴发、流行时，街道、乡镇以及居民委员会、村民委员会应当组织力量，团结协作，群防群治，协助卫生行政主管部门和其他有关部门、医疗卫生机构做好疫情信息的收集和报告、人员的分散隔离、公共卫生措施的落实工作，向居民、村民宣传传染病防治的相关知识。

第四十一条　对传染病暴发、流行区域内流动人口，突发事件发生地的县级以上地方人民政府应当做好预防工作，落实有关卫生控制措施；对传染病病人和疑似传染病病人，应当采取就地隔离、就地观察、就地治疗的措施。对需要治疗和转诊的，应当依照本条例第三十九条第一款的规定执行。

第四十二条　有关部门、医疗卫生机构应当对传染病做到早发现、早报告、早隔离、早治疗，切断传播途径，防止扩散。

第四十三条　县级以上各级人民政府应当提供必要资金，保障因突发事件致病、致残的人员得到及时、有效的救治。具体办法由国务院财政部门、卫生行政主管部门和劳动保障行政主管部门制定。

第四十四条　在突发事件中需要接受隔离治疗、医学观察措施的病人、疑似病人和传染病病人密切接触者在卫生行政主管部门或者有关机构采取医学措施时应当予以配合；拒绝配合的，由公安机关依法协助强制执行。

第五章　法律责任

第四十五条　县级以上地方人民政府及其卫生行政主管部门未依照本条例的规定履行报告职责，对突发事件隐瞒、缓报、谎报或者授意他人隐瞒、缓报、谎报的，对政府主要领导人及其卫生行政主管部门主要负责人，依法给予降级或者撤职的行政处分；造成传染病传播、流行或者对社会公众健康造成其他严重危害后果的，依法给予开除的行政处分；构成犯罪的，依法追究刑事责任。

第四十六条　国务院有关部门、县级以上地方人民政府及其有关部门未依照本条例的规定，完成突发事件应急处理所需要的设施、设备、药品和医疗器械等物资的生产、供应、运输和储备的，对政府主要领导人和政府部门主要负责人依法给予降级或者撤职的行政处分；造成传染病传播、流行或者对社会公众健康造成其他严重危害后果的，依法给予开除的行政处分；构成犯罪的，依法追究刑事责任。

第四十七条　突发事件发生后，县级以上地方人民政府及其有关部门对上级人民政府有关部门的调查不予配合，或者采取其他方式阻碍、干涉调查的，对政府主要领导人和政府部门主要负责人依法给予降级或者撤职的行政处分；构成犯罪的，依法追究刑事责任。

第四十八条　县级以上各级人民政府卫生行政主管部门和其他有关部门在突发事件调查、控制、医疗救治工作中玩忽职守、失职、渎职的，由本级人民政府或者上级人民政府有关部门责令改正、通报批评、给予警告；对主要负责人、负有责任的主管人员和其他责任人员依法给予降级、撤职的行政处分；造成传染病传播、流行或者对社会公众健康造成其他严重危害后果的，依法给予开除的行政处分；构成犯罪的，依法追究刑事责任。

第四十九条　县级以上各级人民政府有关部门拒不履行应急处理职责的，由同级人民政府或者上级人民政府有关部门责令改正、通报批评、给予警告；对主要负责人、负有责任的主管人员和其他责任人员依法给予降级、撤职的行政处分；造成传染病传播、流行或者对社会公众健康造成其他严重危害后果的，依法给予开除的行政处分；构成犯罪的，依法追究刑事责任。

第五十条　医疗卫生机构有下列行为之一的，由卫生行政主管部门责令改正、通报批评、给予警告；情节严重的，吊销《医疗机构执业许可证》；对主要负责人、负有责任的主管人员和其他直接责任人员依法给予降级或者撤职的纪律处分；造成传染病传播、流行或者对社会公众健康造成其他严重危害后果，构成犯罪的，依法追究刑事责任：

（一）未依照本条例的规定履行报告职责，隐瞒、缓报或者谎报的；

（二）未依照本条例的规定及时采取控制措施的；

（三）未依照本条例的规定履行突发事件监测职责的；

（四）拒绝接诊病人的；

（五）拒不服从突发事件应急处理指挥部调度的。

第五十一条　在突发事件应急处理工作中，有关单位和个人未依照本条例的规定履行报告职责，隐瞒、缓报或者谎报，阻碍突发事件应急处理工作人员执行职务，拒绝国务院卫生行政主管部门或者其他有关部门指定的专业技术机构进入突发事件现场，或者不配合调查、采样、技术分析和检验的，对有关责任人员依法给予行政处分或者纪律处分；触犯《中华人民共和国治安管理处罚法》，构成违反治安管理行为的，由公安机关依法予以处罚；构成犯罪的，依法追究刑事责任。

第五十二条　在突发事件发生期间，散布谣言、哄抬物价、欺骗消费者，扰乱社会秩序、市场秩序的，由公安机关或者工商行政管理部门依法给予行政处罚；构成犯罪的，依法追究刑事责任。

第六章　附则

第五十三条　中国人民解放军、武装警察部队医疗卫生机构参与突发事件应急处理的，依照本条例的规定和军队的相关规定执行。

第五十四条　本条例自公布之日起施行。

附录 4

中华人民共和国传染病防治法

（1989 年 2 月 21 日第七届全国人民代表大会常务委员会第六次会议通过 2004 年 8 月 28 日第十届全国人民代表大会常务委员会第十一次会议第一次修订 根据 2013 年 6 月 29 日第十二届全国人民代表大会常务委员会第三次会议《关于修改〈中华人民共和国文物保护法〉等十二部法律的决定》修正 2025 年 4 月 30 日第十四届全国人民代表大会常务委员会第十五次会议第二次修订）

第一章　总则

第一条　为了预防、控制和消除传染病的发生与流行，保障公众生命安全和身体健康，防范和化解公共卫生风险，维护国家安全和社会稳定，根据宪法，制定本法。

第二条　传染病防治工作坚持中国共产党的领导，坚持人民至上、生命至上，坚持预防为主、防治结合的方针，坚持依法防控、科学防控的原则。

第三条　本法所称传染病，分为甲类传染病、乙类传染病、丙类传染病，以及突发原因不明的传染病等其他传染病。

甲类传染病，是指对人体健康和生命安全危害特别严重，可能造成重大经济损失和社会影响，需要特别严格管理、控制疫情蔓延的传染病，包括鼠疫、霍乱。

乙类传染病，是指对人体健康和生命安全危害严重，可能造成较大经济损失和社会影响，需要严格管理、降低发病率、减少危害的传染病，包括新型冠状病毒感染、传染性非典型肺炎、艾滋病、病毒性肝炎、脊髓灰质炎、人感染新亚型流感、麻疹、流行性出血热、狂犬病、流行性乙型脑炎、登革热、猴痘、炭疽、细菌性和阿米巴性痢疾、肺结核、伤寒和副伤寒、流行性脑脊髓膜炎、百日咳、白喉、新生儿破伤风、猩红热、布鲁氏菌病、淋病、梅毒、钩端螺旋体病、血吸虫病、疟疾。

丙类传染病，是指常见多发，对人体健康和生命安全造成危害，可能造成一定程度的经济损失和社会影响，需要关注流行趋势、控制暴发和流行的传染病，包括流行性感冒、流行性腮腺炎、风疹、急性出血性结膜炎、麻风病、流行性和地方性斑疹伤寒、黑热病、包虫病、丝虫病、手足口病，除霍乱、细菌性和阿米巴性痢疾、伤寒和副伤寒以外的感染性腹泻病。

国务院疾病预防控制部门根据传染病暴发、流行情况和危害程度，及时提出调整各类传染病目录的建议。调整甲类传染病目录，由国务院卫生健康主管部门报经国务院批准后予以公布；调整乙类、丙类传染病目录，由国务院卫生健康主管部门批准、公布。

第四条　突发原因不明的传染病需要采取本法规定的甲类传染病预防、控制措施的，国务院疾病预防控制部门及时提出建议，由国务院卫生健康主管部门报经国务院批准后予以公布。

对乙类传染病中的传染性非典型肺炎、炭疽中的肺炭疽，采取本法规定的甲类传染病预防、控制措施。其他乙类传染病需要采取本法规定的甲类传染病预防、控制措施的，依照前款规定的程序批准、公布。

需要解除依照本条规定采取的甲类传染病预防、控制措施的，国务院疾病预防控制部门及时提出建议，由国务院卫生健康主管部门报经国务院批准后予以公布。

依照本法规定采取甲类传染病预防、控制措施的传染病，适用本法有关甲类传染病的规定。

第五条　省级人民政府对本行政区域常见多发的其他传染病，可以根据情况决定按照乙类或者丙类传染病管理并予以公布，报国务院疾病预防控制部门备案。

第六条　国家建立健全传染病防治体制机制，明确属地、部门、单位和个人责任，实行联防联控、群防群控。

第七条　各级人民政府加强对传染病防治工作的领导。

县级以上人民政府建立健全传染病防治的疾病预防控制、医疗救治、应急处置、物资保障和监督管理体系，加强传染病防治能力建设。

第八条　国务院卫生健康主管部门牵头组织协调全国传染病疫情应对工作，负责全国传染病医疗救治的组织指导工作。国务院疾病预防控制部门负责全国传染病预防、控制的组织指导工作，负责全国传染病疫情应对相关工作。国务院其他有关部门在各自职责范围内负责传染病防治有关工作。

县级以上地方人民政府卫生健康主管部门牵头组织协调本行政区域传染病疫情应对工作，负责本行政区域传染病医疗救治的组织指导工作。县级以上地方人民政府疾病预防控制部门负责本行政区域传染病预防、控制的组织指导工作，负责本行政区域传染病疫情应对相关工作。县级以上地方人民政府其他有关部门在各自职责范围内负责传染病防治有关工作。

中国人民解放军、中国人民武装警察部队的传染病防治工作，依照本法和中央军事委员会的有关规定办理，由中央军事委员会负责卫生工作的部门实施监督管理。

第九条　国务院和县级以上地方人民政府的重大传染病疫情联防联控机制开展疫情会商研判，组织协调、督促推进疫情防控工作。

发生重大传染病疫情，构成突发公共卫生事件的，国务院和县级以上地方人民政府依照有关突发公共卫生事件应对的法律、行政法规规定设立应急指挥机构、启动应急响应。

第十条　国家建立健全城乡一体、上下联动、功能完备的疾病预防控制网络。

国务院疾病预防控制部门领导各级疾病预防控制机构业务工作，建立上下联动的分工协作机制。

国家、省级疾病预防控制机构成立疾病预防控制专家委员会，为传染病防治提供咨询、评估、论证等专业技术支持。

第十一条　国家坚持中西医并重，加强中西医结合，充分发挥中医药在传染病防治中的作用。

第十二条　国家支持和鼓励开展传染病防治的科学研究，组织开展传染病防治和公共卫生研究工作以及多学科联合攻关，提高传染病防治的科学技术水平。

第十三条　国家支持和鼓励在传染病防治中运用现代信息技术。

传染病防治中开展个人信息收集、存储、使用、加工、传输、提供、公开、删除等个人信息处理活动，应当遵守《中华人民共和国民法典》、《中华人民共和国个人信息保护法》等法律、行政法规的规定，采取措施确保个人信息安全，保护个人隐私，不得过度收集个人信息；相关信息不得用于传染病防治以外的目的。

第十四条　中华人民共和国领域内的一切单位和个人应当支持传染病防治工作，接受和配合为预防、控制、消除传染病危害依法采取的调查、采集样本、检验检测、隔离治疗、医学观察等措施，根据传染病预防、控制需要采取必要的防护措施。

国家支持和鼓励单位和个人参与传染病防治工作。各级人民政府应当完善有关制度，提供便利措施，引导单位和个人参与传染病防治的宣传教育、疫情报告、志愿服务和捐赠等活动。

第十五条　疾病预防控制部门、街道办事处和乡镇人民政府应当开展群防群控工作，指导居民委员会、村民委员会协助做好城乡社区的传染病预防、控制工作。

居民委员会、村民委员会应当协助县级以上人民政府及其有关部门、街道办事处和乡镇人民政府做好城乡社区传染病预防、控制的宣传教育、健康提示以及疫情防控工作，组织城乡居民参与城乡社区的传染病预防、控制活动。

县级以上人民政府及其有关部门、街道办事处和乡镇人民政府应当为居民委员会、村民委员会开展传染病预防、控制工作提供必要的支持和保障。

第十六条　国家和社会应当关心、帮助传染病患者、病原携带者和疑似患者，使其得到及时救治。

任何单位或者个人不得歧视传染病患者、病原携带者和疑似患者，不得泄露个人隐私、个人信息。

第十七条　采取传染病预防、控制措施，应当依照法定权限和程序，与传染病暴发、流行和可能造成危害的程度、范围等相适应；有多种措施可供选择的，应当选择有利于最大程度保护单位和个人合法权益，且对他人权益损害和生产生活影响较小的措施，并根据情况变化及时调整。

单位和个人认为有关地方人民政府、卫生健康主管部门、疾病预防控制部门和其他有关部门，以及疾病预防控制机构、医疗机构等实施的相关行政行为或者传染病预防、控制措施，侵犯其合法权益的，可以依法申请行政复议、提起诉讼。

第十八条　国家开展传染病防治健康教育工作，加强传染病防治法治宣传，提高公众传染病防治健康素养和法治意识。

学校、托育机构应当结合年龄特点对学生和幼儿进行健康知识和传染病防治知识的教育。

新闻媒体应当开展传染病防治和公共卫生知识的公益宣传。

个人应当学习传染病防治知识，养成良好的卫生习惯，培养健康的生活方式。

第十九条　国家支持和鼓励开展传染病防治的国际交流与合作。

第二十条　对在传染病防治工作中做出显著成绩和贡献的单位和个人，按照国家有关规定给予表彰、奖励。

对因参与传染病防治工作致病、致残、死亡的人员，按照有关规定给予补助、抚恤和优待。

第二章　预防

第二十一条　各级人民政府组织开展爱国卫生运动，完善公共卫生设施，改善人居环境状况，加强社会健康管理，提升全民健康水平。

第二十二条　地方各级人民政府应当有计划地建设和改造城乡公共卫生设施，改善饮用水卫生条件，对污水、污物、粪便进行无害化处置。城市应当按照国家和地方有关标准修建公共厕所、垃圾和粪便无害化处置场以及排水和污水处理系统等公共卫生设施。农村应当逐步改造厕所，建立必要的卫生管理制度。

县级以上地方人民政府应当加强医疗废物收集处置能力建设。设区的市级人民政府应当确定医疗废物协同应急处置设施，提高重大传染病疫情医疗废物应急处置能力。

第二十三条　县级以上人民政府农业农村、水利、林业草原等部门依据职责指导、组织控制和消除农田、湖区、河流、牧场、林区、草原地区的鼠害与血吸虫危害，以及其他传播传染病的动物和病媒生物的危害。

交通运输、铁路、民用航空等部门依据职责指导、监督交通运输经营单位以及车站、港口、机场等相关场所的运营单位消除鼠害和蚊、蝇等病媒生物的危害。

第二十四条　国家实行免疫规划制度。政府免费向居民提供免疫规划疫苗。

国务院疾病预防控制部门制定国家免疫规划。省级人民政府在执行国家免疫规划时，可以根据本行政区域疾病预防、控制需要，增加免疫规划疫苗种类，加强重点地区、重点人群的预防接种，报国务院疾病预防控制部门备案并公布。

国家对儿童实行预防接种证制度。医疗机构、疾病预防控制机构与儿童的监护人、所在学校和托育机构应当相互配合，保证儿童及时接种免疫规划疫苗。

出现特别重大突发公共卫生事件或者其他严重威胁公众健康的紧急事件，可以依照《中华人民共和国疫苗管理法》的规定在一定范围和期限内紧急使用疫苗。

第二十五条　各级疾病预防控制机构在传染病预防、控制中履行下列职责：

（一）实施传染病预防控制规划，制定传染病预防控制技术方案并组织实施；

（二）组织开展传染病监测，收集、分析和报告传染病监测信息，预测传染病的发生、流行趋势；

（三）开展对传染病疫情和突发公共卫生事件的流行病学调查、风险评估、现场处理及其效果评价；

（四）开展传染病实验室检验检测、诊断、病原学鉴定；

（五）实施免疫规划，负责预防性生物制品的使用管理；

（六）开展健康教育、咨询，普及传染病防治知识；

（七）指导、培训下级疾病预防控制机构及其工作人员开展传染病预防、控制工作；

（八）指导医疗机构和学校、托育机构、养老机构、康复机构、福利机构、未成年人救助保护机构、救助管理机构、体育场馆、监管场所、车站、港口、机场等重点场所开展传染病预防、控制工作；

（九）开展传染病防治基础性研究、应用性研究和卫生评价，提供技术咨询。

国家、省级疾病预防控制机构主要负责对传染病发生、流行以及分布进行监测，对重点传染病流行趋势进行预测，提出预防、控制对策，参与并指导对暴发的传染病疫情进行调查处理，开展传染病病原学鉴定，建立检验检测质量控制体系，开展基础性研究、应用性研究、卫生评价以及标准规范制定。

设区的市级、县级疾病预防控制机构主要负责传染病预防控制规划、预防控制技术方案的落实，组织实施免疫、消毒，指导病媒生物危害控制，普及传染病防治知识，负责本地区传染病和突发公共卫生事件监测、报告，开展流行病学调查和常见病原微生物检测，开展应用性研究和卫生评价。

第二十六条　二级以上医疗机构应当有专门的科室并指定专门的人员，承担本机构的传染病预防、控制和传染病疫情报告以及责任区域内的传染病预防工作。

基层医疗卫生机构应当有专门的科室或者指定人员负责传染病预防、控制管理工作，在疾病预防控制机构指导下，承担本机构的传染病预防、控制和责任区域内的传染病防治健康教育、预防接种、传染病疫情报告、传染病患者健康监测以及城乡社区传染病疫情防控指导等工作。

第二十七条 医疗机构的基本标准、建筑设计和服务流程应当符合预防医疗机构感染的要求，降低传染病在医疗机构内传播的风险。

医疗机构应当严格执行国家规定的管理制度、操作规范，加强与医疗机构感染有关的危险因素监测、安全防护、消毒、隔离和医疗废物、医疗污水处置工作，防止传染病在医疗机构内的传播。

医疗机构应当按照规定对使用的医疗器械进行消毒或者灭菌；对按照规定一次性使用的医疗器械，应当在使用后予以销毁。

第二十八条 国务院疾病预防控制部门拟订国家重点传染病和突发原因不明的传染病预防控制应急预案，由国务院卫生健康主管部门批准、公布。

县级以上地方人民政府制定本行政区域重点传染病和突发原因不明的传染病预防控制应急预案，报上一级人民政府备案并予以公布。鼓励毗邻、相近地区的地方人民政府制定应对区域性传染病的联合预防控制应急预案。

传染病预防控制应急预案应当根据本法和其他有关法律、法规的规定，针对传染病暴发、流行情况和危害程度，具体规定传染病预防、控制工作的组织指挥体系和职责，传染病预防、监测、疫情报告和通报、疫情风险评估、预警、应急工作方案、人员调集以及物资和技术储备与调用等内容。

第二十九条 医疗卫生机构和学校、托育机构、养老机构、康复机构、福利机构、未成年人救助保护机构、救助管理机构、体育场馆、监管场所、车站、港口、机场等重点场所，应当制定本单位传染病预防控制应急预案。

第三十条 传染病预防控制应急预案应当增强科学性、针对性和可操作性，并根据实际需要和形势变化及时修订。

县级以上人民政府疾病预防控制部门应当根据有关传染病预防控制应急预案定期组织开展演练。医疗卫生机构和学校、托育机构、养老机构、康复机构、福利机构、未成年人救助保护机构、救助管理机构、体育场馆、监管场所、车站、港口、机场等重点场所应当根据本单位传染病预防控制应急预案开展演练。

第三十一条 疾病预防控制机构、医疗机构的实验室和从事病原微生物实验的单位，应当遵守有关病原微生物实验室生物安全的法律、行政法规规定，符合国家规定的条件和技术标准，建立严格的管理制度，对传染病病原体和样本按照规定的措施实行严格管理，严防传染病病原体的实验室感染和扩散。

第三十二条 采供血机构、生物制品生产单位应当严格执行国家有关规定，保证血液、血液制品的质量和安全。

禁止非法采集血液或者组织他人出卖血液。

疾病预防控制机构、医疗机构使用血液和血液制品，应当遵守国家有关规定，防止因输入血液、使用血液制品引起经血液传播疾病的发生。

第三十三条 各级人民政府应当加强艾滋病的防治工作，采取预防、控制措施，防止艾滋病的传播。具体办法由国务院制定。

第三十四条 国家建立健全人畜共患传染病防治的协作机制，统筹规划、协同推进预防、控制工作，做好重点人群健康教育、传染病监测、疫情调查处置和信息通报等工作。

县级以上人民政府农业农村、林业草原、卫生健康、疾病预防控制等部门依据职责负责与人畜共患传染病有关的动物传染病的防治管理工作，重点加强鼠疫、狂犬病、人感染新亚型流感、布鲁氏菌病、炭疽、血吸虫病、包虫病等人畜共患传染病的防治工作。

第三十五条　国家建立病原微生物菌（毒）种保藏库。

对病原微生物菌（毒）种和传染病检测样本的采集、保藏、提供、携带、运输、使用实行分类管理，建立健全严格的管理制度。从事相关活动应当遵守有关病原微生物实验室生物安全的法律、行政法规规定；依法需要经过批准或者进行备案的，应当取得批准或者进行备案。

第三十六条　对被传染病病原体污染的水、物品和场所，有关单位和个人应当在疾病预防控制机构的指导下或者按照其提出的卫生要求，进行科学严格消毒处理；拒绝消毒处理的，由当地疾病预防控制部门组织进行强制消毒处理。

第三十七条　在国家确认的自然疫源地计划兴建水利、交通、旅游、能源等大型建设项目的，应当事先由省级以上疾病预防控制机构对施工环境进行卫生调查。建设单位应当根据疾病预防控制机构的意见，采取必要的传染病预防、控制措施。施工期间，建设单位应当设专人负责工地上的卫生防疫工作。施工期间和工程竣工后，疾病预防控制机构应当对可能发生的传染病进行监测。

第三十八条　用于传染病防治的消毒产品、饮用水供水单位供应的饮用水和涉及饮用水卫生安全的产品，应当符合国家卫生标准和卫生规范。

用于传染病防治的消毒产品的生产企业，应当经省级人民政府疾病预防控制部门批准，取得卫生许可。利用新材料、新工艺技术和新杀菌原理生产的消毒剂和消毒器械，应当经国务院疾病预防控制部门批准，取得卫生许可；其他消毒剂、消毒器械以及抗（抑）菌剂，应当报省级人民政府疾病预防控制部门备案。

饮用水供水单位应当经设区的市级或者县级人民政府疾病预防控制部门批准，取得卫生许可。涉及饮用水卫生安全的产品应当经省级以上人民政府疾病预防控制部门批准，取得卫生许可。

第三十九条　传染病患者、病原携带者和疑似患者应当如实提供相关信息，在治愈前或者在排除传染病嫌疑前，不得从事法律、行政法规和国务院疾病预防控制部门规定禁止从事的易使该传染病扩散的工作。

传染病患者、病原携带者、疑似患者以及上述人员的密切接触者应当采取必要的防护措施。

任何单位或者个人不得以任何方式故意传播传染病。

第四十条　学校、托育机构、养老机构、康复机构、福利机构、未成年人救助保护机构、救助管理机构、体育场馆、监管场所、车站、港口、机场等重点场所应当落实主体责任，加强传染病预防、控制能力建设，在疾病预防控制机构指导下开展传染病预防、控制工作。

第三章　监测、报告和预警

第四十一条　国家加强传染病监测预警工作，建设多点触发、反应快速、权威高效的传染病监测预警体系。

第四十二条　国家建立健全传染病监测制度。

国务院疾病预防控制部门会同国务院有关部门制定国家传染病监测规划和方案。省级人民政府疾病预防控制部门会同同级人民政府有关部门，根据国家传染病监测规划和方案，制定本行政区域传染病监测计划和工作方案，报国务院疾病预防控制部门审核后实施。

国家加强传染病监测，依托传染病监测系统实行传染病疫情和突发公共卫生事件网络直报，建立重点传染病以及原因不明的传染病监测哨点，拓展传染病症状监测范围，收集传染病症候群、群体性不明原因疾病等信息，建立传染病病原学监测网络，多途径、多渠道开展多病原监测，建立智慧化多点触发机制，增强监测的敏感性和准确性，提高实时分析、集中研判能力，及时发现传染病疫情和突发公共卫生事件。

第四十三条　疾病预防控制机构对传染病的发生、流行以及影响其发生、流行的因素进行监测，及时掌握重点传染病流行强度、危害程度以及病原体变异情况。

疾病预防控制机构应当加强原因不明的传染病监测，提高快速发现和及时甄别能力；对新发传染病、境内已消除的传染病以及境外发生、境内尚未发生的传染病进行监测。

第四十四条　国家建立跨部门、跨地域的传染病监测信息共享机制，加强卫生健康、疾病预防控制、生态环境、农业农村、海关、市场监督管理、移民管理、林业草原等部门的联动监测和信息共享。

国家建立临床医疗、疾病预防控制信息的互通共享制度，加强医防协同，推动医疗机构等的信息系统与传染病监测系统互联互通，建立健全传染病诊断、病原体检测数据等的自动获取机制，规范信息共享流程，确保个人信息安全。

第四十五条　国家建立健全传染病疫情报告制度。

疾病预防控制机构、医疗机构和采供血机构及其执行职务的人员发现甲类传染病患者、病原携带者、疑似患者或者新发传染病、突发原因不明的传染病，以及其他传染病暴发、流行时，应当于两小时内进行网络直报；发现乙类传染病患者、疑似患者或者国务院疾病预防控制部门规定需要报告的乙类传染病病原携带者时，应当于二十四小时内进行网络直报；发现丙类传染病患者时，应当于二十四小时内进行网络直报。

中国人民解放军、中国人民武装警察部队的医疗机构向社会公众提供医疗服务的，应当依照前款规定报告传染病疫情。

传染病疫情报告遵循属地管理原则，具体办法由国务院疾病预防控制部门制定。

第四十六条　疾病预防控制机构、医疗机构和采供血机构应当建立健全传染病疫情报告管理制度，加强传染病疫情和相关信息报告的培训、日常管理和质量控制，定期对本机构报告的传染病疫情和相关信息以及报告质量进行分析、汇总和通报。

第四十七条　学校、托育机构、养老机构、康复机构、福利机构、未成年人救助保护机构、救助管理机构、体育场馆、监管场所、车站、港口、机场等重点场所发现传染病患者、疑似患者时，应当按照国务院疾病预防控制部门的规定，向所在地疾病预防控制机构报告有关信息。

检验检测机构等应当按照国务院疾病预防控制部门的规定，向所在地疾病预防控制机构报告与传染病防治有关的信息。

第四十八条　任何单位和个人发现传染病患者、疑似患者时，应当及时向附近的疾病预防控制机构、医疗机构或者疾病预防控制部门报告。

疾病预防控制部门应当公布热线电话等，畅通报告途径，确保及时接收、调查和处理相关报告信息。

第四十九条　疾病预防控制机构应当设立或者指定专门的部门、人员负责传染病疫情信息管理工作，主动收集、分析、调查、核实传染病疫情信息。

疾病预防控制机构接到甲类传染病、新发传染病、突发原因不明的传染病报告或者发现传染病暴发、流行时，应当于两小时内完成传染病疫情信息核实以及向同级卫生健康主管部门、疾病预防控制部门和上级疾病预防控制机构报告的工作。疾病预防控制部门接到报告后应当立即报告同级人民政府，同时报告上一级人民政府卫生健康主管部门、疾病预防控制部门和国务院卫生健康主管部门、疾病预防控制部门。

第五十条　任何单位或者个人不得干预传染病疫情报告。

依照本法规定负有传染病疫情报告职责的人民政府有关部门、疾病预防控制机构、医疗机构、采供血机构及其工作人员，不得隐瞒、谎报、缓报、漏报传染病疫情。

第五十一条　对及时发现并报告新发传染病、突发原因不明的传染病的单位和个人，按照国家有关规定给予奖励。

对经调查排除传染病疫情的，报告的单位和个人不承担法律责任。

第五十二条　国家建立健全传染病疫情风险评估制度。

疾病预防控制机构应当及时分析传染病和健康危害因素相关信息，评估发生传染病疫情的风险、可能造成的影响以及疫情发展态势。

第五十三条　国家建立健全传染病预警制度。

疾病预防控制机构根据传染病监测信息和传染病疫情风险评估结果，向社会发布健康风险提示；发现可能发生突发公共卫生事件，经评估认为需要发布预警的，向同级疾病预防控制部门提出发布预警的建议。疾病预防控制部门收到建议后应当及时组织专家进行分析研判，需要发布预警的，由卫生健康主管部门、疾病预防控制部门立即向同级人民政府报告。

县级以上人民政府依照有关突发公共卫生事件应对的法律、行政法规和国务院规定的权限和程序，决定向社会发布预警。

第五十四条　县级以上地方人民政府疾病预防控制部门应当及时向本行政区域的疾病预防控制机构和医疗机构通报传染病疫情以及监测、预警的相关信息。接到通报的疾病预防控制机构和医疗机构应当及时报告本机构的主要负责人，并告知本机构的有关人员。

第五十五条　国务院疾病预防控制部门应当及时向省级人民政府疾病预防控制部门和中央军事委员会负责卫生工作的部门通报全国传染病疫情以及监测、预警的相关信息。中央军事委员会负责卫生工作的部门发现传染病疫情时，应当向国务院疾病预防控制部门通报。

毗邻或者相关地区的地方人民政府疾病预防控制部门，应当及时相互通报本行政区域的传染病疫情以及监测、预警的相关信息。

第五十六条　县级以上人民政府疾病预防控制部门与同级人民政府教育、公安、民政、司法行政、生态环境、农业农村、市场监督管理、林业草原、中医药等部门建立传染病疫情通报机制，及时共享传染病疫情信息。

传染病暴发、流行时，国务院卫生健康、疾病预防控制、外交、工业和信息化、公安、交通运输、铁路、民用航空、海关、移民管理等部门以及中国人民解放军、中国人民武装警察部队的有关单位和部门等建立工作机制，及时共享传染病疫情信息。

第五十七条　国家建立健全传染病疫情信息公布制度。

国务院疾病预防控制部门定期向社会公布全国传染病疫情信息。县级以上地方人民政府疾病预防控制部门定期向社会公布本行政区域的传染病疫情信息。

传染病暴发、流行时，县级以上地方人民政府疾病预防控制部门应当及时、准确地向社会公布本行政区域传染病名称、流行传播范围以及确诊病例、疑似病例、死亡病例数量等传染病疫情信息。传染病跨省级行政区域暴发、流行时，国务院疾病预防控制部门应当及时、准确地向社会公布上述信息。

县级以上人民政府疾病预防控制部门发现虚假或者不完整传染病疫情信息的，应当及时发布准确的信息予以澄清。

传染病疫情信息公布的具体办法由国务院疾病预防控制部门制定。

第四章　疫情控制

第五十八条　医疗机构、疾病预防控制机构发现甲类传染病时，应当立即采取下列措施，并向县级以上地方人民政府疾病预防控制部门报告：

（一）对甲类传染病患者、病原携带者，予以隔离治疗、医学观察；

（二）对甲类传染病疑似患者，确诊前单独隔离治疗；

（三）对甲类传染病患者、病原携带者、疑似患者的密切接触者，予以医学观察，并采取其他必要的预防措施。

医疗机构、疾病预防控制机构对甲类传染病患者、病原携带者、疑似患者以及上述人员的密切接触者采取隔离治疗、医学观察措施，应当根据国家有关规定和医学检查结果科学合理确定具体人员范围和期限，并根据情况变化及时调整。采取隔离治疗、医学观察措施，不得超出规定的范围和期限。

医疗机构、疾病预防控制机构应当向甲类传染病患者、病原携带者、疑似患者以及上述人员的密切接触者书面告知诊断或者判定结果和依法应当采取的措施。

甲类传染病患者、病原携带者、疑似患者以及上述人员的密切接触者应当主动接受和配合医学检查、隔离治疗、医学观察等措施。

拒绝隔离治疗、医学观察或者隔离治疗、医学观察的期限未满擅自脱离的，由公安机关协助医疗机构、疾病预防控制机构采取强制隔离治疗、医学观察措施。

第五十九条　医疗机构、疾病预防控制机构接到其他单位和个人报告甲类传染病的，有关甲类传染病患者、疑似患者的移交按照国务院疾病预防控制部门的规定执行。

第六十条　医疗机构发现乙类或者丙类传染病患者时，应当根据病情采取必要的治疗和控制传播措施。

县级以上地方人民政府疾病预防控制部门指定的医疗机构对肺结核患者进行治疗；对具有传染性的肺结核患者进行耐药检查和规范隔离治疗，对其密切接触者进行筛查。基层医疗卫生机构对肺结核患者进行健康管理。具体办法由国务院疾病预防控制部门拟订，报国务院卫生健康主管部门审核、发布。

第六十一条　医疗机构对本机构内被传染病病原体污染的场所、物品以及医疗废物、医疗污水，应当依照有关法律、行政法规的规定实施消毒和无害化处置。

第六十二条　疾病预防控制机构发现传染病疫情或者接到传染病疫情报告时，应当及时采取下列措施：

（一）对传染病疫情进行流行病学调查，根据调查情况提出对受影响的相关区域的防控建议，对被污染的场所进行卫生处理，判定密切接触者，指导做好对密切接触者的管理，并向疾病预防控制部门提出传染病疫情防控方案；

（二）传染病暴发、流行时，对受影响的相关区域进行卫生处理，向疾病预防控制部门提出传染病疫情防控方案，并按照传染病疫情防控相关要求采取措施；

（三）指导下级疾病预防控制机构、医疗机构实施传染病预防、控制措施，组织、指导有关单位对传染病疫情的处理。

有关单位和个人应当接受和配合疾病预防控制机构开展流行病学调查，如实提供信息。疾病预防控制机构开展流行病学调查，需要有关部门和单位协助的，有关部门和单位应当予以协助。

发生传染病疫情时，疾病预防控制机构和省级以上人民政府疾病预防控制部门指派的其他与传染病有关的专业技术机构，可以进入受影响的相关区域进行调查、采集样本、技术分析和检验检测。被调查单位和个人应当如实提供信息；任何单位或者个人不得隐瞒信息、阻碍调查。

第六十三条　传染病暴发、流行时，县级以上地方人民政府应当立即组织力量，按照传染病预防控制应急预案进行防治，控制传染源，切断传染病的传播途径；发生重大传染病疫情，经评估必要时，可以采取下列紧急措施：

（一）限制或者停止集市、影剧院演出或者其他人群聚集的活动；

（二）停工、停业、停课；

（三）封闭或者封存被传染病病原体污染的公共饮用水源、食品以及相关物品；

（四）控制或者扑杀、无害化处理染疫动物；

（五）封闭可能造成传染病扩散的场所；

（六）防止传染病传播的其他必要措施。

县级以上地方人民政府采取前款规定的紧急措施，应当同时向上一级人民政府报告。接到报告的上级人民政府认为采取的紧急措施不适当的，应当立即调整或者撤销。

必要时，国务院或者国务院授权的部门可以决定在全国或者部分区域采取本条第一款规定的紧急措施。

第六十四条　对已经发生甲类传染病病例的场所或者该场所内的特定区域的人员，所在地县级以上地方人民政府可以实施隔离措施，同时向上一级人民政府报告。接到报告的上级人民政府认为实施的隔离措施不适当的，应当立即调整或者撤销。

被实施隔离措施的人员应当予以配合；拒绝执行隔离措施的，由公安机关协助疾病预防控制机构采取强制隔离措施。

第六十五条　发生新发传染病、突发原因不明的传染病，县级以上地方人民政府经评估认为确有必要的，可以预先采取本法规定的甲类传染病预防、控制措施，同时向上一级人民政府报告。接到报告的上级人民政府认为预先采取的预防、控制措施不适当的，应当立即调整或者撤销。

第六十六条　因甲类、乙类传染病发生重大传染病疫情时，县级以上地方人民政府报经上一级人民政府决定，可以对进入或者离开本行政区域受影响的相关区域的人员、物资和交通工具实施卫生检疫。

因甲类传染病发生重大传染病疫情时，省级人民政府可以决定对本行政区域受影响的相关区域实施封锁；封锁大、中城市或者跨省级行政区域的受影响的相关区域，以及因封锁导致中断干线交通或者封锁国境的，由国务院决定。

第六十七条　依照本法第六十三条至第六十六条规定采取传染病疫情防控措施时，决定采取措施的机关应当向社会发布公告，明确措施的具体内容、实施范围和实施期限，并进行必要的解释说明。相关疫情防控措施的解除，由原决定机关决定并宣布。

采取前款规定的措施期间，当地人民政府应当保障食品、饮用水等基本生活必需品的供应，提供基本医疗服务，维护社会稳定；对未成年人、老年人、残疾人、孕产期和哺乳期的妇女以及需要及时救治的伤病人员等群体给予特殊照顾和安排，并确保相关人员获得医疗救治。当地人民政府应当公布求助电话等，畅通求助途径，及时向有需求的人员提供帮助。

因采取本法第五十八条、第六十三条至第六十六条规定的措施导致劳动者不能工作的，用人单位应当保留其工作，按照规定支付其在此期间的工资、发放生活费。用人单位可以按照规定享受有关帮扶政策。

第六十八条　发生甲类传染病时，为了防止该传染病通过交通工具及其乘运的人员、物资传播，省级人民政府可以决定实施交通卫生检疫。具体办法由国务院制定。

第六十九条　发生重大传染病疫情时，根据传染病疫情防控的需要，国务院及其有关部门有权在全国或者跨省级行政区域范围内，县级以上地方人民政府及其有关部门有权在本行政区域内，紧急调集人员或者调用储备物资，临时征用房屋、交通工具以及相关设施、设备、场地和其他物资，要求有关单位和个人提供技术支持。

紧急调集人员的，应当按照规定给予合理报酬。临时征用房屋、交通工具以及相关设施、设备、场地和其他物资，要求有关单位和个人提供技术支持的，应当依法给予公平、合理的补偿；能返还的，应当及时返还。

第七十条　医疗机构、疾病预防控制机构、检验检测机构应当按照传染病检验检测技术规范和标准开展检验检测活动，加强检验检测质量控制。

第七十一条　患甲类传染病、炭疽死亡的，应当将其尸体立即进行卫生处理，就近火化；患其他传染病死亡的，必要时应当将其尸体进行卫生处理后火化或者按照规定深埋。对尸体进行火化或者深埋应当及时告知死者家属。

为了查找传染病病因，医疗机构在必要时可以按照国务院卫生健康主管部门、疾病预防控制部门的规定，对传染病患者尸体或者疑似传染病患者尸体进行解剖查验，并应当及时告知死者家属。对尸体进行解剖查验应当在符合生物安全条件的场所进行。

第七十二条　本法第六十六条规定的受影响的相关区域中被传染病病原体污染或者可能被传染病病原体污染的物品，经消毒可以使用的，应当在疾病预防控制机构的指导下，进行消毒处理后，方可使用、出售和运输。

第七十三条　传染病暴发、流行时，有关生产、供应单位应当及时生产、供应传染病疫情防控所需的药品、医疗器械和其他应急物资。交通运输、邮政、快递经营单位应当优先运送参与传染病疫情防控的人员以及传染病疫情防控所需的药品、医疗器械和其他应急物资。县级以上人民政府有关部门应当做好组织协调工作。

第七十四条　单位和个人认为采取本法第五十八条、第六十三条至第六十六条规定的传染病疫情防控措施侵犯其合法权益的，可以向县级以上地方人民政府或者其指定的部门提出申诉，申诉期间相关措施不停止执行。县级以上地方人民政府应当畅通申诉渠道，完善处理程序，确保有关申诉及时处理。

第五章　医疗救治

第七十五条　县级以上人民政府应当加强和完善常态与应急相结合的传染病医疗救治服务网络建设，指定具备传染病救治条件和能力的医疗机构承担传染病救治任务，根据传染病救治需要设置传染病专科医院。

第七十六条　国家建立健全重大传染病疫情医疗救治体系，建立由传染病专科医院、综合医院、中医医院、院前急救机构、临时性救治场所、基层医疗卫生机构、血站等构成的综合医疗救治体系，对传染病患者进行分类救治，加强重症患者医疗救治，提高重大传染病疫情医疗救治能力。

第七十七条　医疗机构应当对传染病患者、疑似患者提供医疗救护、现场救援和接诊治疗，按照规定填写并妥善保管病历记录以及其他有关资料。

医疗机构应当按照国务院卫生健康主管部门的规定设置发热门诊，加强发热门诊标准化建设，优化服务流程，提高服务能力。

医疗机构应当实行传染病预检、分诊制度；对传染病患者、疑似患者，应当引导至相对隔离的分诊点进行初诊。医疗机构不具备相应救治能力的，应当将传染病患者、疑似患者及其病历记录一并转至具备相应救治能力的医疗机构。转诊过程中，对传染病患者、疑似患者应当采取必要的防护措施。

第七十八条　医疗机构应当按照传染病诊断标准和治疗要求采取相应措施，充分发挥中西医各自优势，加强中西医结合，提高传染病诊断和救治能力。

国家支持和鼓励医疗机构结合自身特色，加强传染病诊断和救治研究。

第七十九条　国家鼓励传染病防治用药品、医疗器械的研制和创新，对防治传染病急需的药品、医疗器械予以优先审评审批。

因重大传染病疫情医疗救治紧急需要，医师可以按照国家统一制定的诊疗方案，在一定范围和期限内采用药品说明书中未明确的药品用法进行救治。

发生重大传染病疫情，构成特别重大突发公共卫生事件的，国务院卫生健康主管部门根据传染病预防、控制和医疗救治需要提出紧急使用药物的建议，经国务院药品监督管理部门组织论证同意后可以在一定范围和期限内紧急使用。

第八十条　国家建立重大传染病疫情心理援助制度。县级以上地方人民政府应当组织专业力量，定期开展培训和演练；发生重大传染病疫情时，对传染病患者、接受医学观察的人员、病亡者家属、相关工作人员等重点人群以及社会公众及时提供心理疏导和心理干预等服务。

第六章　保障措施

第八十一条　国家将传染病防治工作纳入国民经济和社会发展规划，县级以上地方人民政府将传染病防治工作纳入本行政区域的国民经济和社会发展规划。

第八十二条　县级以上地方人民政府按照本级政府职责，负责本行政区域传染病预防、控制工作经费。

国务院卫生健康主管部门、疾病预防控制部门会同国务院有关部门，根据传染病流行趋势，确定全国传染病预防、监测、预测、预警、控制、救治、监督检查等项目。各级财政按照事权划分做好经费保障。

省级人民政府根据本行政区域传染病流行趋势，在国务院卫生健康主管部门、疾病预防控制部门确定的项目基础上，确定传染病预防、监测、检测、风险评估、预测、预警、控制、救治、监督检查等项目，并保障项目的实施经费。

第八十三条　县级以上人民政府应当按照规定落实疾病预防控制机构基本建设、设备购置、学科建设、人才培养等相关经费；对其他医疗卫生机构承担疾病预防控制任务所需经费按照规定予以保障。

第八十四条　国家加强基层传染病防治体系建设，扶持欠发达地区、民族地区和边境地区的传染病防治工作。

地方各级人民政府应当保障基层传染病预防、控制工作的必要经费。

第八十五条　国家加强医疗机构疾病预防控制能力建设，持续提升传染病专科医院、综合医院的传染病监测、检验检测、诊断和救治、科学研究等能力和水平。

国家创新医防协同、医防融合机制，推进医疗机构与疾病预防控制机构深度协作。

第八十六条　国家加强传染病防治人才队伍建设，推动传染病防治相关学科建设。

开设医学专业的院校应当加强预防医学教育和科学研究，对在校医学专业学生以及其他与传染病防治相关的人员进行预防医学教育和培训，为传染病防治工作提供专业技术支持。

疾病预防控制机构、医疗机构等应当定期对其工作人员进行传染病防治知识、技能的培训。

第八十七条　县级以上人民政府应当加强疾病预防控制信息化建设，将其纳入全民健康信息化建设。

县级以上人民政府应当建立传染病预防控制信息共享机制，利用全民健康信息平台、政务数据共享平台、应急管理信息系统等，共享并综合应用相关数据。

国家加强传染病防治相关网络安全和数据安全管理工作，提高技术防范水平。

第八十八条　对符合国家规定的传染病医疗费用，基本医疗保险按照规定予以支付。

对患者、疑似患者治疗甲类传染病以及依照本法规定采取甲类传染病预防、控制措施的传染病的医疗费用，基本医疗保险、大病保险、医疗救助等按照规定支付后，其个人负担部分，政府按照规定予以补助。

国家对患有特定传染病的困难人群实行医疗救助，减免医疗费用。

国家鼓励商业保险机构开发传染病防治相关保险产品。

第八十九条　国家建立健全公共卫生应急物资保障体系，提高传染病疫情防控应急物资保障水平，县级以上人民政府发展改革部门统筹防控应急物资保障工作。

国家加强医药储备，将传染病防治相关药品、医疗器械、卫生防护用品等物资纳入公共卫生应急物资保障体系，实行中央和地方两级储备。

国务院工业和信息化部门会同国务院有关部门，根据传染病预防、控制和公共卫生应急准备的需要，加强医药实物储备、产能储备、技术储备，指导地方开展医药储备工作，完善储备调整、调用和轮换机制。

第九十条　国家建立少见罕见传染病和境内已消除的传染病防治能力储备机制，支持相关疾病预防控制机构、医疗机构、科研机构持续开展相关培训、基础性和应用性研究、现场防治等工作，支持相关专家参与国际防控工作，持续保持对上述传染病进行识别、检验检测、诊断和救治的能力。

第九十一条　对从事传染病预防、医疗、科研、教学和现场处理疫情的人员，以及在生产、工作中接触传染病病原体的其他人员，按照国家规定采取有效的卫生防护措施和医疗保健措施，并给予适当的津贴。

第七章　监督管理

第九十二条　县级以上人民政府应当定期研究部署重大传染病疫情防控等疾病预防控制工作，定期向社会发布传染病防治工作报告，向本级人民代表大会常务委员会报告传染病防治工作，依法接受监督。

县级以上人民政府对下级人民政府履行传染病防治职责进行监督。地方人民政府未履行传染病防治职责的，上级人民政府可以对其主要负责人进行约谈。被约谈的地方人民政府应当立即采取措施进行整改，约谈和整改情况应当纳入地方人民政府工作评议、考核记录。履行传染病防治职责不力、失职失责，造成严重后果或者恶劣影响的，依法进行问责。

第九十三条　县级以上人民政府疾病预防控制部门对传染病防治工作履行下列监督检查职责：

（一）对下级人民政府疾病预防控制部门履行本法规定的职责进行监督检查；

（二）对疾病预防控制机构、医疗机构、采供血机构的传染病预防、控制工作进行监督检查；

（三）对用于传染病防治的消毒产品及其生产企业、饮用水供水单位以及涉及饮用水卫生安全的产品进行监督检查；

（四）对公共场所、学校、托育机构的卫生条件和传染病预防、控制措施进行监督检查。

县级以上人民政府卫生健康、疾病预防控制等部门依据职责对病原微生物菌（毒）种和传染病检测样本的采集、保藏、提供、携带、运输、使用进行监督检查。

第九十四条　县级以上人民政府卫生健康主管部门、疾病预防控制部门在履行监督检查职责时，有权进入传染病疫情发生现场及相关单位，开展查阅或者复制有关资料、采集样本、制作现场笔录等调查取证工作。被检查单位应当予以配合，不得拒绝、阻挠。

第九十五条　县级以上地方人民政府疾病预防控制部门在履行监督检查职责时，发现可能被传染病病原体污染的公共饮用水源、食品以及相关物品，如不及时采取控制措施可能导致传染病传播、暴发、流行的，应当采取封闭公共饮用水源、封存食品以及相关物品或者暂停销售的临时控制措施，并予以检验或者进行消毒处理。经检验，对被污染的食品，应当予以销毁；对未被污染的食品或者经消毒处理后可以使用的物品，应当及时解除控制措施。

根据县级以上地方人民政府采取的传染病预防、控制措施，市场监督管理部门可以采取封存或者暂停销售可能导致传染病传播、暴发、流行的食品以及相关物品等措施。

第九十六条　县级以上人民政府卫生健康主管部门、疾病预防控制部门工作人员依法执行职务时，应当不少于两人，并出示执法证件，填写执法文书。

执法文书经核对无误后，应当由执法人员和当事人签名。当事人拒绝签名的，执法人员应当注明情况。

第九十七条　县级以上人民政府卫生健康主管部门、疾病预防控制部门应当依法建立健全内部监督制度，对其工作人员依据法定职权和程序履行职责的情况进行监督。

上级人民政府卫生健康主管部门、疾病预防控制部门发现下级人民政府卫生健康主管部门、疾病预防控制部门不及时处理职责范围内的事项或者不履行职责的，应当责令纠正或者直接予以处理。

第九十八条　县级以上人民政府卫生健康主管部门、疾病预防控制部门和其他有关部门应当依法履行职责，自觉接受社会监督。

任何单位和个人对违反本法规定的行为，有权向县级以上人民政府及其卫生健康主管部门、疾病预防控制部门和有关机关举报。接到举报的机关应当及时调查、处理。对查证属实的举报，按照规定给予举报人奖励。县级以上人民政府及其卫生健康主管部门、疾病预防控制部门和有关机关应当对举报人的信息予以保密，保护举报人的合法权益。

第九十九条　卫生健康、疾病预防控制等部门发现涉嫌传染病防治相关犯罪的，应当按照有关规定及时将案件移送公安机关。对移送的案件，公安机关应当及时审查处理。

对依法不需要追究刑事责任或者免予刑事处罚，但依法应当追究行政责任的，公安机关、人民检察院、人民法院应当及时将案件移送卫生健康、疾病预防控制等部门，有关部门应当依法处理。

公安机关、人民检察院、人民法院商请卫生健康、疾病预防控制等部门提供检验检测结论、认定意见以及对涉案物品进行无害化处置等协助的，有关部门应当及时予以协助。

第八章　法律责任

第一百条　违反本法规定，地方各级人民政府未依法履行报告职责，隐瞒、谎报、缓报、漏报传染病疫情，干预传染病疫情报告，或者在传染病暴发、流行时未依法组织救治、采取控制措施的，由上级人民政府责令改正，通报批评；情节严重的，对负有责任的领导人员和直接责任人员依法给予处分。

第一百零一条　违反本法规定，县级以上人民政府卫生健康主管部门、疾病预防控制部门有下列情形之一的，由本级人民政府或者上级人民政府卫生健康主管部门、疾病预防控制部门责令改正，通报批评；情节严重的，对负有责任的领导人员和直接责任人员依法给予处分：

（一）未依法履行传染病疫情通报、报告或者公布职责，隐瞒、谎报、缓报、漏报传染病疫情，或者干预传染病疫情报告；

（二）发生或者可能发生传染病传播时未依法采取预防、控制措施；

（三）未依法履行监督检查职责，或者发现违法行为不及时查处；

（四）未及时调查、处理对下级人民政府卫生健康主管部门、疾病预防控制部门不履行传染病防治职责的举报；

（五）违反本法规定的其他失职、渎职行为。

第一百零二条　违反本法规定，县级以上人民政府有关部门未依法履行传染病防治、疫情通报和保障职责的，由本级人民政府或者上级人民政府有关部门责令改正，通报批评；情节严重的，对负有责任的领导人员和直接责任人员依法给予处分。

第一百零三条　违反本法规定，疾病预防控制机构有下列情形之一的，由县级以上人民政府疾病预防控制部门责令改正，给予警告或者通报批评，对直接负责的主管人员和其他直接责任人员依法给予处分，并可以由原发证部门依法吊销有关责任人员的执业证书：

（一）未依法履行传染病监测、疫情风险评估职责；

（二）未依法履行传染病疫情报告职责，隐瞒、谎报、缓报、漏报传染病疫情，或者干预传染病疫情报告；

（三）未主动收集传染病疫情信息，或者对传染病疫情信息和疫情报告未及时进行分析、调查、核实；

（四）发现传染病疫情或者接到传染病疫情报告时，未依据职责及时采取本法规定的措施；

（五）未遵守国家有关规定，导致因使用血液制品引起经血液传播疾病的发生。

第一百零四条　违反本法规定，医疗机构有下列情形之一的，由县级以上人民政府疾病预防控制部门责令改正，给予警告或者通报批评，可以并处十万元以下罚款；情节严重的，可以由原发证部门或者原备案部门依法吊销医疗机构执业许可证或者责令停止执业活动，对直接负责的主管人员和其他直接责任人员依法给予处分，并可以由原发证部门责令有关责任人员暂停六个月以上一年以下执业活动直至依法吊销执业证书：

（一）未按照规定承担本机构的传染病预防、控制工作，医疗机构感染控制任务或者责任区域内的传染病预防工作；

（二）未按照规定报告传染病疫情，隐瞒、谎报、缓报、漏报传染病疫情，或者干预传染病疫情报告；

（三）未按照规定对本机构内被传染病病原体污染的场所、物品以及医疗废物、医疗污水实施消毒或者无害化处置。

违反本法规定，医疗机构有下列情形之一的，由县级以上人民政府卫生健康主管部门依照前款规定给予行政处罚，对直接负责的主管人员和其他直接责任人员依法给予处分：

（一）发现传染病疫情时，未按照规定对传染病患者、疑似患者提供医疗救护、现场救援、接诊治疗、转诊，或者拒绝接受转诊；

（二）未遵守国家有关规定，导致因输入血液、使用血液制品引起经血液传播疾病的发生。

医疗机构未按照规定对使用的医疗器械进行消毒或者灭菌，或者对按照规定一次性使用的医疗器械使用后未予以销毁、再次使用的，依照有关医疗器械管理的法律、行政法规规定追究法律责任。

第一百零五条　违反本法规定，采供血机构未按照规定报告传染病疫情，隐瞒、谎报、缓报、漏报传染病疫情，或者干预传染病疫情报告的，由县级以上人民政府疾病预防控制部门责令改正，给予警告或者通报批评，可以并处十万元以下罚款；情节严重的，可以由原发证部门依法吊销采供血机构的执业许可证，对直接负责的主管人员和其他直接责任人员依法给予处分，并可以由原发证部门责令有关责任人员暂停六个月以上一年以下执业活动直至依法吊销执业证书。

采供血机构未执行国家有关规定，导致因输入血液引起经血液传播疾病发生的，由县级以上人民政府卫生健康主管部门依照前款规定给予行政处罚，对直接负责的主管人员和其他直接责任人员依法给予处分。

非法采集血液或者组织他人出卖血液的，由县级以上人民政府卫生健康主管部门责令停止违法行为，没收违法所得，并处五万元以上五十万元以下罚款。

第一百零六条　违反本法规定，交通运输、邮政、快递经营单位未优先运送参与传染病疫情防控的人员以及传染病疫情防控所需的药品、医疗器械和其他应急物资的，由交通运输、铁路、民用航空、邮政管理部门依据职责责令改正，给予警告；造成严重后果的，并处一万元以上十万元以下罚款，对直接负责的主管人员和其他直接责任人员依法给予处分。

第一百零七条　违反本法规定，有下列情形之一的，由县级以上人民政府疾病预防控制部门责令改正，给予警告，没收违法所得，可以并处二十万元以下罚款；情节严重的，可以由原发证部门依法吊销相关许可证，对直接负责的主管人员和其他直接责任人员可以禁止其五年内从事相应生产经营活动：

（一）饮用水供水单位未取得卫生许可擅自供水，或者供应的饮用水不符合国家卫生标准和卫生规范造成或者可能造成传染病传播、暴发、流行；

（二）生产、销售未取得卫生许可的涉及饮用水卫生安全的产品，或者生产、销售的涉及饮用水卫生安全的产品不符合国家卫生标准和卫生规范；

（三）未取得卫生许可生产用于传染病防治的消毒产品，或者生产、销售的用于传染病防治的消毒产品不符合国家卫生标准和卫生规范；

（四）生产、销售未取得卫生许可的利用新材料、新工艺技术和新杀菌原理生产的消毒剂和消毒器械；

（五）出售、运输本法第六十六条规定的受影响的相关区域中被传染病病原体污染或者可能被传染病病原体污染的物品，未进行消毒处理。

第一百零八条　违反本法规定，有下列情形之一的，由县级以上人民政府卫生健康、疾病预防控制等部门依据职责责令改正，给予警告或者通报批评，没收违法所得，可以并处十万元以下罚款；情节严重的，可以由原发证部门依法吊销相关许可证，对直接负责的主管人员和其他直接责任人员依法给予处分，并可以由原发证部门责令有关责任人员暂停六个月以上一年以下执业活动直至依法吊销执业证书：

（一）疾病预防控制机构、医疗机构的实验室和从事病原微生物实验的单位，不符合国家规定的条件和技术标准，对传染病病原体和样本未按照规定的措施实行严格管理；

（二）违反国家有关规定，采集、保藏、提供、携带、运输、使用病原微生物菌（毒）种和传染病检测样本；

（三）医疗机构、疾病预防控制机构、检验检测机构未按照传染病检验检测技术规范和标准开展检验检测活动，或者出具虚假检验检测报告；

（四）生产、销售应当备案而未备案的消毒剂、消毒器械以及抗（抑）菌剂；

（五）公共场所、学校、托育机构的卫生条件和传染病预防、控制措施不符合国家卫生标准和卫生规范。

第一百零九条　违反本法规定，在国家确认的自然疫源地兴建水利、交通、旅游、能源等大型建设项目，未经卫生调查进行施工，或者未按照疾病预防控制机构的意见采取必要的传染病预防、控制措施的，由县级以上人民政府疾病预防控制部门责令限期改正，给予警告，并处十万元以上五十万元以下罚款；逾期不改正的，处五十万元以上一百万元以下罚款，提请有关人民政府依据职责权限责令停建、拆除，对直接负责的主管人员和其他直接责任人员依法给予处分。

第一百一十条　违反本法规定，县级以上人民政府卫生健康主管部门、疾病预防控制部门或者其他有关部门未依法履行个人信息保护义务的，由本级人民政府或者上级人民政府有关部门责令改正，通报批评；情节严重的，对负有责任的领导人员和直接责任人员依法给予处分。

医疗机构、疾病预防控制机构泄露传染病患者、病原携带者、疑似患者或者上述人员的密切接触者的个人隐私或者个人信息的，由县级以上人民政府卫生健康主管部门、疾病预防控制部门依据职责责令改正，给予警告或者通报批评，可以并处五万元以下罚款，对直接负责的主管人员和其他直接责任人员依法给予处分，对有关责任人员依照有关医师、护士管理等法律、行政法规规定追究法律责任。

传染病防治中其他未依法履行个人信息保护义务的，依照有关个人信息保护的法律、行政法规规定追究法律责任。

第一百一十一条　违反本法规定，有下列情形之一的，由县级以上人民政府疾病预防控制部门责令改正，给予警告，对违法的单位可以并处二万元以下罚款，对违法的个人可以并处一千元以下罚款；情节严重的，由原发证部门依法吊销相关许可证或者营业执照：

（一）拒不执行人民政府及其有关部门依法采取的传染病疫情防控措施；

（二）拒不接受和配合疾病预防控制机构依法采取的传染病疫情防控措施；

（三）拒不接受和配合疾病预防控制机构开展的流行病学调查，或者在流行病学调查中故意隐瞒传染病病情、传染病接触史或者传染病暴发、流行地区旅行史；

（四）甲类传染病患者、病原携带者、疑似患者或者上述人员的密切接触者拒绝接受和配合依法采取的隔离治疗、医学观察措施，或者隔离治疗、医学观察的期限未满擅自脱离；

（五）故意传播传染病；

（六）故意编造、散布虚假传染病疫情信息；

（七）其他妨害依法采取的传染病疫情防控措施的行为。

安排传染病患者、病原携带者、疑似患者从事法律、行政法规和国务院疾病预防控制部门规定禁止从事的易使该传染病扩散的工作的，由县级以上人民政府疾病预防控制部门责令改正，给予警告，可以并处二万元以下罚款；法律、行政法规另有规定的，依照其规定。

第一百一十二条　违反本法规定，造成人身、财产损害的，依法承担民事责任；构成违反治安管理行为的，依法给予治安管理处罚；构成犯罪的，依法追究刑事责任。

第九章　附则

第一百一十三条　本法中下列用语的含义：

（一）重大传染病疫情，是指造成或者可能造成公众生命安全和身体健康严重损害的传染病疫情。

（二）传染病患者、疑似患者，是指根据国务院卫生健康主管部门、疾病预防控制部门发布的传染病诊断标准，符合传染病患者、疑似患者诊断标准的人。

（三）病原携带者，是指感染传染病病原体无临床症状但能排出病原体的人。

（四）流行病学调查，是指对人群中疾病或者健康状况的分布及其决定因素进行调查研究，提出疾病预防、控制措施及保健对策。

（五）人畜共患传染病，是指人与脊椎动物共同罹患的传染病，如鼠疫、狂犬病、血吸虫病、包虫病等。

（六）自然疫源地，是指某些可引起人类传染病的病原体在自然界的野生动物中长期存在和循环的地区。

（七）病媒生物，是指能够将传染病病原体从人或者其他动物传播给人的生物，如鼠、蚊、蝇、蚤类等。

（八）医疗机构感染，是指在医疗机构内获得的感染，包括在医疗机构内发生的感染和在医疗机构内获得、离开医疗机构后发生的感染，但不包括进入医疗机构前已开始或者已处于潜伏期的感染。医疗机构工作人员在医疗机构内获得的感染也属医疗机构感染。

（九）实验室感染，是指从事实验室工作时，因接触传染病病原体所致的感染。

（十）消毒，是指用化学、物理、生物的方法杀灭或者消除环境中的病原微生物。

（十一）疾病预防控制机构，是指从事疾病预防控制活动的疾病预防控制中心以及铁路疾病预防控制机构等与上述机构业务活动相同的单位。

（十二）医疗机构，是指依法取得医疗机构执业许可证或者进行备案，从事疾病诊断、治疗活动的机构。

（十三）暴发，是指在局部地区或者集体单位短时间内突然出现很多症状相同的患者。这些患者多有相同的传染源或者传播途径，大多数患者常同时出现在该病的最短和最长潜伏期之间。

（十四）流行，是指在某地区某病的发病率显著超过该病历年发病率水平。

第一百一十四条　传染病防治中有关突发公共卫生事件的应对，本法未作规定的，适用有关突发公共卫生事件应对的法律、行政法规规定。

第一百一十五条　本法自 2025 年 9 月 1 日起施行。

附录 5
中国公民健康素养 66 条

一、基本知识和理念

1. 健康不仅仅是没有疾病或虚弱，而是身体、心理和社会适应的良好状态。预防是促进健康最有效、最经济的手段。

2. 公民的身心健康受法律保护，每个人都有维护自身健康和不损害他人健康的责任。

3. 主动学习健康知识，践行文明健康生活方式，维护和促进自身健康。

4. 环境与健康息息相关，保护环境，促进健康。

5. 无偿献血，助人利己。

6. 每个人都应当关爱、帮助、不歧视病残人员。

7. 定期进行健康体检。

8. 血压、体温、呼吸和心率是人体的四大生命体征。

9. 传染源、传播途径和易感人群是传染病流行的三个环节，防控传染病人人有责。

10. 儿童出生后应按照免疫程序接种疫苗，成年人也可通过接种疫苗达到预防疾病的效果。

11. 艾滋病、乙肝和丙肝通过血液、性接触和母婴三种途径传播，日常生活和工作接触不会传播。

12. 出现咳嗽、咳痰 2 周以上，或痰中带血，应及时检查是否得了肺结核；坚持规范治疗，大部分肺结核患者能够治愈。

13. 家养犬、猫应接种兽用狂犬病疫苗；人被犬、猫抓伤、咬伤后，应立即冲洗、消毒伤口，并尽早注射狂犬病人免疫球蛋白（或血清或单克隆抗体）和人用狂犬病疫苗。

14. 蚊子、苍蝇、老鼠、蟑螂等会传播多种疾病。

15. 不加工、不食用病死禽畜。不猎捕、不买卖、不接触、不食用野生动物。

16. 关注血压变化，控制高血压危险因素，高血压患者要做好自我健康管理。

17. 关注血糖变化，控制糖尿病危险因素，糖尿病患者要做好自我健康管理。

18. 关注肺功能，控制慢阻肺危险因素，慢阻肺患者要做好自我健康管理。

19. 积极参加癌症筛查，及早发现癌症和癌前病变。

20. 预防骨质疏松症，促进骨骼健康。

21. 关爱老年人，预防老年人跌倒，识别老年期痴呆。

22. 关爱青少年和女性生殖健康，选择安全、适宜的避孕措施，预防和减少非意愿妊娠，保护生育能力。

23. 劳动者依法享有职业健康保护的权利；劳动者要了解工作岗位和工作环境中存在的危害因素（如粉尘、噪声、有毒有害气体等），遵守操作规程，做好个人防护，避免职业健康损害。

24. 保健食品不是药品，正确选用保健食品。

二、健康生活方式与行为

25. 体重关联多种疾病，要吃动平衡，保持健康体重，避免超重与肥胖。

26. 膳食应以谷类为主，多吃蔬菜、水果和薯类，注意荤素、粗细搭配，不偏食，不挑食。

27. 膳食要清淡，要少盐、少油、少糖，食用合格碘盐。

28. 提倡每天食用奶类、大豆类及其制品，适量食用坚果。

29. 生、熟食品要分开存放和加工，生吃蔬菜水果要洗净，不吃变质、超过保质期的食品。

30. 珍惜食物不浪费，提倡公筷分餐讲卫生。

31. 注意饮水卫生，每天足量饮水，不喝或少喝含糖饮料。

32. 科学健身，贵在坚持。健康成年人每周应进行 150～300 分钟中等强度或75～150 分钟高强度有氧运动，每周应进行 2～3 次抗阻训练。

33. 不吸烟（含电子烟），吸烟和二手烟暴露会导致多种疾病。电子烟含有多种有害物质，会对健康产生危害。

34. 烟草依赖是一种慢性成瘾性疾病。戒烟越早越好。任何年龄戒烟均可获益，戒烟时可寻求专业戒烟服务。

35. 少饮酒，不酗酒。

36. 重视和维护心理健康，遇到心理问题时应主动寻求帮助。

37. 每个人都可能出现焦虑和抑郁情绪，正确认识焦虑症和抑郁症。

38. 通过亲子交流、玩耍促进儿童早期发展。发现心理行为发育问题应及时就医。

39. 劳逸结合，起居有常，保证充足睡眠。

40. 讲究个人卫生，养成良好的卫生习惯，科学使用消毒产品，积极预防传染病。

41. 保护口腔健康，早晚刷牙，饭后漱口。

42. 科学就医，及时就诊，遵医嘱治疗，理性对待诊疗结果。

43. 合理用药，能口服不肌注，能肌注不输液，遵医嘱使用抗微生物药物。

44. 遵医嘱使用麻醉药品和精神药品等易成瘾性药物，预防药物依赖。

45. 拒绝毒品。

46. 农村使用卫生厕所，管理好禽畜粪便。

47. 戴头盔、系安全带；不超速、不酒驾、不分心驾驶、不疲劳驾驶；儿童使用安全座椅，减少道路交通伤害。

48. 加强看护和教育，预防儿童溺水，科学救助溺水人员。

49. 冬季取暖注意通风，谨防一氧化碳中毒。

50. 主动接受婚前和孕前保健，适龄生育，孕期遵医嘱规范接受产前检查和妊娠风险筛查评估，住院分娩。

51. 孩子出生后应尽早开始母乳喂养，满 6 个月时合理添加辅食。

52. 青少年要培养健康的行为生活方式，每天应坚持户外运动 2 小时以上，应较好掌握 1 项以上的运动技能，预防近视、超重与肥胖，避免网络成瘾和过早性行为。

三、基本技能

53. 关注健康信息，能够正确获取、理解、甄别、应用健康信息。

54. 会阅读食品标签，合理选择预包装食品。

55. 会识别常见危险标识，远离危险环境。

56. 科学管理家庭常用药物，会阅读药品标签和说明书。

57. 会测量脉搏、体重、体温和血压。

58. 需要紧急医疗救助时，会拨打 120 急救电话。

59. 妥善存放和正确使用农药，谨防儿童接触。

60. 遇到呼吸、心搏骤停的伤病员，会进行心肺复苏，学习使用自动体外除颤器（AED）。

61. 发生创伤出血时，会进行止血、包扎；对怀疑骨折的伤员不要随意搬动。

62. 会处理烧烫伤，会用腹部冲击法排出气道异物。

63. 抢救触电者时，要首先切断电源，不要直接接触触电者。

64. 发生建筑火灾时，拨打火警电话 119，会自救逃生。

65. 发生滑坡、崩塌、泥石流等地质灾害和地震时，选择正确避险方式，会自救互救。

66. 发生洪涝灾害时，选择正确避险方式，会自救互救。

附录 6

洪涝灾害健康教育核心信息

发布单位：中国健康教育中心
制定单位：中国健康教育中心
发布时间：2020 年

发布背景说明：涝灾害是我国常见的自然灾害之一，给民众日常生活带来不同程度影响。在洪涝灾害发生期间，如何有效做好个人防护，洪涝灾害健康教育核心信息为居民提供了九条合理的建议与措施。

一、不喝生水，喝开水或符合卫生标准的瓶装水、桶装水，或经漂白粉等处理过的水

在有条件的情况下，最好饮用开水、瓶装水和桶装水。洪水中含有大量的泥土、腐败动植物碎屑、细菌、寄生虫和病毒，即使用肉眼看起来很干净的河水、山涧水、井水、泉水或湖水，直接饮用也存在危险。在不得不饮用的情况下，用明矾和漂白粉（精片）澄清、消毒，至少煮沸 5 分钟后，方可饮用。

二、不吃腐败变质的食物，不吃淹死、病死的禽畜

洪涝灾害一般发生在高温高湿的夏秋季节，食物易腐败变质。食用腐败变质食物易引起食物中毒。食用不洁食物易引起痢疾、伤寒、甲肝、霍乱等肠道传染病。淹死、病死的禽畜可传播猪链球菌病、禽流感等传染病，不可加工食用。

三、注意环境卫生，不随地大小便，不随意丢弃垃圾

洪水过后，环境中的垃圾较多，应尽快清理。随地大小便不仅会污染水体和环

境，还有可能造成苍蝇大量孳生，传播痢疾、伤寒、甲肝、霍乱等肠道传染病。

四、避免手脚长时间浸泡在水中，尽量保持皮肤清洁干燥，预防皮肤溃烂和皮肤病

人体皮肤长时间浸泡在水中，会引起皮肤溃烂、感染等严重后果。下水劳动时，应每隔 1～2 小时出水休息一次。避免在洪涝期间，经过积水路段。积水可掩盖水中深坑、掉落电线等，要避免涉水通过，防止意外伤害。

五、做好防蝇防鼠灭蚊工作，预防肠道和虫媒传染病

洪涝灾害后，人与蚊蝇鼠等接触的机会增多，增加了传染病传播流行风险。可用苍蝇拍等灭蝇，食物应用防蝇罩遮盖。可使用粘杀、捕杀等方法灭鼠。发现老鼠异常增多的情况需及时向当地有关部门报告。可使用驱蚊剂、蚊帐等防蚊。

六、勤洗手，不共用个人卫生用品

勤洗手可保持手卫生。经不干净手可传染痢疾、伤寒、甲肝、霍乱等肠道传染病、“红眼病”等接触性传染病。尽可能避免共用毛巾，保证一人一巾，且经常消毒。

七、如出现发热、呕吐、腹泻、皮疹等症状，要尽快就医

发热、呕吐、腹泻和皮疹可能是传染病的早期信号，洪涝灾害期间，一旦出现这些症状，要尽快就医。

八、在血吸虫病流行区，尽量不接触疫水，必须接触时应做好个人防护

我国长江中下游流域的湖南、湖北、江西、安徽、江苏、四川、云南等省份部分地区仍存在血吸虫病传播风险，应谨慎接触野外水体，下水生产劳动时建议穿戴胶靴、胶手套、胶裤等防护用品或涂抹防护油膏。如已接触疫水但未采取防护措施，应主动去血防部门检查，发现感染应尽早治疗。要加强人畜粪便管理，未经无害化处理不得排入水体，禁止到有螺洲滩放牧。

九、保持乐观心态

人在洪涝灾害中容易出现焦虑、抑郁、绝望等不良情绪，严重的会引起心理疾病。任何灾难最终都会过去，保持乐观心态，有助于积极应对，重建家园。

附录 7

新型冠状病毒肺炎疫情防控健康教育核心信息及释义（第三版）

发布单位：中国健康教育中心

制定单位：中国健康教育中心

发布时间：2020 年

发布背景说明：按照国家卫生健康委员会的统一部署，为了进一步做好新冠肺炎防控健康教育工作，在宣传司的指导下，中国健康教育指导中心组织专家先后推出了《新型冠状病毒肺炎疫情防控健康教育核心信息及释义》第一版和第二版。随着对疾病认识的深入及防控工作的进展，中心组织专家对其进行修订和完善，以供大家学习和使用。

第一条　近期，我国出现新型冠状病毒肺炎疫情，病毒主要经呼吸道飞沫和接触传播，从目前收治的病例情况看，多数患者症状较轻，预后良好，少数患者病情危重，老年人和有慢性基础疾病者预后较差。

释义 1：此次疫情是由新型冠状病毒引起的。

释义 2：从目前收治的病例情况看，大多数新型冠状病毒肺炎患者预后良好，老年人和有慢性基础疾病者预后较差。

释义 3：新型冠状病毒肺炎属于新发传染病，人群普遍易感。

释义 4：经呼吸道飞沫和接触传播是新型冠状病毒的主要传播途径，在相对密闭的环境中长时间暴露于高浓度气溶胶情况下存在经气溶胶传播的可能，其他传播途径尚待明确。

第二条　防控新型冠状病毒传播的关键措施之一是对确诊病例、疑似病例和无症状感染者的早发现、早报告、早隔离、早治疗。

释义 1：早发现、早报告、早隔离、早治疗是控制传染病流行的关键措施。

释义 2：筛查发热、干咳等呼吸道症状或腹泻等消化道症状，及可疑暴露史病例是“早发现”的主要措施。

释义 3：各级各类医疗卫生机构、单位和个人都有责任和义务对疑似及确诊病例进行“早报告”。

释义 4：对确诊病例、疑似病例、无症状感染者的“早隔离”是控制传染源、防止疫情扩散的重要措施。

释义 5：早治疗不仅可提高治愈率，降低病死率，还可减少传播给他人的机会。

第三条　养成良好个人卫生习惯，正确佩戴口罩，勤洗手，勤开窗通风，咳嗽、打喷嚏遮掩口鼻，避免用不干净的手触摸口、眼、鼻，少去人员密集的场所，不聚会，可有效预防感染。

释义 1：正确佩戴口罩可有效阻断病毒经呼吸道飞沫传播。

释义 2：勤洗手，避免用不干净的手触摸口、眼、鼻。

释义 3：勤开窗通风。

释义 4：咳嗽、打喷嚏时应主动避开他人，用纸巾或肘袖遮掩口鼻。

释义 5：少去人员密集的公共场所，不聚会。

释义 6：做好家庭健康监测。

释义 7：做好居室清洁和消毒。

第四条　出现发热和/或呼吸道症状，特别是有流行病学史者，应自觉避免接触他人，佩戴医用外科口罩，去定点医疗机构就诊，如实向医生描述旅行史、居住史及接触史，并积极配合治疗。

释义 1：判断是否感染新型冠状病毒，需结合临床症状和流行病学史进行综合分析，出现发热、咳嗽等上呼吸道症状并不意味着一定是感染了新型冠状病毒。

释义 2：花几分钟学会用体温计测量体温，全家受益。

释义 3：与患者或无症状感染者密切接触有可能造成新型冠状病毒感染，应对密切接触者进行隔离医学观察。

释义 4：交通工具不同，密切接触者的判定条件也不同。

释义 5：新型冠状病毒肺炎流行期间，出现发热、干咳等呼吸道症状或腹泻等消化道症状，应尽快到发热门诊排查、诊治。

释义 6：就医时，应向医务人员详细说明症状、近期旅行史、居住史和接触史。

第五条　我国政府高度重视此次疫情防控工作，相关部门已依法依规采取科学有效的防控措施防止疫情扩散。个人应关注政府与权威机构发布的疫情信息和健康指导，积极配合，加强个人防护，科学预防疾病，不信谣，不传谣。

释义 1：针对新型冠状病毒肺炎疫情，国家和相关部门已采取切实可行的措施。

释义 2：每个人都应积极配合政府和有关部门采取的各项防控措施，依法履行个人在传染病疫情防控中的责任和义务。

释义 3：关注国家卫生健康委等权威机构发布的疫情信息和健康指导，不信谣，不传谣。

第六条　禁止违法捕猎、贩卖、购买、加工、食用野生动物，既是我国法律的要求，也是人类健康安全的需要。

释义 1：新型冠状病毒可能来源于某些野生动物，人类接触、食用或加工野生动物可造成感染，引发疾病。

释义 2：任何单位和个人都应遵守《中华人民共和国野生动物保护法》。

第七条　在新发传染病疫情发生时，出现心理紧张、焦虑、恐慌等情绪，属正常现象，但过度恐慌会危害身心健康。

释义 1：受新型冠状病毒肺炎疫情影响，人们会产生紧张、焦虑、恐惧等心理问题，属于正常现象，但过度恐慌危害健康。

释义 2：因过度紧张，少数人会出现恐惧、疑病和强迫等心理行为问题，需要做好心理健康调适。

释义 3：少数人因疫情紧张出现心理障碍，需要专业心理医生的帮助，接受心理危机干预。

第八条　保持健康生活方式，合理膳食，适量运动，戒烟限酒，心理平衡，提高身体抵抗力。

释义 1：养成健康的生活方式，保护和促进健康。

释义 2：合理膳食是健康的基础。

释义 3：适量运动，增强体质，缓解压力。

释义 4：抽烟喝酒不能预防新型冠状病毒肺炎，戒烟限酒有益健康。

释义 5：做好自我心理调适，保持积极乐观的良好心态。

附录 8

人感染 H7N9 禽流感健康教育核心信息（2017 年版）

发布单位：中国健康教育中心

制定单位：中国健康教育中心

发布时间：2017 年

发布背景说明：H7N9 亚型禽流感病毒是甲型流感中的一种，是全球首次发现的新亚型流感病毒。2016 年 12 月起，我国人感染 H7N9 禽流感病例数急速上升。据国家卫健委疾病预防控制局 14 日发布的数据，仅 2017 年 1 月，全国共报告人感染 H7N9 禽流感发病数 192 例，死亡者 79 人。在此背景下，中国健康教育中心积极响应国家卫生健康委员会部署安排，组织专家制定《人感染 H7N9 禽流感健康教育核心信息（2017 年版）》。

1. 人感染 H7N9 禽流感是由 H7N9 禽流感病毒引起的人类急性呼吸道传染病。

2. 人感染 H7N9 禽流感一般起病急，会出现高烧、咳嗽、呼吸困难等症状。

3. 人感染 H7N9 禽流感主要通过直接接触禽类分泌物或排泄物感染，截至目前，尚无人传人的确切证据。

4. 与禽鸟有密切接触的人员容易感染 H7N9 禽流感病毒，需加强个人防护与环境清洁。

5. 公众预防人感染 H7N9 禽流感的关键在于管理好自己的行为，做到：

（1）勤洗手：接触禽鸟类或其粪便后要及时用肥皂和流动水洗手，不要用不干净的手触摸眼鼻。

（2）保持环境卫生，注意生活工作环境的清洁、通风。

（3）少接触禽鸟：在日常生活中应避免接触病死禽类，尽量避免直接接触活禽类、鸟类或其粪便，特别是避免儿童与禽类接触；不要购买活禽自行宰杀；流感流行期间，少去禽鸟市场。

（4）咳嗽喷嚏遮口鼻：在咳嗽或打喷嚏时，用口罩、纸巾、袖子、肘部遮掩口鼻。

（5）煮熟煮透：禽肉、禽蛋须煮熟煮透后再食用；病死禽类应作深埋或焚烧处理，禁止加工或食用。

（6）生熟分开：处理生肉和熟肉的砧板、刀具及器皿要分开使用，避免混用。

（7）发热咳嗽早就医：如出现高烧、咳嗽、呼吸困难等症状，特别是接触禽鸟后出现上述症状，应尽快就医，并佩戴口罩，在医生指导下治疗和用药。

（8）增强体质：加强体育锻炼，保持充足睡眠，避免过度劳累，饮食多样化，均衡营养。

6. 保持积极健康的心态应对疾病，不恐慌、不听信谣言与小道消息。

附录 9
消化道传染病分病种预防核心信息

发布单位：中国健康教育中心

制定单位：中国健康教育中心

发布时间：2016 年

发布背景说明：消化道传染病是一类常见传染病，在我国夏秋季节高发，是一类严重威胁人民群众健康和社会公共卫生的疾病，关乎国家和城市安全体系。近年来，我国高发的消化道传染病有手足口病、感染性腹泻、甲型病毒性肝炎。《消化道传染病分病种预防核心信息》的颁发，旨在为公众提供预防常见消化道传染病的科学方法。

一、手足口病

1. 手足口病是由病毒引起的急性传染病，可引起发热，手掌、脚掌和臀部出现红疹，口腔疱疹或溃疡，严重者可导致死亡。

2. 手足口病多发生于 5 岁以下儿童。成人也可感染，往往无症状，但具有传染性。

3. 手足口病主要通过接触患者的生活用品及玩具传播，也可通过空气飞沫、饮水和食物传播。

4. 勤洗手，常通风，咳嗽、打喷嚏时遮掩口鼻，不随地吐痰，注意饮食卫生，避免与患儿接触，可有效预防手足口病。

5. 家长一旦发现孩子出现可疑症状，要及时就医；托幼机构老师发现多例有可疑症状的儿童，应及时向当地疾病预防控制中心报告。

二、感染性腹泻

1. 感染性腹泻俗称“拉肚子”，是由细菌、病毒、寄生虫等引起的肠道传染病，夏秋季高发，是儿童死亡的重要原因。

2. 感染性腹泻常有腹痛、腹泻，恶心、呕吐、食欲不振、发热等症状，严重者可出现脱水，甚至昏迷、死亡。

3. 腹泻病人应尽早就医，注意补充水和盐分，在医生指导下正确使用药物。

4. 饭前便后洗手、不喝生水、生吃瓜果洗净是预防感染性腹泻的有效措施。

5. 搞好居家卫生、食物防蝇、消灭蟑螂，能有效预防感染性腹泻。

三、甲型病毒性肝炎

1. 甲型病毒性肝炎简称甲肝，发病后若不及时治疗，部分可转成重型肝炎，甚至导致死亡。

2. 甲肝病毒主要通过食物、饮水、鱼虾贝类等水产品传播，人人易感。

3. 防止病从口入，不喝生水、不生吃食物、鱼虾贝类等水产品煮熟煮透后食用，可大大降低感染甲肝的风险。

4. 接种甲肝疫苗可以预防甲肝，国家免费为适龄儿童接种甲肝疫苗。

附录 10

新型冠状病毒感染的肺炎疫情紧急心理危机干预指导原则

发布单位：国家卫生健康委疾控局

制定单位：应对新型冠状病毒感染的肺炎疫情联防联控工作机制

发布时间：2020 年 1 月 26 日

发布背景说明：我国发生新型冠状病毒感染的肺炎疫情后，各地人民群众受到疫情影响，一部分人出现心理行为问题。例如，发热门诊患者和住院隔离患者感到焦虑、恐惧、孤独等，一线医务工作者压力过大、疲劳紧张甚至耗竭崩溃，普通民众出现不同程度的不安或担心害怕等。当前形势下，急需出台规范性文件，指导各地针对不同人群的心理健康状况提供适宜的心理健康宣教和危机干预服务，以帮助公众科学对待疫情，减轻疫情对大众心理的干扰及可能造成的心理伤害，促进社会和谐稳定。

本指导原则应当在经过培训的精神卫生专业人员指导下实施。

一、组织领导

心理危机干预工作由各省、自治区、直辖市应对新型冠状病毒感染的肺炎疫情联防联控工作机制（领导小组、指挥部）统一领导，并提供必要的组织和经费保障。

由全国精神卫生、心理健康相关协会、学会发动具有灾后心理危机干预经验的专家，组建心理救援专家组提供技术指导，在卫生健康行政部门统一协调下，有序开展紧急心理危机干预和心理疏导工作。

二、基本原则

（一）将心理危机干预纳入疫情防控整体部署，以减轻疫情所致的心理伤害、促进社会稳定为前提，根据疫情防控工作的推进情况，及时调整心理危机干预工作重点。

（二）针对不同人群实施分类干预，严格保护受助者的个人隐私。实施帮助者和受助者均应当注意避免再次创伤。

三、制定干预方案

（一）目的。

1. 为受影响人群提供心理健康服务；

2. 为有需要的人群提供心理危机干预；

3. 积极预防、减缓和尽量控制疫情的心理社会影响；

4. 继续做好严重精神障碍管理治疗工作。

（二）工作内容。

1. 了解受疫情影响的各类人群的心理健康状况，根据所掌握的信息，及时识别高危人群，避免极端事件的发生，如自杀、冲动行为等。发现可能出现的群体心理危机苗头，及时向疫情联防联控工作机制（领导小组、指挥部）报告，并提供建议的解决方案。

2. 综合应用各类心理危机干预技术，并与宣传教育相结合，提供心理健康服务。

3. 培训和支持社会组织开展心理健康服务。

4. 做好居家严重精神障碍患者的管理、治疗和社区照护工作。

（三）确定目标人群和数量。新型冠状病毒感染的肺炎疫情影响人群分为四级。干预重点应当从第一级人群开始，逐步扩展。一般性宣传教育要覆盖到四级人群。

第一级人群：新型冠状病毒感染的肺炎确诊患者（住院治疗的重症及以上患者）、疫情防控一线医护人员、疾控人员和管理人员等。

第二级人群：居家隔离的轻症患者（密切接触者、疑似患者），到医院就诊的发热患者。

第三级人群：与第一级、第二级人群有关的人，如家属、同事、朋友，参加疫情应对的后方救援者，如现场指挥、组织管理人员、志愿者等。

第四级人群：受疫情防控措施影响的疫区相关人群、易感人群、普通公众。

（四）目标人群评估、制定分类干预计划。评估目标人群的心理健康状况，及时识别区分高危人群、普通人群；对高危人群开展心理危机干预，对普通人群开展心理健康教育。

（五）制定工作时间表。根据目标人群范围、数量以及心理危机干预人员数，安排工作，制定工作时间表。

四、组建队伍

（一）心理救援医疗队。可单独组队或者与综合医疗队混合编队。人员以精神科医生为主，可有临床心理工作人员和精神科护士参加。有心理危机干预经验的人员优先入选。单独组队时，配队长1名，指派1名联络员，负责团队后勤保障和与各方面联系。

（二）心理援助热线队伍。以接受过心理热线培训的心理健康工作者和有突发公共事件心理危机干预经验的志愿者为主。在上岗之前，应当接受新型冠状病毒感染的肺炎疫情应对心理援助培训，并组织专家对热线人员提供督导。

五、工作方式

（一）由精神卫生、心理健康专家及时结合疫情发展和人群心理状况进行研判，为疫情联防联控工作机制（领导小组、指挥部）提供决策建议和咨询，为实施心理危机干预的工作人员提供专业培训与督导，为公众提供心理健康宣传教育。

（二）充分发挥“健康中国”、“12320”、省级健康平台、现有心理危机干预热线和多种线上通信手段的作用，统筹组织心理工作者轮值，提供 7×24 小时在线服务，及时为第三级、第四级人群提供实时心理支持，并对第一、二级人群提供补充的心理援助服务。

（三）广泛动员社会力量，根据受疫情影响的各类人群的需求和实际困难提供社会支持。

针对不同人群的心理危机干预要点

一、确诊患者

（一）隔离治疗初期。

心态：麻木、否认、愤怒、恐惧、焦虑、抑郁、失望、抱怨、失眠或攻击等。

干预措施：

1. 理解患者出现的情绪反应属于正常的应激反应，作到事先有所准备，不被患者的攻击和悲伤行为所激怒而失去医生的立场，如与患者争吵或过度卷入等。

2. 在理解患者的前提下，除药物治疗外应当给予心理危机干预，如及时评估自杀、自伤、攻击风险、正面心理支持、不与患者正面冲突等。必要时请精神科会诊。解释隔离治疗的重要性和必要性，鼓励患者树立积极恢复的信心。

3. 强调隔离手段不仅是为了更好地观察治疗患者，同时是保护亲人和社会安全的方式。解释目前治疗的要点和干预的有效性。

原则：支持、安慰为主。宽容对待患者，稳定患者情绪，及早评估自杀、自伤、攻击风险。

（二）隔离治疗期。

心态：除上述可能出现的心态以外，还可能出现孤独或因对疾病的恐惧而不配合、放弃治疗，或对治疗的过度乐观和期望值过高等。

干预措施：

1. 根据患者能接受的程度，客观如实交代病情和外界疫情，使患者作到心中有数；
2. 协助与外界亲人沟通，转达信息；
3. 积极鼓励患者配合治疗的所有行为；
4. 尽量使环境适宜患者的治疗；
5. 必要时请精神科会诊。

原则：积极沟通信息、必要时精神科会诊。

（三）发生呼吸窘迫、极度不安、表达困难的患者。

心态：濒死感、恐慌、绝望等。

干预措施：镇定、安抚的同时，加强原发病的治疗，减轻症状。

原则：安抚、镇静，注意情感交流，增强治疗信心。

（四）居家隔离的轻症患者，到医院就诊的发热患者。

心态：恐慌、不安、孤独、无助、压抑、抑郁、悲观、愤怒、紧张，被他人疏远躲避的压力、委屈、羞耻感或不重视疾病等。

干预措施：

1. 协助服务对象了解真实可靠的信息与知识，取信科学和医学权威资料；

2. 鼓励积极配合治疗和隔离措施，健康饮食和作息，多进行读书、听音乐、利用现代通信手段沟通及其他日常活动；

3. 接纳隔离处境，了解自己的反应，寻找逆境中的积极意义；

4. 寻求应对压力的社会支持：利用现代通信手段联络亲朋好友、同事等，倾诉感受，保持与社会的沟通，获得支持鼓励；

5. 鼓励使用心理援助热线或在线心理干预等。

原则：健康宣教，鼓励配合、顺应变化。

二、疑似患者

心态：侥幸心理、躲避治疗、怕被歧视，或焦躁、过度求治、频繁转院等。

干预措施：

1. 政策宣教、密切观察、及早救治；

2. 为人为己采用必要的保护措施；

3. 服从大局安排，按照规定报告个人情况；

4. 使用减压行为、减少应激。

原则：及时宣教、正确防护、服从大局、减少压力。

三、医护及相关人员

心态：过度疲劳和紧张，甚至耗竭，焦虑不安、失眠、抑郁、悲伤、委屈、无助、压抑、面对患者死亡挫败或自责。担心被感染、担心家人、害怕家人担心自己。过度亢奋，拒绝合理的休息，不能很好地保证自己的健康等。

干预措施：

1. 参与救援前进行心理危机干预培训，了解应激反应，学习应对应激、调控情绪的方法。进行预防性晤谈，公开讨论内心感受；支持和安慰；资源动员；帮助当事人在心理上对应激有所准备。

2. 消除一线医务工作者的后顾之忧，安排专人进行后勤保障，隔离区工作人员尽量每月轮换一次。

3. 合理排班，安排适宜的放松和休息，保证充分的睡眠和饮食。尽量安排定点医院一线人员在医院附近住宿。

4. 在可能的情况下尽量保持与家人和外界联络、交流。

5. 如出现失眠、情绪低落、焦虑时，可寻求专业的心理危机干预或心理健康服务，可拨打心理援助热线或进行线上心理服务，有条件的地区可进行面对面心理危机干预。持续 2 周不缓解且影响工作者，需由精神科进行评估诊治。

6. 如已发生应激症状，应当及时调整工作岗位，寻求专业人员帮助。

原则：定时轮岗，自我调节，有问题寻求帮助。

四、与患者密切接触者（家属、同事、朋友等）

心态：躲避、不安、等待期的焦虑；或盲目勇敢、拒绝防护和居家观察等。

干预措施：

1. 政策宣教、鼓励面对现实、配合居家观察；

2. 正确的信息传播和交流，释放紧张情绪。

原则：宣教、安慰、鼓励借助网络交流。

五、不愿公开就医的人群

心态：怕被误诊和隔离、缺乏认识、回避、忽视、焦躁等。

干预措施：

1. 知识宣教，消除恐惧；

2. 及早就诊，利于他人；

3. 抛除羞耻感，科学防护。

原则：解释劝导，不批评，支持就医行为。

六、易感人群及大众

心态：恐慌、不敢出门、盲目消毒、失望、恐惧、易怒、攻击行为和过于乐观、放弃等。

干预措施：

1. 正确提供信息及有关进一步服务的信息；

2. 交流、适应性行为的指导；

3. 不歧视患病、疑病人群；

4. 提醒注意不健康的应对方式（如饮酒、吸烟等）；

5. 自我识别症状。

原则：健康宣教，指导积极应对，消除恐惧，科学防范。

参考文献

1. 汪华．社区灾难危机中的卫生应急防护手册［M］．苏州：苏州大学出版社，2016.

2. 卢芳．社区在突发公共卫生事件中的作用［D］．大连：东北财经大学，2005.

3. 宋劲松．突发事件应急指挥［M］．北京：中国经济出版社，2011.

4. 黄成．超图视角下的事故灾难类突发事件链模型研究［D］．北京：首都经济贸易大学，2019.

5. 侯世科，樊毫军．灾难医学管理篇［M］．北京：人民卫生出版社，2017.

6. 叶侨健．突发公共事件卫生应急管理［M］．广州：中山大学出版社，2008.

7. 梁万年．卫生事件管理［M］．北京：人民卫生出版社，2017.

8. 吴群红，杨维中．卫生应急管理［M］．北京：人民卫生出版社，2013.

9. 梁万年．卫生事业管理学［M］．4 版．北京：人民卫生出版社，2003.

10. 黄国伟，姜凡晓．突发公共卫生事件应对与处置［M］．北京：北京大学医学出版社，2016.

11. 王莹．急性群体化学中毒事故应急救援的经验和教训［J］．职业卫生与应急救援，2000，18（3）：113-114.

12. 曾晓芃，马彦，佟颖，等．国外病媒生物控制标准体系特点及我国发展对策［J］．首都公共卫生，2007，1（1）：31-36.

13. Jansen HJ，Breeveld FJ，Stijnis C，et al. Biological warfare，bioterrorism，and biocrime［J］. Clinical Microbiology and Infection，2014，20（6）：488-496.

14. BRSP on Biodefense（The Blue Ribbon Study Panel on Biodefense）. A National Blueprint for Biodefense：Leadership and Major Reform Needed to Optimize Efforts［R］. Washington，DC：BRSP On Biodefense，2015.

15. Shea DA. Terrorism：Background on Chemical，Biological，and Toxin Weapons and Options for Lessening Their Impact［R］. 2004：1-18.

16. 廖如燕，陈胤瑜，宋卫，等．国境口岸生物恐怖事件应对策略与措施的探讨［J］．中国国境卫生检疫杂志，2008，31（2）：65-68.

17. 刘水文，姬军生．我国生物安全形势及对策思考［J］．传染病信息，2017，30（3）：179-181.

18. 潍坊国家高新技术产业开发区卫生局．突发公共卫生事件的概念与分级分类［N/OL］. 2017-08-23. http：//wfgx. gov. cn/GXQXXGK/WJJ/201801/t20180117 _ 2722734. html.

19. 万明国，王成昌．突发公共卫生事件应急管理［M］．北京：中国经济出版社，2009.

20. 李耀华，赵金香，何晅扬．健康中国视域下基层医疗机构突发公共卫生事件应急管理问题研究［J］．中国初级卫生保健，2020，34（8）：18-21.

21. 曹海军，梁赛．社区公共卫生应急管理的“精控”之道——现实困境、逻辑理路和治理策略［J］．理论探讨，2020，37（3）：149-157.

22. 李有发．加强社区公共卫生应急能力建设［N］．甘肃日报，2020-03-04（011）.

23. 叶磊，陈忠兰，刘敏，等．社区突发公共卫生事件应急建设研究进展［J］．重庆医学，2014，43（30）：4113-4115.

24. 霍永韬．论我国社区（乡镇）突发公共卫生事件应对操作指南［J］．中国农村卫生，2014，7（8）：76-77.

25. 李超凡．公共卫生突发事件的社区卫生服务保障体系研究［D］．咸阳：西北农林科技大学，2013.

26. 侯世科，樊毫军．中国灾难医学高级教程［M］．武汉：华中科技大学出版社，2019.

27. 王谦，陈文亮．非战争军事行动卫勤应急管理［M］．北京：人民军医出版社，2009.

28. 王发强．医疗救援技术［M］．天津：天津科学技术出版社，2009.

29. FEMA. A Whole Community Approach to Emergency Management：Principles，Themes，and Pathways for Action［R］. 2011.

30. 国家卫生计生委．国家卫生计生委关于印发加强卫生应急工作规范化建设指导意见的通知：国卫应急发［2016］68 号［A］. 2016.

31. World Health Organization. Ten threats to global health in 2019［EB/OL］.（2019-01-22）. https：//www. who. int/emergencies/ten-threats-to-global-health-in-2019.

32. WHO. 突发公共卫生事件快速风险评估［M］. 倪大新，金连梅，译. 北京：人民卫生出版社，2014.

33. 中共国家卫生健康委员会党组. 完善重大疫情防控体制机制健全国家公共卫生应急管理体系［EB/OL. 2020-03-01］. http://www.qstheory.cn/dukan/qs/2020-03/01/c_1125641735.html.

34. World Health Organization. Overview of the WHO framework for monitoring and evaluating surveillance and response systems for communicable diseases［J］. WER，2004，79（36）：322-326.

35. World Health Organization. Early detection，assessment and response to acute public health events：implementation of early warning and response with a focus on event-based surveillance［M］. Geneva：World Health Organization，2014.

36. World Health Organization. Western Pacific Region. A guide to establishing event-based surveillance［M］. Geneva：World Health Organization，2008.

37. 金自宁. 风险视角下的突发公共卫生事件预警制度［J］. 当代法学，2020，34（3）：64-74.

38. 刘春呈. 突发公共卫生事件防控背景下的社区网格化管理研究［J］. 江南大学学报（人文社会科学版），2020，19（2）：5-13.

39. 夏益. 社区突发公共卫生事件的调查与处理（一）［J］. 中国社区医师，2011，27（21）：9-10.

40. 夏益. 社区突发公共卫生事件的调查与处理（二）［J］. 中国社区医师，2011，27（22）：6，11.

41. 劳伦斯·纽曼. 社会研究方法——定性和定量的取向［M］. 5版. 郝大海，译. 北京：中国人民大学出版社，2007.

42. 许国章，张涛. 社区现场调查技术［M］. 上海：复旦大学出版社，2010.

43. 李浴峰，马海燕. 健康教育与健康促进［M］. 北京：人民卫生出版社，2020.

44. 程玉兰，田向阳. 突发公共卫生事件健康教育实用技术与方法［M］. 北京：人民卫生出版社，2018.

45. 田向阳. 健康传播理论与实用方法［M］. 北京：人民卫生出版社，2017.

46. 傅华. 健康教育学［M］. 北京：人民卫生出版社，2017.

47. 胡志，秦侠江，启成. 突发公共卫生事件应对技术丛书. 应急处置操作指南·霍乱、手足口、预防接种、健康教育和现场心理干预篇［M］. 北京：人民卫生出版社，2018.

48. 孙宏伟. 心理危机干预［M］. 北京：人民卫生出版社，2018.

49. 彭聃龄. 普通心理学［M］. 北京：北京师范大学出版社，2019.

50. 郑静晨. 突发公共事件现场心理干预规范［M］. 北京：人民卫生出版社，2019.

51. 杨凤池，张曼华. 社区心理卫生工作者指导手册［M］. 北京：中央广播大学出版社，2014.

52. 约翰·森继. 社区心理学［M］. 上海：上海教育出版社，2019.

53. 黄希庭. 社区心理学研究［M］. 北京：社会科学文献出版社，2018.

54. 吴邵长，温成平. 新型冠状病毒肺炎疫情公众心理援助操作手册［M］. 上海：上海交通大学出版社，2020.

55. 黄泽文，成红. 疫情中的心理关爱手册［M］. 重庆：西南师范大学出版社，2020.

56. 方晓义. 家安心安 新冠肺炎疫情下的家庭心理自助手册［M］. 北京：北京师范大学出版社，2020.